検疫官

ウイルスを水際で食い止める女医の物語

小林照幸

角川文庫
15986

検疫官——ウイルスを水際で食い止める女医の物語

目次

今は亡きケネス坊やへ

序章　新型インフルエンザ発生

――注目された「仙台方式」

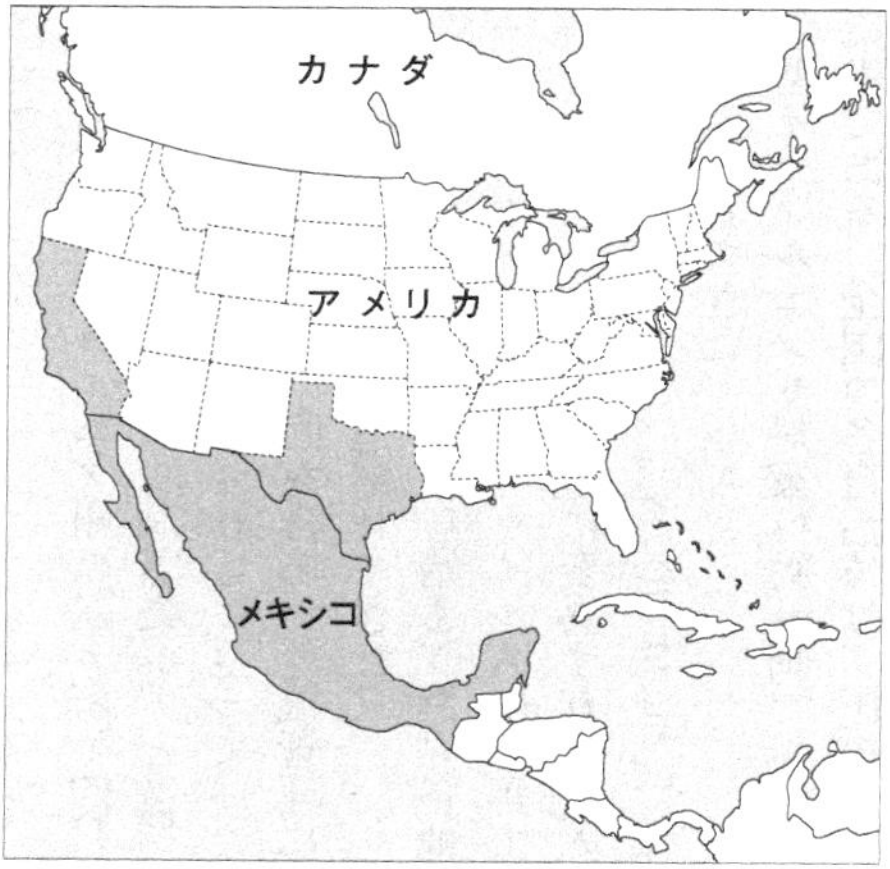

「メキシコを中心に感染が世界に広がった豚インフルエンザは、もはや豚のインフルエンザではなく、人から人への感染が活発に認められる新型インフルエンザである」

ＷＨＯ（世界保健機関）は二〇〇九年四月二十四日（日本時間）、こう発表した。

世界を震撼させる新型インフルエンザの発生だった。

メキシコのメキシコシティ、アメリカのテキサス州、カリフォルニア州の三カ所で四月の中旬までに、豚インフルエンザに感染した患者が報告された。局地的な感染か、と当初は思われていたが、メキシコでは死者も現れ、欧米でも感染者が確認されるに至っていた。

新型インフルエンザは近い将来、必ず発生する——国内外の医療面を含めた危機管理に携わる者は、迫り来る新型インフルエンザに対して、対策と準備に追われてきた。

ただし、それは豚インフルエンザではなく、一九九七年以来、香港から始まり世界各地で発生する鳥インフルエンザを懸念したものだった。鳥インフルエンザウイルスは、鶏では致死性が強いウイルスである。鶏から人に感染しやすいウイルスの型に変異すれば、人から人への感染が容易となり、世界的大流行を意味する「パンデミック（pandemic）」に陥り、人類の存亡にかかわる可能性も高い——と考えられてきた。

日本では二〇〇五年十二月、厚生労働省が『新型インフルエンザ対策行動計画』を発表した。日本で初めての新型インフルエンザの対策書である。全国の各自治体は、国の行動計画に沿って地域に合わせた計画を立てるよう課せられた。

　国の行動計画で目を引いたのが、新型インフルエンザの発生時、各都道府県は指定医療機関に「発熱外来」を設置することである。インフルエンザとおぼしき症状を患者が呈した場合、患者は保健所や病院に設置された発熱外来を訪れるのが原則となった。

　一般患者と接触させず、集中的に診察するための専門外来である。発熱外来で、新型のインフルエンザか通常のインフルエンザか他の感染症かを医師の診断によって患者分けをする。

　発熱外来の設置が全国の自治体で急がれる中、発熱外来の設置に疑問を抱き、

「一般の医療機関に比べて数がごく限られた発熱外来の設置は、多くの患者が殺到し、医療機関を混乱させるだけ。それに新型インフルエンザと季節型の通常のインフルエンザは同時に流行する可能性が高く、その中で発熱外来へ患者を集めることは無理がある」

　と考え、独自の対策を考えたのが仙台市であった。これは、二〇〇七年四月より仙台市副市長に就任した岩﨑恵美子（いわさきえみこ）の提案であった。

　感染症の専門家である恵美子は、

「仙台市は、新型のインフルエンザであれ、日本では冬季に流行する通常型のインフルエンザであれ、インフルエンザとおぼしき症状を示している患者には、地域の診療所、つまり、かかりつけの医療機関に行ってもらうのを基本とする。通常の外来診療において軽症の新型インフルエンザの診療機能を担い、症状の軽い患者に自宅療養を促し、感染の拡大

を防ぐ。重症であれば指定の医療機関に搬送して、しかるべき処置を施す」と副市長就任時から、この基本路線に沿った『仙台市新型インフルエンザ対策　メディカル・アクションプログラム』の作成に取り組み、仙台市医師会はじめ各方面と協力体制を構築していった。

「発熱外来に行くように」と、国に半ば義務付けられている軽症の新型インフルエンザ患者も、仙台市民であれば、地域の医療機関で診てもらうという方針は、国の行動計画の内容を把握している者にとってはサプライズに等しかった。新型インフルエンザ対策において、各自治体の対策状況を各メディアは調べ、報じるが、仙台市の方針に疑問を持つ記者は少なくなかった。

国内外で新型インフルエンザの患者が発生したら、『仙台市新型インフルエンザ対策　メディカル・アクションプログラム』を稼働させる。

豚インフルエンザの患者が世界各地で発生する中、日本では鳥インフルエンザウイルスを想定した『新型インフルエンザ対策行動計画』に準拠する方向で対策が始まった。

二〇〇九年五月九日、日本国内で新型インフルエンザの感染者が初めて確認される。大阪府在住の男子高校生二人と四十代の男性教諭の三人で、短期留学先のカナダからアメリカ・デトロイト経由で八日、成田空港に帰国したばかりだった。仙台市は十一日、『仙台市新型インフルエンザ対策　メディカル・アクションプログラム』を稼働させた。

五月十六日、厚生労働省と神戸市は、神戸市内で交流のあった二つの県立高校の男子生徒二人と女子生徒六人の感染を確認する。八人とも渡航歴がなく、国内で人から人への感染となる二次感染を確認したのは初となった。

関西では集団感染に至り、同日、兵庫県は緊急事態宣言を発表した。発熱外来に患者が殺到し、現場が混乱状態を示した。関西の学校は関東や九州などへ修学旅行に出向くことは、訪問地を混乱させることを懸念して相次いで中止の措置を取る。

関東、東北、九州と全国各地で患者が報告され、五月二十四日（日本時間）の午前一時の時点で、世界四十六ヵ国における感染者は一万二千四百六十二人。日本の感染者は三百三十八人と、世界においてアメリカの六千五百五十二人、メキシコの四千百七十四人、カナダの八百五人に次いでいた。

感染を心配した患者が発熱外来に殺到する中、「軽症であれば、かかりつけの医療機関に診てもらい、早く治療して自宅待機してもらった方が感染拡大防止になる」という『仙台市新型インフルエンザ対策　メディカル・アクションプログラム』は注目され、それはマスメディアによって「仙台方式」と報じられ、高い評価を得た。

そして、六月中旬、厚生労働省は発熱外来の設置を取りやめ、仙台方式に切り替える方向に転換する。

恵美子にとって仙台方式の確立は、数々の感染症、危機管理の現場に身を置いてきた経験から導かれたものであった。

第一章　生物・化学テロ対策

——ワールドカップ宮城会場の舞台裏

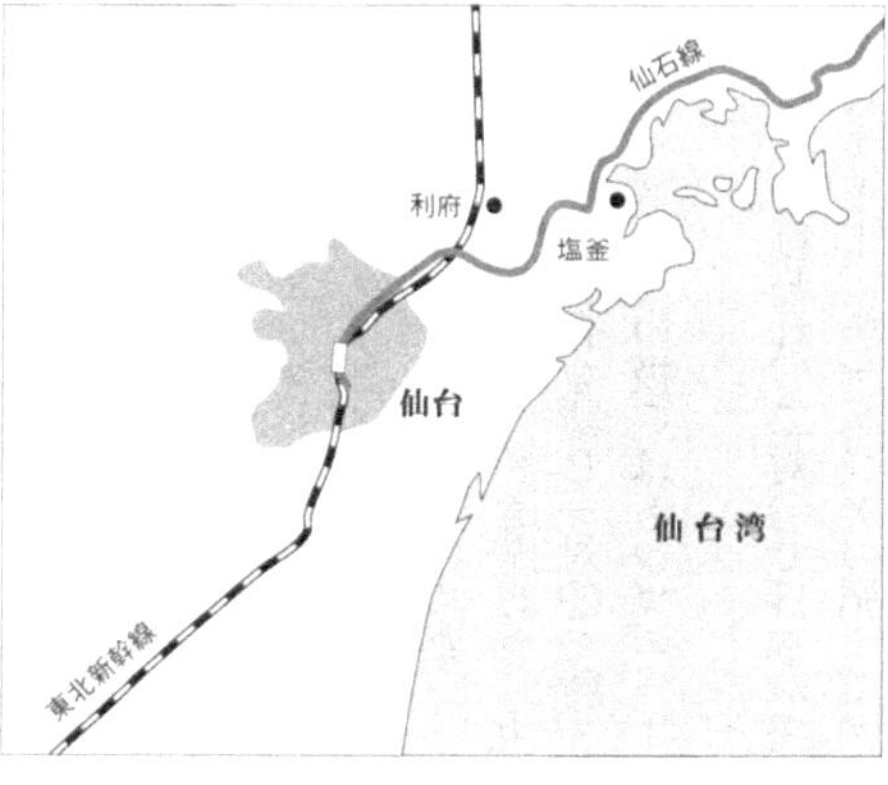

岩﨑恵美子は、宮城スタジアムに隣接する宮城県総合プール内の会議室で〝待機〟していた。

二〇〇二年六月十八日、宮城県利府町の宮城スタジアム。

入場者数、四万五千六百六十六人。

土砂ぶりの雨の中、日本対トルコのサッカーワールドカップ決勝トーナメントは、後半戦の四十五分間をまもなく終了しようとしていた。

日韓共催で行われたワールドカップは、アジアでは初の開催であった。

三十二カ国が参加し、四チームずつA―Hまで八つに分けられたグループの中でまず予選のグループリーグが行われた。グループリーグでは各グループの、上位二チームが決勝トーナメントに出場となる。勝ち点は、勝ちが三点、引き分けは一点、負けは〇点だ。

六月四日、埼玉スタジアム２００２で日本はベルギーと戦い、二対二で引き分けた。九日の横浜国際総合競技場での対ロシア戦では、日本は不利との下馬評を覆し一対〇で勝った。日本にとって、ワールドカップ初勝利である。当然、マスコミの扱いはトップニュースであった。

予選最終戦のチュニジア戦は十四日、大阪長居スタジアムで行われ、二対〇で日本が快勝。日本はグループリーグを突破した。日本、ロシア、ベルギー、チュニジアの属するグループHをトップで通過し、ベスト16入りを果たしたのである。

グループH一位のチームは、六月十八日、宮城でグループC二位と対戦することが、予め決められていた。

日本代表が宮城に来る！　日本中の注目が宮城に集まる！　ことは宮城県にとって、文句なく二〇〇二年の十大ニュースのトップになる話題であった。

宮城に日本代表が来ることが決定してから、宮城県内、特に仙台市内ではワールドカップ関連のグッズが爆発的に売れ、日本代表の青いジャージを模したTシャツやレプリカジャージが店頭から消えた。

宮城スタジアムでの一戦は、前半十二分にトルコが先制した一点に日本はなかなか追いつけない。

プール内の会議室は四十畳ほどの大きさである。ここがワールドカップ宮城会場の開催当日の現地本部事務局だ。宮城県企画部ワールドカップサッカー推進局の関係者をはじめ、医療機器の整備にあたる電気会社のエンジニアなどが会議室にひしめき、携帯電話や無線でスタジアム内と頻繁に連絡を取っている。

ただ、宮城スタジアム内の様子は、会議室内に置かれたテレビの画面と無線で知るのみだった。

必死になって応援するスタジアム内のサポーターの顔が画面ではたびたびアップになる。「ニッポン！　ニッポン！」とベスト8入りを願って、声を張り上げている。今日、晴れていればスタジアムは日本代表のユニフォームを模したジャージの青一色になっていたであろう。だが、傘が持ち込み禁止で、みなビニールの雨合羽(ガッパ)を青いジャージの上に身につけていることで、視覚的には映えない。

「魂の応援！　ニッポンはひとつ！」

実況するアナウンサーが吠(ほ)える。

〔何回、このセリフ、聞いたかしらね〕

恵美子は思った。

恵美子は上下、濃紺の作業着を身につけていた。胸元には「QUARANTINE(クアランティン)」と橙色(だいだいいろ)の刺繍(ししゅう)が施されている。「QUARANTINE」とは検疫所の意味だ。

テレビ画面は、後半四十五分が過ぎ、ロスタイムに入ったことを伝えた。

恵美子は立ち上がると、パイプイスの背に掛けておいた、アウトドア用のオレンジ色の雨合羽を手にした。

「所長、どちらへ？」

仙台検疫所の男性職員が四人、恵美子の周囲には控えていた。

「ちょっと、外に出るよ。スタジアムの横で日本を応援してくるから。会議室の中にいたんじゃ、歓声も何も聞こえないでしょ。歓声ぐらいは耳に残しておかなくちゃ。スタジアムには入れないけれどね」

職員は笑った。「QUARANTINE」の作業着の下に、恵美子が日本代表の青いレプリカジャージを着ているのを知っていたからである。

〔〃所長、もうすぐ六十歳に手が届くのに、いいトシしてジャージなんか着ちゃって〃とでも思われているかしらね〕

恵美子は、苦笑いして会議室を出た。

レプリカジャージを恵美子が手に入れたのは、前日である。

恵美子は石巻(いしのまき)市に出張した。石巻港に入ったフィリピンからの貨物船の船員が船内で結核と診断され、保健所や医療関係者との対策協議の指揮を現場で執った。石巻市の結核収容病院が閉鎖されていたこともあり、仙台市内にある療養所を持つ病院への搬送手続きをし、入院させた。

公用車での帰路、恵美子は立ち寄ったコンビニエンスストアで、日本代表の青いレプリカジャージが現品販売されているのを見て、衝動買いした。まだあったとは、という思いだった。ポリエステル百パーセント製で、サイズは男性サイズのM。百五十五センチで中肉中背の恵美子には、もちろん十分過ぎる大きさだ。

〔日本代表が宮城に来るとは思わなかったなあ。せめて明日(あした)は、作業着の下に着ようかしら〕

値段も確認せず、飲み物やらと共にレジで会計してもらったが、恵美子はレプリカジャージの値段に驚いた。コンビニに置いてあるのだから、高くてもTシャツ並みの三千円ぐらいか、と思ったが、一万円近くもした。

〔明日で宮城スタジアムでの対策活動はひとまずは終わるけど、日本戦だけに何が起こるかわからない……〕

そんな昨日を経て、今日、十八日の午前十時半までは、塩釜（しおがま）市の塩釜港湾合同庁舎内にある仙台検疫所で職務を遂行した。

そのときから、恵美子は青いレプリカジャージを着ていた。宮城スタジアムに行く職員は恵美子を含めて五人。留守を預かる職員はおよそ二十五人である。

留守番隊は恵美子の茶目っ気を笑いはしたものの、

〔日本戦はこれまでの二試合とは会場の雰囲気もサポーターの流れも違う。〝万一〟の場合もあるかもしれない〕

との危惧（きぐ）を感じ、緊張感を漂わせていた。

総合プールの会議室を出て、歩きながら恵美子は雨合羽をまとう。二階に上がって、廊下を抜けるとガラス戸越しに丘が見えてくる。宮城スタジアムは、その丘に鎮座している。

メインスタンド上に三日月形の屋根が取りつけられた宮城スタジアム。屋根の全長は約三百メートル。仙台藩の祖・伊達（だて）政宗の兜（かぶと）の飾りにたとえられた。宮城スタジアムは仙台市の中心部より約十キロ。さらに体育館やプールなどが、二〇〇一年宮城国体開催のために整備された総合運動公園「グランディ・21　宮城県総合運動公園」の中にある。建築面積は三万六千六百八十五平方メートル、観覧席数は四万九千百三十三である。

宮城スタジアムの丘の周囲は、仮設の金網フェンスが張り巡らされていた。

大規模イベントならではの警備体制が、この金網フェンスだった。警備ひとつとっても JAWOC〈財〉2002年ワールドカップサッカー大会日本組織委員会）宮城支部の自主警備、宮城県警、宮城県企画部ワールドカップサッカー推進局と三体制にわかれていた。宮城スタジアムの周囲のフェンスはその縄張りを示すものでもあった。

大会の運営はJAWOC宮城支部と宮城県企画部ワールドカップサッカー推進局だが、フェンスの内側はJAWOC宮城支部、外側が宮城県企画部ワールドカップサッカー推進局となっていた。管轄エリアが違うことから万一の場合、各機関の連携に時間がかかることは素人目にもわかり、欠点であることは早くから指摘されていた。

ワールドカップでの関心事の筆頭には「とにかく無事に終了するか？」があった。「無事に……」の意は、まずフーリガン（暴力的なファン）対策が注目されていた。

宮城スタジアムに隣接した利府町の菅谷台（すがやだい）団地と青葉台団地は、仙台市のベッドタウンである。

ワールドカップ宮城会場の開催の数日前から、利府町ワールドカップサッカー対策室は、この新興住宅地の全戸に「私有地のため立入り禁止」と日本語、英語、スペイン語で併記したチラシを配布した。

利府町は各世帯の門や塀に掲示するよう指示したが、ワールドカップ開催を祝う歓迎ムードも、いざ開催が秒読みとなってみれば、むしろ不安の方が大きかったわけである。

町民の中には即座に貼った者もいれば、

「サポーター全員をフーリガン扱いするのは失礼じゃないか」

「ワールドカップの歓迎ムードを壊している」

　として貼らない者もいた。

　チラシ配布と共に、利府町は宮城スタジアムの周辺の公園「県民の森」での、夜間の利用やテント設営、飲酒の全面禁止も決めた。サポーターの野宿を防ぐ、の意味があったのは明白であった。こうした利府町の対応は「Ｗの波紋」とも称された。

　しかし、最大の対策事項は、大観衆のスタジアムで炭疽菌（たんそきん）などを使った生物テロ、サリンなど毒ガスを用いた化学テロ、総称してＢＣテロである。これが万一にも、と、最も恐れられたことであった。

　厚生労働省仙台検疫所の所長である恵美子は、「ＢＣテロ対応化学防護服」を医療機材会社から二着購入してワールドカップを迎えた。化学防護服はサリンや炭疽菌などの被害者を除染するときの作業服であり、作業者の二次感染を防ぐ。除染とは、災害現場に居合わせたすべての人、物から有害な毒物を除去すること、薬品などで中和して、災害を最小限に抑え込む、二次災害防止のための作業である。簡単に言えば消毒である。防護服の多くは一人での着脱はできず、他人の協力が必要となる。仙台検疫所が求めたのは、他人の手を借りずとも自力で着脱可能なものだった。一着二十八万円と安くはない。

　各種報道で化学防護服は、宇宙服に似た銀色と思われているが、検疫所で購入したものはスウェーデン製で緑色を基調としたものだった。防護服の本体はポリエステルで、特殊なコーティング加工が施されている。長靴はブチルゴムという特殊なもので、硫酸や塩酸といった薬品でも溶けない。当初、恵美子は自分が着るつもりであったが、男性職員から「私が着ます」と希望が出て、恵美子は購入した意図が理解されたと思い、感激した。

全国十三ある検疫所で購入したのは唯一、仙台検疫所だけであった。

感染症の恐ろしさを恵美子が知る証左だった。

恵美子は一九四四年生まれ。耳鼻科の専門医であったが、五十二歳からタイやパラグアイに滞在して、マラリアを筆頭とした感染症の診断、治療に本格的に取り組み始める。二〇〇〇年十月にはアフリカのウガンダでエボラ出血熱の大流行を現場で診断、治療活動もした。

国や県と折衝し、恵美子は二〇〇二年二月一日からワールドカップに備えた「2002FIFAワールドカップ宮城開催　感染症危機管理プロジェクト」を立ち上げ、関係者に呼びかけ宮城県内で独自に対策を立ててきた。

とはいうものの、「感染症危機管理プロジェクト」で恵美子は、宮城県企画部ワールドカップサッカー推進局に働きかけたが、当局は当初から「集団災害医療班」というくくりで大観衆の将棋倒しなどによる外傷被害ばかりを想定していた。必然的に、感染症の恐ろしさを知る恵美子との温度差は埋まらない。

ワールドカップにおける国の対策は簡単なもので、恵美子は危機感をつのらせていた。

「大規模感染症対策」「危機管理対策」の会議は、開催五十日前の四月十二日に国立感染症研究所（東京都新宿区）で、厚生労働省健康局による「ワールドカップ開催自治体等大規模感染症対策担当者会議」が一回、行われただけであった。

席上、ワールドカップ開催地を含むブロック（北海道・東北・関東甲信越・東海・近畿・九州）ごとに、検疫所、地方厚生局、関係自治体が連絡協議会を設置し、情報の共有化、連携体制の構築を図れ、とのお達しが出た。「各地域で対処せよ」とも解釈できた。

厚生労働省の具体的な対策は感染症ホットラインの設置である。開催期間中、医療機関からの感染症に関する問い合わせに対し、専用回線で専門医や専門機関の紹介を行うものだが、一刻一秒、患者の生命を争うテロ災害の中では役に立つものではない。

恵美子はこれまでの関係者との協議で、

「仙台検疫所では宮城スタジアムでBCテロが起こった場合、Bの場合もCの場合も〝除染〟を行います」

と申し出ていた。

恵美子が提案していた除染対策は、以下の四つであった。

◎衣服を脱ぐだけでも七十五―九十パーセント、危険な化学物質を除去できる
◎除染に使用する液体は大量の微温湯
◎除染中のプライバシーの保護に留意する
◎物や器具の除染には、五パーセントの次亜塩素酸ナトリウム液を使用する

除染の手順を、十一のシミュレーションを立てて考えていた。

①基本的な救命救急処置を優先する
②除染中もバイタルサイン（被害を受けた者の危険な兆候）の変化に注意する
③明らかな液体の汚染を拭き取る（小麦粉を使用する）
④注意深く衣服を脱がせる。セーターなど頭をくぐらせる衣服はハサミで切る
⑤腕時計やアクセサリーなど、身につけているものを外す
⑥外した衣服、物品は個人ごとにビニール袋に入れて、口を固く閉じる
⑦眼の汚染防止のためにメガネ、コンタクトレンズを外す
⑧傷がある場合、傷口から洗浄する
⑨顔、髪を洗い、すすぐ
⑩首から下をスポンジで洗浄する。強くはこすらない
⑪水分をよく拭き取る。体温低下を防ぐため、新しい着衣、毛布を用意する

これは除染となる対象者が数人、多くても数十人の場合だ。簡易シャワーを設置した〝除染テント〟で行われる。除染を行うのは、防護服を着た者である。

何千人となったら、こうした手順を踏むのは非常に難しい。

「私たちは五人ほどのチームですから、患者の治療まではとてもできません。治療は東北大学などにお願いします。除染が必要となったとき、人数次第では、私たち検疫所チームだけで対処できかねます。大量に患者が発生した場合のために、五十メートルのメインプールを借用したいと思います。除染で最も有効なのは、衣服を脱ぎ、肌に付着した毒物をシャワーなどで洗い流すこと。しかし、何百人、何千人と患者が出た場合には、シャワーで洗い流す余裕はありませんから、プールに直接入ってもらって、洗い流してもらいます。消毒薬となる次亜塩素酸の量を増やすことで、おおよその除染は可能です。大量の患者が出たら、治療や各種の処置はプール施設の廊下や階段を使いたいと思います」

恵美子は提言して、プール内にある会議室で待機する割り当てをもらった。

屋内温水プールの「グランディ・21プール」の施設は、八コースの五十メートル×二十五メートル（水深は三メートルまで可動式）のプールがひとつ、二十五メートル×十八メートル（水深一・二―一・四五メートル）のサブプールがひとつ、飛び込み用の二十五メートル×二十二メートル（水深四・〇四―五・一メートル）と三つある。二階の観覧席は三千だ。大規模に患者が発生した場合は、廊下や階段に寝かせて応急処置する。

各種の対策は会議や机上だけではわからない。当日、現場でスタジアムでの人の流れを見ない限り、どこまで対処できるかはわからなかった。

恵美子は準備段階での各種の会議で何度も思ったことがある。

〔ニューヨークとワシントンの同時テロがなかったら、テロ対策や感染症対策は、ワール

ドカップで行われていただろうか？　あのテロ以来、感染症対策の中にテロ対策が確実に含まれるようになった〕

二〇〇一年九月十一日、ハイジャックした飛行機によるアメリカ同時多発テロは、封書に入れたパウダー状の「白い粉」炭疽菌での生物テロも誘発した。

マスメディアを中心に感染者が確認され、全米各地で白い粉末の入った不審な郵便物が送付されるケースが相次いだ。日本はじめヨーロッパ、南米、オーストラリアなど世界各国で白い粉を封書に入れて送る、白い粉を置くといった悪戯「炭疽菌パニック」も発生した。

一九九九年の夏、恵美子はアメリカのサンフランシスコで行われた「国際微生物及び化学療法学会」に出席した。生物・化学テロについてのシンポジウムに参加した。このとき、〔日本の医学は、原点に立ち返るべきではないか〕

とも感じていた。恵美子は仙台検疫所に着任の際には、

「輸入感染症に備え、東北地区の感染症対策に力を入れる」

ということを本省に宣言した上で、一九九八年の十一月に着任した。

海外旅行からの帰国者がマラリアやコレラなどに罹患して帰国することを輸入感染症という。しかし、日本の対策はまだ準備段階から脱していない、と考えられた。

抗菌グッズが大量に売れる、世界に冠たる衛生大国になった日本。諸外国に比して無菌状態にも等しい環境の中で日本人の免疫力が低くなっていることへの危機を、恵美子は感

じていたからである。

　近年の医学教育は、患者数の多い「数の論理」がまず先行する。ガン・心臓病・脳血管障害の三大疾病に対する教育が好例だ。そして、新たな医療分野としては、遺伝子レベルでの分子生物学が最先端と見なされ、予算も人員も集中する。

　必然的に、戦前、戦争直後は花形だった医学部の寄生虫学・細菌学などの基礎的講座は縮小されていった。しかし、細々と研究を続けている研究室は、海外の感染症流行地で研究、診療を積み重ねてきた。

　このように国内で軽んじられてきたが、BCテロの場合に戦力になるのは、こうした研究者のこれまでの経験である。

　炭疽菌パニックに際して、アメリカはCDC（米国疾病対策センター）や米国陸軍伝染病医学研究所など、世界一の陣容を誇りながらも、社会的な混乱を招いたという事実は、恵美子にすれば意外でもあった。

　もし、日本に入ったら、東北で起きたら、そして、ワールドカップの会場内で起きたらどうなるのか、と恵美子は不安になっていた。

　死体が黒くなることで炭疽の名前がついた炭疽菌は、牛、豚、馬、羊、山羊など本来は家畜の病気である。炭疽菌感染者は畜産業、革や肉の加工従事者に時折見られる程度で、獣医学で重視されても、医学面では重視されてこなかった。

同時多発テロ発生まで一般に知られていなかった炭疽菌は、これを契機に世界で最も恐れられる細菌のひとつになった。日本における炭疽菌による感染者は一九九四年の二名以後はなく、死亡者は一九八三年の一人まで遡らねばならない。家畜では、二〇〇〇年七月十六日に宮崎県小林市で突然死した一頭の牛の感染が確認され、焼却処分された。家畜でも九年ぶりの発症だった。

実際、一九九一年の湾岸戦争でイラクが炭疽菌を使う可能性はあった、という。アメリカはワクチンを増産して備えをし、イラクに「生物兵器を使用すれば核兵器を用いるぞ」と牽制した。さすがのイラクも実行に至らなかったことは、湾岸戦争の後日談として軍事関係者の間でよく知られている話だ。これはコロラド州立大学名誉教授で米軍顧問も務める毒素学の世界的権威、アンソニー・トゥ博士も著書や講演で指摘していることである。

一九七二年に「細菌兵器（生物兵器）及び毒素兵器の開発、生産及び貯蔵の禁止並びに廃棄に関する条約」（生物兵器禁止条約）がアメリカ、旧ソ連はじめ世界の主要国で調印され、日本は一九八二年に批准した。しかし、東西冷戦の国際情勢の中で、化学・生物兵器の開発が極秘に行われていることは暗黙の了解でもあった。

ただし、戦場での使用は倫理と道徳から抑制されていた。

毒ガスなどの化学兵器に関しては、一九二五年のジュネーブ条約で使用禁止が決められたが、守られなかった。一九三七年、日中戦争で日本軍の石井七三一部隊が使用し、一九八〇年代初頭のイラン・イラク戦争でも大規模な毒ガス戦が展開。使用禁止だけでは手緩いことが明らかになり、一九九七年にはジュネーブ条約の項目に開発、生産、貯蔵も禁止する項目が加えられた。

湾岸戦争から約十年、研究者にとって化学・生物兵器を取り巻く状況は一変していた。端緒は日本にあった、とする見方も可能なのだ。オウム真理教による化学兵器、生物兵器の開発である。

一九九四年六月、長野県松本市における「松本サリン事件」は、それまで戦場での使用が想定されていた化学兵器、生物兵器が、テロ集団によって市民生活を脅かす行為に使われ得ることを世界で初めて示した大事件であった。

そして、一九九五年三月、東京で「地下鉄サリン事件」が起こった。BCテロは身近な脅威となり、このような事件がいつ何時起きても、それに対処できるようにしなければならなくなったのである。

オウム真理教のグループは、サリンの開発と共に一九九三年には、炭疽菌やボツリヌス菌を東京・亀戸(かめいど)の教団道場のあるマンションで製造し、噴霧攻撃する計画を立て、実行した。被害者は出ず、教団側にすれば失敗となるが、この件については米国防総省が大いに関心を示し、詳細に分析し、以後総力を挙げて生物兵器対策に取り組み始めたのは関係者に広く知られるところである。

アメリカでは炭疽菌パニックの端緒は、松本、地下鉄の両サリン事件後からあったと考えられる。〝炭疽菌を入れた手紙を送った〟といった類(たぐい)の脅迫の書状や電話の被害が相次いだ。すべて悪戯で、白い粉末も小麦粉や砂糖だったが、ＦＢＩ（米国連邦捜査局）、ＣＩＡ（米国中央情報局）の資料提供からその悪戯を、ニューヨークのある政治学教授が同時多発テロが起こる一年前に論文にまとめた。一九九七年の四月から一九九九年の七月までに約二百件に及んだ悪戯は、学校、教会、裁判所、デパート、ナイトクラブなど市民生活の範囲が標的で、マスコミは数える程度であった。

そして、炭疽菌パニックが起き、死亡者も出た。核兵器やミサイルならば開発に金がかかり、失敗も多い。炭疽菌テロは核兵器開発に比べれば遥かに安上がりで、ポストに投函すれば運んでもくれ、確実に効果を証明したのである。

炭疽菌パニックを受けて、恵美子のいる仙台検疫所も対応に追われた。「白い粉」による悪戯やパニックが起きた場合に備えて、国（厚生労働省）や国立感染症研究所との連絡を密にした。「白い粉」が発見された場合、国立感染症研究所に送付して、鑑定してもらうのである。もし、散布されたりした場合、消毒作業の「除染」に対しての準備も整えた。プールの消毒で使われる次亜塩素酸の酸性度を強め、噴霧消毒するのである。

炭疽菌は獣医師が扱う細菌であり、保健所レベルの施設でも即日に特定はできる。だが、世界を震撼させているパニックの中では、どうしても国のお墨付きが必要になってくる。仙台検疫所から国立感染症研究所へ送付し、鑑定結果が出るまでは最低二日間はかかってしまう。

恵美子が恐れるのは、この時間である。仮に散布された白い粉が本当に炭疽菌であったとすれば、市中での感染が確実に広まってしまう。炭疽菌だ、と同定されてから動き出すのでは遅いのだ。ワールドカップの会場で、「白い粉だ！」の悲鳴が上がったとする。それが砂糖や小麦粉であっても、無害で安全の同定が下るまではやはり二日間は要する。悪戯であっても、悲鳴によって場内がパニックになって混乱することも考えなければならなかった。

恵美子は、炭疽菌を見たことがない。炭疽菌に感染した患者を診察した経験もない。だからこそ、文献や学術誌で炭疽菌の情報を必死に集めた。

顕微鏡で見ると長方形をしている炭疽菌は、横の長さは一―十ミクロンである。一ミクロンは一ミリの千分の一。微生物における細菌の特徴として、ウイルスよりも大きく、カビの真菌より小さい。

炭疽菌は個体としては「見えない恐怖」だが、数が集まると肉眼でもはっきりと見える。それが「白い粉」だ。白い粉は精製されたもので「芽胞」とよばれる胞子に包まれている。炭疽菌の感染ルートでわけると、菌を吸入する肺炭疽、皮膚の傷口から入る皮膚炭疽、菌に汚染された食品から感染する腸炭疽がある。人から人への接触感染はない。体内に炭疽菌が入ると、芽胞が発芽し、根を張り、人間の体を栄養体として成長してゆく。

症状の発症の潜伏期間は一日から五日程度。

肺炭疽の場合、無治療であれば、死亡率は八十五パーセントを超えるが、芽胞がひとつふたつ入ったら発症するのではない。体力、年齢の個人差が関係するが、最低でも五百以上、肺に入らないと発症しないと考えられている。

炭疽菌の初期症状はすべて風邪、感染症のインフルエンザに似た症状を示す。発熱、疲労、頭痛、関節痛などが見られるが、治療するべきは事実上この期間しかない。一旦(いったん)、風邪の症状が治まり、治ったと思う無症状期に入ると、炭疽菌は各臓器を毒素で冒し、突然、呼吸困難、連続性の咳(せき)が起こり二十四時間以内に死亡する。無症状期にいくらワクチンなどを投与しても、効果はゼロなのである。

日本にはワクチンがないため、感染初期にペニシリンや膀胱(ぼうこう)炎の治療薬として使われるシプロフロキサシンを静脈注射で投与する。死亡率の高い肺炭疽の場合、抗生物質の投与と言っても、一回で終わりではない。多数の芽胞が体内に巣くうため、それを駆除するには四週間は必要とされている。

こうしたことからも「炭疽菌は最高の生物兵器」と言われる。恵美子も、「まさしく」とその思いを強くした。

生物兵器開発には十の条件が求められる、という。完璧(かんぺき)に十カ条を満たしているのが炭疽菌なのだ。

①人間、動物、植物と攻撃する生物に対して明らかな発病性があること
②自然界に放たれるため、環境に対して安定性を持つこと（炭疽菌は乾燥した原野でも数年間生存できる）

③少量で、致命的なダメージを与えられること
④エアロゾル状態として広範囲に空中散布できるよう砲弾などの兵器に適合性があること（エアロゾル状態とは、有機溶媒に溶かして噴霧した状態を指し、空中に長く滞空でき、風により汚染区域を拡大することができる。毒ガスも本来はエアロゾル状態である）
⑤罹患率が高く、適切な治療をしない場合に死亡率が高いこと
⑥診断や治療はもちろん、汚染区域の土壌などの除染（消毒）が困難であること（製造する者、テロを決行する者も危険度が高い。炭疽菌の芽胞は微生物の中で消毒への抵抗性が最も強く、難しい）
⑦研究機関などからの入手が比較的容易であること
⑧核兵器や他の化学兵器と比較して、安上がりに製造できること
⑨遺伝子操作技術で毒性を強めたり、抗生物質に対する薬剤耐性も高められること
⑩攻撃が行われてから数週間から数ヵ月間も、症状の発症が遅れること

炭疽菌の次に来る生物テロは何か？　とマスコミは予測合戦を展開し、天然痘だ、エボラ出血熱だ、と大騒ぎした。

医療関係者の一人として、恵美子は、治療の難しさからして、

〔天然痘の可能性があれば、これは相当に厄介だ〕

と、考えていた。

日本では、一九七六年から種痘が廃止された。つまり、二〇〇三年現在二十七歳以下には種痘が施されていない。

〔天然痘ウィルスが生物テロとして、万が一にも使われたら被害が大きい。人から人への接触感染、患者の血液、体液、排泄物に触れた皮膚からも感染するから。でも、感染から三日以内ならばワクチンは有効。肌のブツブツも生じない〕

恵美子はこう思うが、エボラウィルスによる生物テロの可能性は、その感染性の高さからして簡単には研究者も扱えず、可能性は天然痘に比すれば低い、と考えていた。危険性が高いゆえにウィルスを入手するのも困難なのだ。

ワクチンが開発されておらず、生物界での宿主が不明で、自然界から人間への感染経路が依然として不明な、エボラ出血熱に対する日本の備えはどうか？　ともマスコミでは検証合戦が繰り広げられていた。

一九九六年夏、大阪府堺市で起こったO—一五七（腸管出血性大腸菌）騒動を契機に感染症への危機管理が叫ばれ、一九九九年四月から「感染症の予防および感染症の患者に対する医療に関する法律（通称・感染症新法）」が施行された。

同法では、危険度に応じて、各感染症を「一類感染症」から「四類感染症」に分類した。エボラ出血熱は公衆衛生上において最も危険な感染症である「一類感染症」の五種のひとつにランクされた（他の四種はクリミア・コンゴ出血熱、ペスト、マールブルグ病、ラッサ熱）。「二類感染症」は六種（急性灰白髄炎〈ポリオ〉、コレラ、細菌性赤痢、ジフテリア、腸に）である。

チフス、パラチフス）、「三類感染症」は〇―一五七の一種、「四類感染症」はインフルエンザ、黄熱、狂犬病、エイズ、炭疽、マラリアなど六十種（二〇〇二年十一月には六十一種に）である。

一類感染症の患者が発生したら、指定の病院を決めて隔離治療をする義務もある。

炭疽菌は四類に属している。意外に評価が低いと思われても、炭疽菌以上に恐ろしい疾患が世界には溢れているわけである。

天然痘は、一九八〇年五月にＷＨＯ（世界保健機関）が地球上からの根絶宣言を出しているため記載はどこにもない。含まれるとすれば、間違いなく一類である。

施行後、一九九九年十二月に『感染症の診断・治療ガイドライン』（日本医師会発行）が刊行され、当時の厚生省は各都道府県にマニュアル作成を指示した。これをそのままマニュアルにしている県もあるが、東京都は「東京都新たな感染症対策委員会」を組織し、二〇〇〇年八月に『東京都感染症マニュアル』を刊行した。この中では、生物テロにもページをさき、特に注目すべき生物テロ疾患として炭疽菌を取り上げた。

これまで、日本ではエボラ出血熱による輸入感染、発症例は幸いなことにない。法律では危険視しても、医療の現場でエボラウイルスに感染したと疑わしき患者に接したとき、治療以前に迅速に診断できるものか？

それが恵美子の疑問でもあった。

ウイルス・細菌など微生物の特定、検査を行うためには、都道府県の衛生研究所にある専門的な設備で行わねばならない。国際的に定められたランクであるBSL（バイオ・セーフティー・レベル）があり、微生物の危険度により設備の程度が違ってくる。エボラ出血熱の検査施設はBSL４といい、ウイルスが外に出ないように外界よりも気圧を下げた「陰圧」の状態にした厳重な設備が求められる。

日本には、エボラウイルスを取り扱い、診断のできるBSL４の施設がない。日本の感染症研究機関で最高峰の施設は東京都新宿区にある国立感染症研究所、同じく都内にある武蔵村山（むさしむらやま）市の同研究所村山庁舎では、BSL３までしか調べることができない。

こうしたことを世間一般が知れば、「一類感染症」の分類は何なのか？　という疑問に行き当たるが、これまでは一類感染症を取り扱う可能性はあり得ないという前提で対策は行われていたとも理解できる。

当然、日本には研究用のエボラウイルスもない。これは研究者の責任だけでなく、オウムのようなカルト集団を生んでしまった社会土壌にも責任がある。

オウムのサリン事件が起こるまでは、CDCはじめ世界の研究機関から日本にはないウイルスを分けてもらい、BSL３の範囲内で研究できた。だが、事件後、それが桁（けた）違いに厳しくなった。

生物テロに備え、BSL４の施設を造り、エボラウイルスの研究も必要になりつつあるが、それが今もできないのは、アメリカがオウム事件を重視し、日本を信用していないからであった。危機管理の意識が低い日本にエボラウイルスを渡したら、オウムのようなカルト集団が、ウイルスを入手してテロに使いかねないぞ、とCDC、FBI、アメリカ陸軍などが警戒しているからである。

地下鉄サリン事件直後の一九九五年六月、当時のクリントン大統領は「テロ対策に関する米国の政策」という大統領決定指令に署名し、一九九六年六月にはアメリカ上院で地方自治体にもテロ対策態勢を敷く、テロ法案が可決された。

サリン事件の後、日本は化学・生物テロに備えた研究、設備に力を入れなかった。むしろ、「エリートはなぜカルトに走ったか」と社会学として検証することのみに終始してきた。事件後の対応の甘さが図らずも炭疽菌パニックで露呈したわけである。

BSL4の施設を設ける場合、地域住民の理解も当然、必要になる。

実際、一九八一年に武蔵村山市の感染症研究所村山庁舎に、BSL4施設が建設されたが、原子力発電所、産業廃棄物処理場の建設と同じような反対運動が地域から起き、稼動できるのはBSL3までとなった。今の日本で必要不可欠なBSL4の施設を引き受ける自治体は果たしてあるものか？　が問題でもある。

恵美子が仙台検疫所に赴任してからわかった大きな問題は、もうひとつある。

感染症と診断されている患者は消防庁の取り決めから救急車に乗せてもらえないことであった。これは、消防士の健康への配慮と共に、患者の扱い方を誤ることで感染が拡大することを防ぐためである。だが、「感染症である」ことを隠せば乗れる。

では、県ごとに「一類感染症」も含めて特別な感染症対策の搬送専門車を用意しているか、と言えば、国や県から特別な予算もないため、宮城県も含めて、搬送には地域の民間会社、つまりタクシー会社を委託先にしていた。これは「一類感染症は絶対に発生しない」という発想の裏返しでもあった。

斯かる点からすれば恵美子は、

〔ワールドカップは感染症対策整備の好機。このタイミングを逃せば、行政的に整える機会もない〕

と切迫感を持っていた。

そのためにも、恵美子は自分の責任の大きさを感じてもいた。

ＢＳＬ４の施設がなければ、海外でエボラ出血熱の患者を診断、治療した経験のある医師が重要な役割を果たすことになる。二〇〇〇年の十月、ウガンダのスーダン国境に近いグル地区でエボラ出血熱がアウトブレイク（大流行）した。二〇〇一年一月に終息宣言が出されるまでの感染者数は四百二十五人の史上最多であったが、死亡者は五十二・九パーセントの二百二十五人であった。

このアウトブレイクには、ＷＨＯが日本に専門家チームの派遣を要請した。厚生省（当時）は短期医療専門家の派遣を決定し、一陣二週間で三陣のチームを編成した。恵美子は第一陣で派遣され、日本の医師で初めてエボラ出血熱の患者を診断、治療した。

〔輸入感染症に罹患した患者を迅速に診断できる検疫所にしたい〕

現場の危機感が惠美子には常にあった。
肌を露出せず、地域の一般病院をエボラ専門の病棟にして、町でエボラと疑わしき人はすべて収容した。二週間の診療経験で惠美子が学んだ一番大きな点は、
〔町や村にいる人の間での感染をいかに防ぐか、そして、院内感染をいかに防ぐか〕
であった。惠美子は、
〔エボラの治療は、けして難しいものとは思わない。ワクチンこそないが、医師による適切な対症療法が行われれば、かなりの患者を救うことができるのでは……〕
とも学んで帰国した。
エボラに対しては、〝ウイルスが内臓、組織を食い尽くし、脳を冒し、最後は目、口、鼻や毛穴などから血液が飛散して死ぬ〟という印象がマスコミの報道で一般にはあるが、惠美子が目にした患者は、高熱と下痢による脱水症状や肝不全などによると思われる死亡がほとんどであった。過剰に報道されたのは、咳からも感染する空気感染の恐れもある、と学者の間で考えられたからだ。現在では空気感染はなく、接触感染が定説になりつつある。
日本と比較した場合、地域の衛生状態も悪く、また、人々の栄養状態も十分でない中での流行であり、そんな背景から死亡者も多く出たのでは、とも論考された。
〔医師による適切な対症療法が行われれば死亡者は抑えられる病気ではあっても、エボラが恐れられるのはアメリカが警戒しているからだろう。テロに使われる可能性を意識して

いるに違いない〕

ワクチンがないから怖い、治療できないから危険だ、と思われても、恵美子にすれば、病名が特定されるまでの時間が一番怖い。診断がついて初めて病名が特定され、治療となるが、市中感染と院内感染は、その時間の中で発生している。

ウガンダでは、患者が町で発生し、隔離するまでに時間がかかったこと、病人の看病や遺体への接触などから感染は拡大していった。病院でエボラ患者の垂れ流した糞便（ふんべん）を掃除していた病院のクリーナーの少女も汚物に素手で触れたらしく、感染して亡くなった。

〔いかに早く患者を収容し、市中での消毒作業を行うか。炭疽菌（たんそきん）に比べたら、エボラウイルスの消毒作業は楽な方だ〕

恵美子は現場の体験から、こう考えていた。

生物兵器としての炭疽菌の唯一の欠点は、人と人のあいだで接触感染がないことにある。ゆえに院内感染は起こさない。エボラ出血熱や天然痘であれば、人と人との接触感染、汚染した衣類への接触でも被害は拡大する。天然痘ウイルスではウイルスの付着した分泌物や水滴が飛び散る飛沫（ひまつ）感染、つまり空気感染もある。

エボラの患者の潜伏期間は五日から二十一日だった。

エボラ出血熱の発症は高熱、下痢などの症状から始まる。患者は症状が出てから、医師を訪れるが、医師が冷静に判断できなければ、エボラ出血熱とはわからずに、感染は拡大していく。

恐ろしいのはここでもある、と恵美子は自覚していた。日本の医師でエボラ患者を診察した医師は限られ、多くの医師は初期症状の患者を診ても風邪をまず疑う。エボラも炭疽菌も初期症状は似ている。コレラやO—一五七など激しい下痢を伴う感染症以外は、すべて感冒症状が初期に見られる。

実際にウガンダで診断と治療に当たった恵美子をもってしても、今、目の前に感冒症状の患者を診て、風邪であってエボラではない、と百パーセント明瞭に言い切れるかの自信はない。

患者に医師が聴診器をあて、看護師が注射を打ったり、あるいは採血する時に素手で触れる。発熱で汗があったり、下痢や吐瀉物、血液で体が汚染されていれば、その接触で感染は成立する。感染者が使った蛇口、ドアノブなどからも感染する。単に皮膚にウイルスがついただけなら、石鹸で洗えば、感染はある程度防げるだろう。ところが、手をよく洗わずに目をこすったり、手づかみで物を食べたりすれば、感染の機会が俄然高くなる。帰宅した患者は家庭、会社などで日常生活を送るが、その中で感染者は増える。そうしているうちに患者の状態が悪化し、そこで初めて病院も病気の重大性を自覚して、対策に取り掛かる。そのときは、もう感染者が膨大な数になっているわけだ。

「とにかく、地域社会で〝何か、おかしいぞ〟と察知する能力が大切。宮城スタジアムでおかしなことが起こった場合、スタジアムの中で察知できるかどうか」

接触感染するエボラ出血熱、天然痘のウイルスによる生物テロの可能性は、砲弾を飛ばして散布させたりすることだけではない。死を恐れぬ自爆テロの可能性でいえば、人間そのものが兵器になることさえ可能なのだ。

テロリストが自らの体にエボラウイルスを感染させ、感染源になる。潜伏期が終わった直後、発熱して、他人に感染する力が備わった頃、飛行機に搭乗する。空港のX線検査もパスである。

感染者が機内で触れた回し読みの新聞、雑誌でも感染源になる。当の感染者は空港検疫所で「風邪気味で、機内で薬を飲んだ」「飛行機酔いの体質で」などと申告して入国してくる。国際空港には検疫所があるが、感染症の診断、応急処置は自己申告のない限り、まず収容は行われない。具合の悪い乗客がいても、スチュワーデスでは対処できない、と判断したら機内で医師の援助をもらって、聴診器やブドウ糖の注射剤などの入ったドクターズ・キット（医師用医療品箱）で診療が行われるが、そこには意識的な感染症対策はない。

間接的な接触でも、飛行機を降りた人々のうちの何人かが数日後には発症し、その家族、友人知人らにも感染してゆく。侵入した感染者が、余命と体力のある限り、街、ホテル、観光地、イベント会場、公園を徘徊するのだ。新幹線、電車、地下鉄の吊り革、手摺りなどに感染者が自分の手についたウイルスをつけてゆく。買い物で強く握り締めた金銭の授受でも、新規の感染者が多数生まれる。いや、買わずとも患者が触った商品に触れただけで、感染源になる可能性もある。

吐血して行き倒れになる前に、病院に行き診察を受ければ、医師、看護師も感染が成立する可能性は大である。潜伏期後、発症した医師、看護師の診察によって、患者が次々と感染する。行き倒れになって病院に収容されれば、数日間はエボラ出血熱とは考えないだけに無防備であって、それで院内感染が広まる。

テロリストにすれば、ワールドカップの大観衆が集まる場所での接触感染は、注目度からも〝自爆テロ〟の晴舞台だ。ダフ屋から高額なチケットを入手して、どさくさ紛れにサポーターの応援に加わり、手を取り合い応援すれば、それだけで新規感染者が発生する。

BSL4の施設が稼動できない現在の日本では、エボラの診断を出すことは厳しい。診断が付く前に院内感染、市中感染が指数関数の法則で爆発的に増えてゆく。

対策を講じるにしても、空港、港の検疫を徹底強化することぐらいしかできない。しかし、ここにも難しさがある。テロ後、アラブ人というだけで、人種差別的偏見が世界各国で起こった。仮に検疫所で、アラブ人だけ入国拒否し、感染症の罹患をチェックする血液検査を行ったりすれば、国際問題になることは必至である。

アフリカでエボラ出血熱の現場を見た恵美子は、そこまで考えを広げていたのである。

〔最悪の場合には、自爆テロも考えられる。それが、ワールドカップ宮城会場で起きたらどうなるか？〕

常に最悪の事態を想定して恵美子は行動してきたが、本番はあっと言う間にやってきた。

宮城スタジアムでは六月九日の日曜日に、グループG予選のメキシコ対エクアドルが快晴のもと、午後三時半のキックオフで行われた。

午前八時半過ぎに、塩釜市の港湾合同庁舎内の仙台検疫所を六人乗りのワゴン車で出発。防護服やストレッチャー（キャスター付き担架）など、除染に必要な資材が詰まった段ボールの中に人が収まった状態であった。

日曜日ということで道路は平日に比べて空（す）いていたが、ワールドカップ開催によるマイカー規制もあり、宮城スタジアムには二十分ほどで到着した。宮城スタジアムが近づくにつれて、警官や警備員が多数配置されているのが必然的に目に付く。その物々しさが、ワールドカップのイベントとしての大きさを示していた。

恵美子も含めた仙台検疫所のスタッフ六人は、首からＪＡＷＯＣ宮城支部支給のパスを下げて、宮城県総合プールの駐車場に入った。

午前九時、宮城県総合プールに除染に必要な諸道具を運び入れる。諸道具の中には、サリンなどの神経ガスの中和剤であるＰＡＭも二十アンプル入っていた。二十人分である。農薬中毒の場合使用することがあるぐらいで一般的な薬品ではないため、何百人分も用意するのは難しかった。ＰＡＭは地下鉄サリン事件のときに、病院に収容された被害者に注射で投与された薬剤である。

警官や警備員、さらにボランティアの市民は恵美子らのパスを見て、

「ご苦労様です」

と会釈をする。

諸道具を運び入れてから、宮城スタジアムの中を視察しようとした恵美子は愕然（がくぜん）とした。

プール内の会議室で待機する、ということが宮城県やＪＡＷＯＣ宮城支部に伝わったためだろうか。仙台検疫所職員が下げているＪＡＷＯＣ宮城支部支給のパスは、所長の惠美子すらスタジアムの中に一歩も入れない種類のパスであった。スタジアムを張り巡らす、仮設の金網柵までしか近寄れないのだ。

ＪＡＷＯＣが感染症対策をスタジアム内でやっていれば、惠美子がスタジアム内に入れないのもわかるが、

〔備えもないのに入れないのはおかしいじゃない〕

惠美子は気落ちした。

仕方なく、キックオフの時間まで、スタジアム周辺での除染作業や患者の初期対応に使用する可能性のある施設を職員らと検証し、持参した無線機、携帯電話の使用可能な範囲を確認しあった。

宮城スタジアム手前の丘では、ソンブレロを被ったメキシコ人のサポーター、黄色いユニフォーム姿のエクアドル人らは踊ったり、太鼓を叩いたりしながら、スタジアムの中に入ってゆく。

フーリガン対策や警備の問題もあってか、スポンサー企業のブースはあれども、出店やイベント広場などはまったくない。入場券を持たないサポーターはフェンスの外に陣取ってワールドカップの雰囲気を歓声や入退場するサポーターの流れで味わっていた。

試合が始まると、惠美子はテレビで試合の経過を見ながら、時折映し出されるスタジア

ムの様子から、観客席に異変はないかを追う。試合が終了してから一時間後、観客がスタジアムから全員引き揚げた連絡をスタジアム内で待機していた塩釜消防署の本部長から受けて、シャトルバスが周辺駅へ向かって順調に運行しているのを確認して仙台検疫所に戻るのである。

午後六時三十分まで会議室で恵美子は仙台検疫所の職員と共に待機していた。

四万五千六百十人の観衆が集まり、救護所を利用した人数は三十九人であった。

救護所の利用といっても、体調が悪い、気持ちがよくない、といったもので、恵美子が想定する化学テロ、生物テロは起こらなかった。

あらゆる場所に警官や警備員がいるから、

「テロを起こそうなんて物好きはいないわよね」

恵美子は職員らと冗談まじりに言っていた。

十二日の水曜日には、グループF予選のアルゼンチン対スウェーデンが行われた。午前十一時半から待機した恵美子は、この日もスタジアムの中には入れなかった。

曇りの中、四万五千七百七十七人の観衆が集まり、救護所の利用者は三十一人であった。

フーリガンの中でも、特に過激なことで知られるアルゼンチンのサポーターだが、一対一で引き分け、アルゼンチンのグループリーグ敗退が決まるも、試合後はスムーズに引き揚げてくれた。前回と同じく、午後六時三十分までの待機だった。ウィークデーの開催による、周辺の学校の下校時間とのバッティングが懸念されたが、その心配もなかった。

警備上の問題はなかったものの、観客やサポーターらから不満の声が上がったのは、イベント広場やサポーターらの交流の場がまったくないため、シャトルバスで輸送されて試合を見て帰るだけ、という世界のイベントらしからぬ味気なさであった。

日本代表の一戦が行われる六月十八日、この日も午前十一時半からの待機だった。日本戦ということで、サポーターの流れ方がまったく予想がつかない。

「明日の待機時間は、延びるわよ。夜の八時過ぎになるかもね。日本が勝ったら、それこそ大変よ。スタジアム周辺でサポーターが大騒ぎして、なかなか引き揚げないでしょうから」

恵美子は前日、石巻市から戻って、明日の準備をする職員らにそう話してから、

「どう、見て。帰りにコンビニで見つけたのよ。一万円もしちゃった」

日本代表チームの青いレプリカジャージを見せた。

「所長、どうしたんですか？」

不思議そうに職員が問う。恵美子は、

「もし、除染が必要になったら、こうしたジャージが問題になるわけよ」

と含みを持って言った。サッカー好きの職員の一人が直ぐに反応した。

「なるほど。所長が考えておられることはわかりますよ。選手支給の本物のオフィシャルジャージを、二万円近く出して買って着てくるサポーターもいますからね。僕のは三千円のTシャツですが」

恵美子のレプリカジャージに羨ましそうな目付きを送りながら、こちらも含みを持たせて述べた。

除染のとき、衣服を脱ぐことは大切な手順である。テロの発生現場にいた者はたとえ意識がはっきりしていても、サリンなどの化学物質が少しでも付着している可能性を重視し、着衣を脱がせる処置をとらなければならない。最悪の場合は、ハサミで切断することになる。

「二万円も出して買ったんだ！　捨てるとは何事だ！」

このように騒ぎ立てる者がいても、けしておかしくはない。

「除染のとき、そんなサポーターが一番、障害になるかもしれないわよ」

こう職員に言い聞かせる恵美子の言葉は緊張していた。

結果的に、恵美子のこれらの心配は杞憂だった。前日の快晴がウソのように、決戦当日は昼前から強い雨が降り出していた。

キックオフ早々、恵美子は首から下げたパスが通じる範囲で仮設の金網柵が張り巡らされたスタジアム周辺を歩き、サポーターの入退場を眺めていた。

スタジアム近隣の小中学校は混乱を恐れ、午前中で授業は終了。透明なビニール合羽の下に青いユニフォームを着たサポーターの出足は早く、午前十時半過ぎから近隣の駅とスタジアムを結ぶシャトルバスが到着し、ゲート前に長蛇の列ができた。

入場券には入場可能なゲートが記されているが、バスの到着する場所によって遠くもなり近くもなる。二十分以上の徒歩を要するゲートもある。ゆえに、早く到着したサポーターもいたが、雨による交通渋滞で、キックオフ後に到着するバスもあった。泣きながらゲートを目指す女性サポーター、ゲートを間違えて、肩を落として来た道を戻る男性サポーター……、プラチナチケットを持ちながらも前半戦を見逃したサポーターは案外多かったのである。

宮城スタジアムの客席はN（北）、E（東）、S（南）、W（西）と分けられ、チケットも明確な区別をするべく、Nは青、Eは緑、Sは赤、Wは黄と色分けされていた。

当日の入場の混乱を避けるため、N、E席のチケットを持つ者は仙台市営地下鉄の泉中央駅から、S、W席のチケットを持つ者はJR利府線の利府駅、JR東北本線国府多賀城駅、JR仙石線の多賀城駅からそれぞれシャトルバスに乗るよう告知されていた。

指定通りにすれば、スタジアムのゲートも近いのだが、他県から来る観客も多いため、仙台市営地下鉄に乗れ、JR仙石線を使え、と指示されていても混乱するだけであった。S、W席のチケットを持つ者が泉中央駅から乗ったり、N、E席のチケットを持つ者が利府駅から乗ってターミナルに到着したことで、ゲートを間違えるサポーターも多くいた。

後半戦も終了間際、再び雨合羽をまとって、プール二階のガラス戸を押したとき、強風で一瞬、恵美子は押され気味になった。

〔試合終了まで、あと二、三分ぐらいかな。同点になるかな？〕

期待もある恵美子だが、仮設金網フェンスも所々、強風で倒れているのを見て、現実を考えた。
〔不謹慎だけれど、仮にBCテロがおきても、こんなお天気だから、雨で自然に除染してもくれる〕
スタジアムの照明灯がついている。宮城大会の三試合で、こんなに暗い中で行われた試合はない。何げなくスタジアムを見ていると、合羽姿の下に青いユニフォームをまとったサポーターが、続々とスタジアムから出て来た。
〔どういうことよ、これ？〕
恵美子は一瞬、わからなかったが、直ぐに彼らの走る方向を見てわかった。
サポーターは、雨と寒さのため、シャトルバスに乗り遅れることを危惧(きぐ)したらしいのだ。
恵美子はかつて東京ドームで巨人戦を観戦したとき、九回前に引き揚げる観客を見かけたが、日本代表のワールドカップでロスタイムでの同点、逆転の可能性も無視して早上がりする者がいるとは、予想すらしていなかった。
会議室で聴いた実況アナの「魂の応援、ニッポンはひとつ！」の声を思い出し、恵美子は、
〔肝心な試合のときに、ニッポンはひとつになっていないじゃないの〕
と苦笑いした。
しばらくして、スタジアムからどよめきが聞こえた。試合終了だった。
すると、今度はさきほどの比ではない、サポーターの大群が脱兎(だっと)のごとく、シャトルバ

スが待機しているターミナルに向かうのであった。

雨の中、日本戦の応援を終えた青いサポーターが帰路を急ぐ。シャトルバスは一時間待ちだったが、大きな混乱もなく、午後六時四十分過ぎ、会議室に待機していた恵美子に、

「スタジアムの観衆の引き揚げ完了」

消防警備本部から連絡が入った。職員の一人が、

「三試合、大事が起こらず、おめでとうございます」

恵美子に敬意の礼をした。

「とりあえずはね。でも、あと一ヵ月あるから」

恵美子には安堵の表情はなかった。

宮城大会においては、即効性ある化学テロは起きなかったが、生物テロは未だ否定できなかったからである。

既に消化された試合の中で、一ヵ月近い潜伏期を体内に持つウィルスや細菌が撒かれた可能性はあるからだ。ワールドカップは六月三十日に終わる。あと二週間近くある。

従ってワールドカップは六月三十日に終わっても、検疫所はじめ関係機関は七月いっぱいまで、患者の発生の監視を続けねばならないのであった。

午後七時前、恵美子ら仙台検疫所のチームは、除染資材をワゴン車に積み込む。宮城スタジアムから塩釜市の港湾合同庁舎内にある仙台検疫所に引き揚げる。

スタジアム周辺には、ニュースの中継をする報道関係の車が溢れていた。恵美子は、

「青いジャージ、もう着られないわね。記念に保管しておくしかないわね」

と言うと、職員の一人が恵美子に、

「所長……」

と、話しかけた。

「パラグアイから検疫所に来て、エボラの現場にも行って、今回はワールドカップの日本代表の試合。ホント、いろいろありますね」

恵美子は、そう指摘されて、

「私のそばにいるとハラハラする？　刺激があっていいでしょ？」

と大きく笑って、言い返した。

そう言われてみて恵美子は、人生は不思議だなあ、と感じ入った。

医師となってから、仙台検疫所長に就任するまで、我ながらいろいろなことがあった、と思う。

〔結婚、離婚、子育て、医師としての活動……すべては綺麗ごとではなかった。でも、そのとき、そのときでベストとは言えないかもしれないけれど、ベターな選択はしてきたつもり。ドロドロとしたものもあったけれど。今、自分のやっている仕事にたどり着くためのプロセスだったと思えば……〕

雨に濡れる車窓の風景を見ながら、回顧した。

〔昨日、石巻の結核の患者を収容してもらった病院が、別れた亭主のいる病院だなんてね。

そこにしか入れられない、との明確な理由があったにせよ、不思議なものよね〕

そして、繰り返し、

〔これから一ヵ月、しっかり監視していかないと。何か起こったとき、連絡が取り合える態勢をもう一度、確認しておかないと。この先、一ヵ月だけでなく、ずーっと、万一のときに備えて〕

恵美子は今後を確かめるように、塩釜までの二十分ほどの車中を過ごしていた。

第二章　熱帯医学を極めた日々

——崩れゆく顔

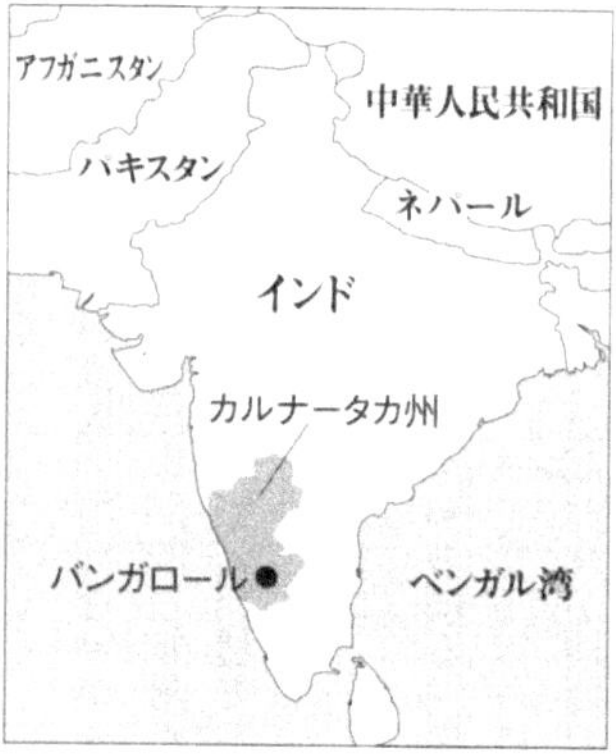

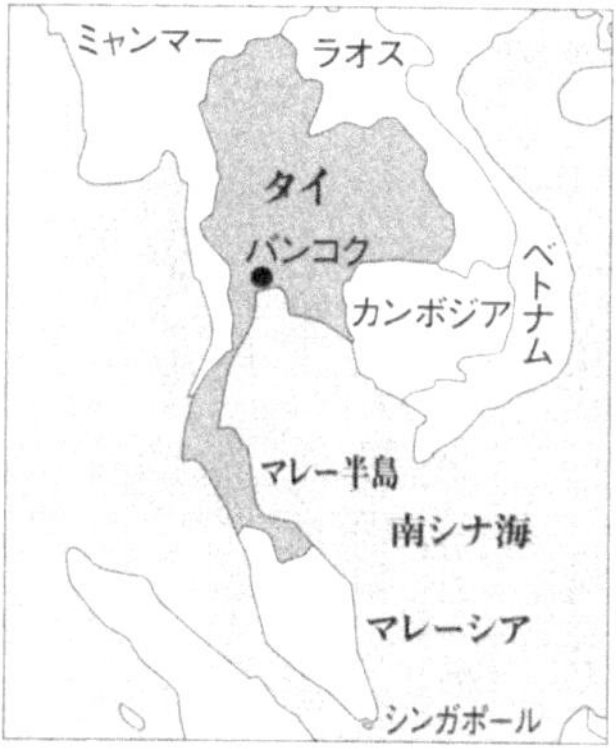

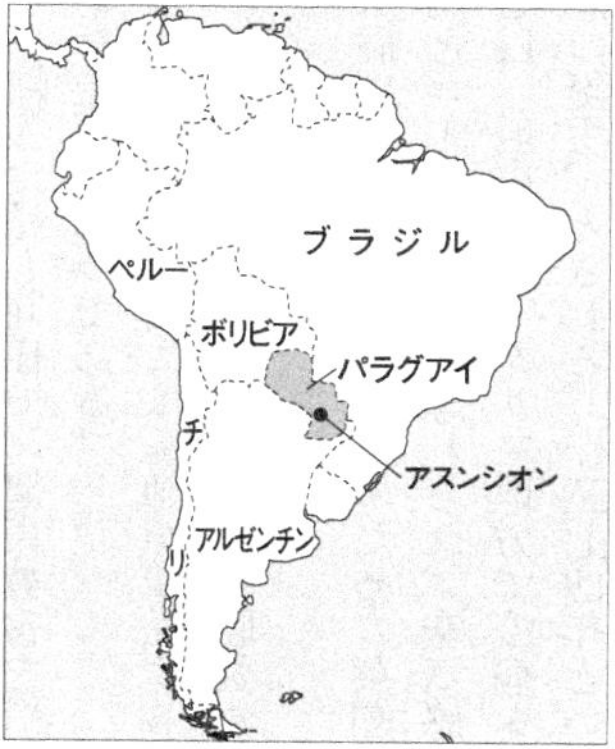

検疫所――。厚生労働省の管轄の下で、日本では十三ヵ所に設置されている。

所在地は、北から小樽、仙台、成田空港、東京（江東区青海）、横浜、新潟、名古屋、大阪、神戸、関西空港、広島、福岡、沖縄（那覇市）である。この傘下に、支所、出張所が置かれている。たとえば、宮城県塩釜市にある仙台検疫所ならば東北六県を管轄し、宮城県だけでも石巻出張所、岩手県では宮古出張所、釜石出張所、大船渡・気仙沼出張所がある。仙台、青森、福島などの各空港にも支所が置かれている。

検疫とは、国内に入る人間がマラリアやコレラなど国内にはない感染症などに罹患していないかを監視し、罹患していれば水際でくい止める。輸入食品も同様で、健康被害を引き起こすものが付着、あるいは入っていないかどうかを監視するのである。

従って、検疫所に勤務する者は専門的な知識が求められ、検疫所長には医師が着任することになっている。無論、職員は国家公務員である。検疫所において検疫に携わる職員を検疫官とよぶ。

検疫の歴史は、驚くほど古い。そこには、人類の疾病に対する脅威と予防のための英知がある。検疫の起源は十四世紀にさかのぼる。黒死病とヨーロッパ中に恐れられ、空気感染もするペストの大流行により、一三七四年一月十七日、現在の北イタリア地方で疫病を防ぐ「防疫」の法律が制定された。これが検疫の概念の誕生、とされる。一三七四年といえば、日本は南北朝時代、北朝の足利義満（在位一三六八―一三九四年）が征夷大将軍として、南朝との統一を目指している頃である。

一三七七年、ベニス共和国は、ペスト流行国からの渡航者に対して、一定期間、港に足止めし、消毒をし、交通の遮断を実行した。世界初の検疫業務であった。

一三八三年には、現フランスのマルセイユに検疫所が設置された。ペスト患者のいた船舶を四十日間、港の沖に泊めさせ、乗組員、貨物を上陸させないようにした。

検疫所は英語で「Ｑｕａｒａｎｔｉｎｅ」と言うが、これはイタリア語が語源だ。四十日間の四十のイタリア語が実は「Ｑｕａｒａｎｔｉｎｅ」の語源そのものになった。

検疫のシステムは、貿易をやっていく上での知恵である。

「自国にない品物は欲しい。しかし、病気はいらない。水際で止めなければ」

と、病気を恐れる意識から船を係留して、そこから出さないようにしたのである。

船から出さないで死ぬ人は死に、治る人は治ってから、船の着岸を許可し、荷物を降ろし、病気の侵入を防いだのが検疫の始まりである。

では、日本における検疫はいつから始まるのか。

一八二二（文政五）年、わが国でコレラの流行（第一次流行）があった。

八月末頃から中国・萩地方で、突然の激しい腹痛、下痢が起こり、二、三日で死亡する者が三千人近くに達し、「三日コロリか、半日コロリか」と称されていたらしい。

十月中旬には関西地方で流行した。従来、コレラはインドのガンジス河流域に古くから常在する風土病だが、一八二〇年にジャワ・スマトラで流行し、一八二一年にボルネオ、一八二二年には清（現・中国）の広東・寧波（ニンポー）地方、そして北京へと移り、その年に日本に入った。

三十六年後の一八五八（安政五）年六月、清から長崎にコレラが入り、関西、そして、江戸でも流行する。記録によると、七月二十七日から九月二十三日までの五十五日間でコレラによる各寺院の取り扱いの死亡者は、浅草が一万五千百四十八人、下谷（したや）は一万二千八百四十九人、西本願寺は一万三千五百人、東本願寺は一万一千八百二十人で、その他を含めて合計は二十六万八千人とある。

幕府は鎖国下の中でも、外国船によるコレラの侵入に警戒し、港においての「検疫」を行うように、との触れを各藩に出した。

一八六二（文久二）年に第三次の流行が起こり、一八七九（明治十二）年にも大流行（第四次流行）した。内務省は七月十四日、全国にコレラの予防規則として「海港虎列刺（コレラ）病伝染予防規則」を公布し、横浜に全国初の検疫所が設置された。これが日本で初の検疫規則であり、後年、七月十四日は「検疫記念日」と制定された。

アフリカで黄熱病で殉職した野口英世も、かつては横浜検疫所で検疫官として勤務し、外国船からペスト患者を発見したことが知られている。

一八九九（明治三十二）年、日本でペストが流行し、外国の船が寄港する港では常に検疫が実施され、同年「海港検疫法」が公布された。

一九二六（大正十五）年パリでの国際衛生条約会議で、日本は国際衛生条約に署名、一九二七（昭和二）年に航空検疫規則が公布される。外国との交通手段が船舶のみから、航空機も手段のひとつに入った。

一九五一（昭和二十六）年には、日本はＷＨＯ（世界保健機関）に加盟し、国際衛生規則を採択、あわせて「検疫法」を制定した。「検疫法」は、国内にない伝染病の病原体が船舶や航空機によって、国内に侵入するのを防ぐことを目的とした。

「検疫法」に基づいて、衛生行政を実施してゆく行政機関が「検疫所」なのだ。検疫所の主たる業務は、検疫業務、港湾衛生業務、食品監視業務、申請業務の四つである。

検疫業務は、まず入国者に対する検疫があげられる。

日本にはない感染症を水際で防ぐ業務である。

現在はエボラを筆頭としたウイルス性出血熱などの感染症の発生がある地域から日本に入国する場合、入国者に対しては質問票を配布し、健康状況を調べる。症状がないときは「健康カード」を配り、入国後の発症への注意を呼びかけている。

症状があったり、診察を希望する入国者には、空港検疫所の健康相談室で医師の診察を行う。入国者だけでなく、日本に入る貨物も対象になる。コレラのある地域から輸入された生鮮食品、魚介類はすべてコレラ菌検査が行われている。日本では一九二六年以来、ペスト患者の報告がないことは、水際で防いできた一例として上げられる。

港湾衛生業務は、海水の汚染調査、船舶や航空機搭載の飲料水、汚水汚物の検査、機内食の検査にも及ぶ。政令区域内での蚊やネズミなど衛生動物の定期的な分布調査や駆除も同業務に含まれている。

食品監視業務では、輸入されてくる農作物における残留農薬、食品の微生物検査、加工食品における食品添加物検査など、食品の監視をし、これらの指導や相談の業務も行う。

申請業務としては、船舶衛生検査、海外渡航時に必要な黄熱や各種疾病の予防接種を実施している。

恵美子が仙台検疫所の所長として着任したのは、一九九八年の十一月からである。日本の検疫史上、初の女性検疫所所長の誕生だった。

検疫所の業務を踏まえた上で恵美子は、

〔国外と国内の狭間(はざま)に検疫所はある。でも、国外で感染症に罹患しても、外見上は健康体で帰国した人を水際で見つけ出すことはほとんど不可能とも言える。その診断、治療などは国内の医療機関が行うことになる。国内への感染症の侵入阻止を業務とする検疫所は医療機関を支援することで、感染症対策のお手伝いをするのが役割ではないだろうか〕

と考えて着任した。

そもそも、恵美子にとって検疫所勤務など、五十歳初めの頃にはまったく考えてもいなかった。その頃、恵美子は新潟市の総合病院に勤務する一耳鼻科医であった。

恵美子が、検疫所で働くきっかけをつくった人物は三人いる。

一人目は、二十代半ばに滞在したフィラデルフィアで出会った医師。

二人目は、新潟市の総合病院で口腔外科での手術に適切なアドバイスもしてくれた、日本歯科大学新潟歯学部（現・生命歯学部）の教授で歯科医の加藤譲治。

もう一人は、新潟大学医学部の同窓生で、後に厚生省（現・厚生労働省）に勤務した伊藤雅治である。

恵美子は一九四四（昭和十九）年三月八日、新潟県新潟市に生まれた。旧姓は「桶谷」である。父は耳鼻科、母は小児科の医師であり、恵美子は三人姉妹の長女であった。両親は新潟市をはじめ、新井市（現・妙高市）など新潟県内を回って、恵美子が小学生のときに新潟市で開業した。

新潟市という地方都市のひとつで、地域や周囲では〝医師〟に対しては、一目置かれることが何かと多かった。だが、両親が医師の環境の中で育った恵美子にとって、医師という職業は病の人を治す、疾病から生命を救う、という責任ある仕事ではあっても特別に〝偉い〟とか〝立派だ〟の意識はなかった。

とはいえ、新潟市内の女子高校に通っていた恵美子は、進路先に医学部を選ぶ。「身近な人の死に接して、医師になろうとした」などの理由はない。両親が医師だったことで、漠然と「自分も医者になるのだろうなあ」との理由からだった。

両親は「医学部に行け」と言ったことはなかったが、小さい頃から両親の言うことに素直だったこともあって、医学部に行けば両親が喜ぶのだろうなあ、と「親に褒められたい」という意識が潜在的に働いたのは否定できなかった。

医学部受験の第一条件といわれる数学が好きで得意だったこともあり、恵美子は地元の国立新潟大学医学部に現役で合格した。定員が八十人で女子は六人であった。

今も昔も国立大学の医学部合格は難関だが、恵美子にとっては、現役合格したことも取り立てて褒められたり、称賛されたりすること、との意識はなかった。

新潟大学の受験は「新潟市内にキャンパスがあるから、自宅から通えるし、便利かなあ」との理由のみで、父の母校だから、の意識はなかった。だが結果的に入学してみて、

「あ、これはしまった……」

と思うに至る。

一人暮らしで門限もなく、自由気ままにキャンパスライフを謳歌している友人らの姿は、恵美子にとって羨ましい限りであった。女子校から大学に入ってみて、恋愛も自由な環境下であることを周囲から嫌というほど感じなければならなかった。下宿の学生同士では同棲も珍しくはない。

恵美子は、夏はテニス部、冬はスキー部に六年間在籍するものの、門限は午後十時。零時頃に帰ったとき、両親は烈火のごとく怒った。

「もう、大学生なのだからいいじゃない」

反発したが、それは両親には通用しない。当然、毎日、両親の顔を見るのが苦痛になった。

医学部の授業は特異である。大学で医学を学び、医師を目指す生活の印象は恵美子にと

って、医師としての豊かな人間性を醸成したり、人格の陶冶に努めたり、スポーツ、芸術、文学などを通じて若い感性も磨く……どころではなかった。国家試験を通過するために、ひたすら専門用語と症例の暗記、暗唱であった。
〔医学部で必要なのは体力もそうだけど、記憶力が良くなければ、医師にはなれないのね。受験勉強が得意ならば、誰でも医者になれるんじゃないの？　医師ばかりが凄い仕事をしているわけではない。医師を偉い存在と崇め奉る人がいるけれど、それはおかしいんじゃないの？〕
　恵美子は勉強しながら、このように思っていた。
〔だけど、医師は病気を治すのではなく、病人を治す。その人のこれまでのバックグラウンドは必然的に重要なのだろうなあ〕
　とは感じていた。つまり、
〔自分は、医師としてしっかりとやっていけるのだろうか？〕
　との不安でもあった。
　教授が執刀する手術の見学実習もあった。二、三時間の手術ばかりでなく、十数時間を超える大掛かりな手術の場合であっても、手術中は手術室の外に一歩も出られない。トイレに行きたくても、じっとガマンしなければいけないのである。その間、直立不動状態で、メモを取ることも許されない。強靭な体力を要することも知った。
　一九六八年三月、卒業。当時、国家試験は春と秋の二回であった。卒業したばかりの医学生は秋の受験となっていた。

卒業した恵美子の専門は耳鼻科である。恵美子が耳鼻科を選んだ理由は、父親が耳鼻科を開業しているという理由もあったが、大掛かりな手術を要する外科を筆頭にして、女性が入りにくい分野が当時の医学界には多かったからでもあった。恵美子は医者となった以上は、手術もやりたかった。耳鼻科医ならば、扁桃腺除去や耳や鼻など咽頭の手術が色々とある。それが選択基準にもなっていたのだった。妹二人も医学部に進み、二人とも耳鼻科医になる。

臨床研修は当時の学園紛争のためなく、国家試験を控えながら、恵美子は新潟大学附属病院の耳鼻科の医局で働き始めた。自宅と病院を往復する中で、恵美子の頭にあったのは、

〔どうすれば、家を出ることができるか？〕

であった。

〔卒業したら、家を出よう。アパートでも借りよう。自立しよう〕

固く決意していたはずだったが、医学部を卒業しても国家試験に合格していないこともあって、収入はない。もし、家を出るとすれば、新潟市以外で県内の病院を巡ることぐらいだ。大学の医局に所属しながらの〝出張扱い〟である。それでは〝自立〟とは言えない、と恵美子は自問自答した。

そんな恵美子の両親が、納得して家から送り出すとすれば、恵美子が考えられる手立てとしては、一つの〝外的因子〟しか思い浮かばない。

結婚である。大学病院で半年もした頃、岩﨑という北海道大学出身の脳外科の専門医と出会う。

恵美子よりも、彼は六歳年上だった。新潟大学は脳外科、脳神経病理の研究が、わが国はもちろん、世界的にも傑出している。北海道大学卒業後に新潟大学に来ていたのは、研究のためであった。恵美子が彼と出会ったのは、彼が北海道大学に戻る頃であり、家から出たい恵美子にすれば、まさしく「渡りに船」だった。

六歳上ゆえに、同窓生にはない大人の魅力を恵美子は感じた、というのもある。加えて、恵美子の同窓の女子は恵美子ともう一人を除いて、既に同窓や先輩らを相手に結婚していたのである。医学部を現役で卒業すると二十四歳だ。当時の女性にすれば、結婚の適齢期としてはむしろ、遅いとすら言われた。自分が未婚であることに、

〔売れ残ったらどうしよう？〕

の焦りも正直なところあった。

とはいえ、両親の反応がどうか、は気になった。「まだ早い」と、言わないとも限らない。が両親に話をすると、「いいんじゃないか」とすぐに賛成した。

縁談はとんとん拍子にまとまった。九月に国家試験を受験して合格。札幌に移り住み、札幌で挙式。桶谷恵美子は岩﨑恵美子と姓が改まり、新婚生活が始まった。

彼の性格や医師としての方向性などについてはこのとき、具体的にはまだわからない。もちろん、相手も恵美子について理解しているとは言い難かった。

恵美子も夫も、北海道大学の医局に入っての生活が始まったが、札幌での生活は半年ほどで終わった。一九六九年四月から、夫がアメリカ・フィラデルフィアのペンシルヴァニア大学医学部の研究所で神経病理について専門的に学ぶため、留学することになったのである。当然、恵美子も夫に付いて行くことになったが、直ぐに随行はできなかった。妊娠していたからである。出産予定は六月。出産して一ヵ月後の七月にフィラデルフィアに行くことになった。恵美子にとって初の出産は、予定日より一ヵ月早い五月だった。長男・雅企（まさき）は未熟児の状態で生まれ、出産後の恵美子は体調不良の状態が二ヵ月余続く。七月、恵美子は子供と共にアメリカに渡った。研究医である夫の給料は高いものではなく、大学の官舎に住む夫婦生活は豊かとは言えなかった。

アメリカでの生活の一年目は、恵美子は子育てもあって、主婦業に専念する。家にいっぱなしでは気が詰まることもあって、恵美子は雅企が生まれて半年もした頃、大学のキャンパス内にある幼稚園に出入りし始めた。

恵美子自身、話し相手が欲しかった。英語は読めても十分に話せないが、必要に迫られて必死に会話をした。

恵美子が医者ということを知ってか、

「短期でもいいから、ここで働いてみないか」

と誘われた。収入的にはもちろん、アルバイト程度だが、英語を話す必要性、アメリカでの生活に溶け込むため、昼間、雅企の面倒もここで見られることから、恵美子は迷わなかった。三ヵ月足らずではあったが、恵美子は保母の代理をやった。

小学校に入るまでの子供がここにはいるわけだが、ここで恵美子は、カルチャーショックを覚えた。日本で言うところのお遊戯などは全くない。四歳、五歳の子供が十人ほどと保母が小さな輪になって語り合うミニ討論会に、恵美子は驚くことになる。

保母がテーマを決めて、どう思うか？　とたずねると、車座になった子供が挙手して話すのである。その話し方が日本の同世代の子供と異なるのだった。年端の行かない子供でも、多少感情的ではあるが、ジェスチャーをしながらしっかりと意思表示をする。相手を納得させるための会話力、交渉力を十分に備えていたのである。

家庭で育まれたのかはわからないが、こうしたことをこなす子供がたくさん、ここにはいた。もちろん、親も保母も子供の意見でおかしなところがあれば、なぜそうではないか、を筋道をつけて丁寧に教えてゆくのである。日本の幼稚園のように、押しつけの教育ではなく、また甘やかす優しさはなく、大人扱いをしているのがはっきりとうかがえた。

一見微笑ましい光景も、恵美子にとっては衝撃だった。

〔言葉なり態度で意思表示しない限り、絶対にアメリカでは相手にはしてくれないのだ〕

と言われている気がしたのである。

意思表示は必ずしも好ましいことではないこと、沈黙は金、謙譲の美徳が好ましい日本人と見られる中で生活してきたことで、

〔ただ待っているだけでは何もできないんだ。意思を表明すること、表明し続けなければ、

すべては始まらない〕

競争社会といわれるアメリカの原点を見た思いでもあった。日本語を使うのは家庭でのみ、あとはすべて英語という生活。自己主張することは、自分の意見を正しいものとする信念の確認でもある。つまり、

〔言い負けたらおしまいなんだ〕

の意識が恵美子にはあったが、言いたいことは言わねばならない、という点では自分の性格にはすこぶる合っていた、と仙台検疫所に勤務してから気が付くことになる。

結婚して一年余、夫婦生活をする中で恵美子は、結婚したときには気が付かなかった、価値観の相違、夫の物の見方、考え方との差異に気がついていた。互いに医師ではあっても、世間一般でいうところの夫婦生活の葛藤も生じていた。

夫は、父親が税理士の家庭で生まれ育った。四人兄弟の長男で、北海道大学の医学部卒ということで、一家にすればエース的な存在だった。父親も地域社会から一目置かれる存在だが、医師たる夫も父親以上に周囲の注目を引いていたのは疑いなかった。周囲の期待に応えている責任もあったのだろう、医師という職業に関して夫は、

「医師は人から尊敬される職業である。病を治し、生命を救う尊い職業である」

の認識を強く抱いていた。

恵美子は好意的に解釈すれば、医師としての自覚を強く持っている、と理解はできた。しかし、決して、そういう面だけでもないのは、日常生活から感じられた。医師として

周囲から「先生、先生」「ドクター、ドクター」と呼ばれて尊敬されること、尊敬されて当然というプライドが夫には強くあった。この一点があらゆる点において、夫婦として話が食い違ったり、口論する原因にもなったりした。

とはいっても、惠美子にすれば、

〔この人と出会って結婚しなかったら、アメリカを見ることはなかったかもしれない〕

と、その点では感謝もしていた。

生活の余裕はなかったが、夫と一緒にアメリカの各地を学会や小旅行で回ったりはできた。そこで見たのは、世界の最先端を行く、メディカルセンターともいうべきアメリカであっても、広大な国土の中では医療体制には天地ほどの差がある。人種差別を筆頭に、貧富の差も存在することから、平等な医療を国民が受けられない実態を目のあたりにもした。つまり、カネとコネがなければ、まともな医療は受けられないのであった。

〔夫が医者は尊敬されるべきだ、と考えるのは、アメリカのこうした社会事情を知っているからなのだろうか？　離島や無医村は日本にもあるけれど、日本はアメリカに比べたら、すべての人が平均的な医療は受けられる〕

惠美子は、何と、日本は恵まれた国なのか、と実感した。

医師という免状がある身で、いつまでも専業主婦はしていられなかった。惠美子は一九七一年の半ばから、夫とは違う大学の医学研究所に顔を出し始めた。日本では耳鼻科医としての研修も中途半端であり、専門医として治療にあたるには不十分だった。耳鼻科を専門にしようとはしたが、アメリカでの臨床研修はアメリカでの資格がないため叶わなかった。

それで自分の欲求を少しでも満たすものとしては、夫の勤務する研究所や大学などでの手伝いなどである。大学の研究所で恵美子が興味を持ったのは、ウイルス学だった。学問として学ぶも、アメリカにおけるウイルス学の背景を恵美子は知ることにもなり、アメリカ人のたくましさを教えられもした。

衛生教育として、アメリカの中学や高校では、「汚れた水でも、飲まなければならない事態になった場合には、水にイソジンを少量、垂らせばよい。そうしてから飲むこと」「殺菌していない生の牛乳は絶対飲まないこと」といった実用的な啓発から、「砂漠に飛行機が墜落して自分のみ助かった場合、どうやって生存し、助けを求めるか」をシミュレーションさせたりする。

ボーイスカウトやガールスカウトで実践したりもするが、家庭においてはインテリといわれる知識層ほど、非常時の生存方法を考えていた。そうした家庭で育った教員が、教育の現場で生徒に教えるわけでもある。

〔日本ならば、教える先生も困るだろうな。開拓民族ゆえの学問なんだな〕

恵美子は、日本とアメリカとの差を思った。

一九七一年には次男・雅臣が、一九七三年には長女・容子が生まれる。出産が近づくと、そのたびに恵美子は実家のある新潟市に戻って、両親の力添えも得て、安心して出産した。新潟の家を出ることに喜びを感じていたものの、安心して出産しに行くために帰国し、子供が生まれて一ヵ月後にアメリカに戻る自分に引け目を恵美子は覚えてもいた。

二人目からは慣れたので、幼稚園に子供を預けて、昼間は大学の研究所での生活を送った。雅企が四歳になって、幼稚園での一日を積極的に話してもくれた。楽しい園内生活であるのだが、悲しいかな、恵美子は白人社会における人種差別がごく普通にあることも学んだのである。

恵美子に、保母をやらないか、と誘ったことから、アメリカは平等社会のように思われるが、それは恵美子の医者という肩書きへの配慮があった。

白人家庭の子弟らと雅企は親しくもなり、英語で話もしている。そうした生活の中で、

「今度の日曜日、○×ちゃんのお家でホームパーティーがあるんだって」

と無邪気に雅企は恵美子に話す。

仲間同士の会話から雅企は知ったのだが、恵美子には何の連絡もない。親子が参加するのがホームパーティーでのスタイルだ。

恵美子は、東洋人ということで子供が差別されるのが悔しかった。ホームパーティーの日時が近づき、当日になった。雅企は、

「行こうよ！　何で行かないの？」

と恵美子を促す。

「うちは呼ばれていないのよ」

さすがに惠美子は雅企に言えなかった。そんなときは、雅企の気を紛らわすために、雅企の行きたい所に、雅臣、容子も連れて出掛けるのだった。

医師として、研究者として多忙な夫は、子育てに協力的ではなかった。惠美子には医師という仕事と同時に、妻として母としての役割も課せられていた。漠然と医師になり、結婚し、そして、今は三人の子の母親でもある惠美子。結婚から四年経過してみて、

〔果たしてこれでよかったのだろうか？　この人は私にとって、本当にいい伴侶なのだろうか？〕

惠美子は悩み出すようにもなった。

それからさらに一年が経過した一九七四年のある日、であった。

アパートの住人が、大学のキャンパスにある教会内でボランティアが主宰している英会話教室に、惠美子を誘った。台湾人の牧師夫婦がおり、惠美子はクリスチャンでもないが、偶然、夫人と親しくなる機会があった。惠美子より六歳上で、日本の青山学院大学の卒業で日本語が堪能。惠美子の子供と同じ年の長男がいることで、惠美子を妹のように可愛がってくれた。

日曜礼拝に惠美子は行かなかったが、バザーや、一人一品を持ち寄ってのパーティーがあれば、惠美子は教会や牧師夫婦の自宅を訪れて、楽しい時間を過ごしたのであった。一品持ち寄りのパーティーの席上で牧師から、彼の友人であるポーランド系アメリカ人の男

性医師を惠美子は紹介された。彼はペンシルヴァニア大学で働いていた。働いている姿はまったく見たことはないが、大学のことなど、あれこれと話すうちに年齢の話になった。

その医師は、

「もうすぐ五十歳になるよ」

と述べた。そして、

「人生のモチベーションは何か？　生きるとは何か？　医師の仕事とは何か？　家族とは何か？」

について軽食を食べながら話すことになるのだった。

三十歳の惠美子にすれば、

〈本来、医学部に在学中に考えておかねばならないことなんだけれどな〉

と思った。これまで具体的に考えてきたとは言い難いものばかりで、けして流暢ではない英語で悪戦苦闘して何とか答えた。何を言ったのか、惠美子自身は直ぐに忘れてしまったが、逆に彼の話の一部は惠美子の記憶にしっかりと刻まれることになった。

こんな言葉だった。

「私は自分の人生を二十五年周期に区切っている。生まれてから二十五年は自分のための二十五年だった。二十六歳からの二十五年間は、家族のために使う二十五年だと思って今日まで生きてきた。医師としての仕事は、自分のためでもあるけれど、家族を養っていくためのものでもある。でも、五十歳からの二十五年間は、医師の仕事をそのまま社会に役立てることができると思っている。五十を過ぎてからの二十五年は、私は社会のために使いたいと思っているんだ」

人生について、将来について深く考えたことはなかった恵美子にとっては、

「凄い。そんな生き方もあるのか」

と新鮮だった。

一九七二年には田中角榮の『日本列島改造論』がベストセラーとなり、「開発こそ発展」「消費が美徳」の社会風潮の中で、庶民生活にも自動車やゴルフなどが普及し、「人としての生き方とは？」「豊かさとは何か？」、ボランティアの考えなどは未だ論じられてはいなかった。

この言葉が一生忘れ得ない言葉になったのは、彼は五十歳を迎えた後、辞職して恵美子の前から姿を消したからである。医療体制が不十分な中南米で医療活動をするため旅立ったのだった。

有言実行の姿は、恵美子にとって感動的ですらあった。

「アメリカ人の自己主張には、口にした以上、実行するのは当然である、の意味合いもあるんだ。自分のための二十五年間、家族のための二十五年間を彼は本当に達成したんだな」

同時に、医師の姿には、ふたつあるのかな？　と恵美子は思った。

ひとつは、先進国で最先端の医学知識を求めるタイプ。もうひとつは、最先端の医学を

学ぶものの、医療が整っていない途上国で現地の状況に合わせながら、自らの医療を少しでも役立たせようとするタイプである。

自分はどちらのタイプなのか、とわける前に惠美子は、中南米に旅立った彼の姿に、

〔自分もそんな生き方がしてみたい……。医師としては、研究医ではなくて臨床医をやりたい〕

と思い始めたのだった。

では、そうするためにはどうすべきか？　と考えたとき、惠美子は、

〔価値観の違う夫と離れて、自分について考えてみよう〕

とまずは思った。

アメリカでの自分自身の中途半端な立場にも、自信をどんどん失ってゆくようで、焦りがあったのである。

さまざまなものが積み重なった結果、惠美子はひとつの決断を下す。

一九七六年、惠美子は三人の子供と共に、日本に帰国した。主人との別居を決意したのである。具体的に就職先などのアテはない。両親から離れるための結婚だったが、結果的にいざ、こうなってみれば、帰る場所は……というと、取り敢えずは新潟市の実家しかなかった。

両親の反応は、けして好ましいものではなかった。

「離婚したわけじゃない。私は日本で医師としてやっていきたいから」

と恵美子は答え、家を借りる手続きをした。

夫の父は既に亡くなり、母のみが札幌で一人暮らしをしていた。恵美子は夫の母を新潟市に呼び、五人で生活することにした。

まず、恵美子は新潟大学医学部の耳鼻科の医局に入局する。アメリカで研究の手伝いをしていたと言っても、所詮は臨床医として通用するものではなかった。じっくりと勉強できていなかったことを痛感した。大学を卒業して七年。自分が卒業した年に入学して、今春卒業して医師となって入局したばかりの者と共に、半年間、研修を行った。手術をするためには、麻酔の扱いも大切だ。麻酔科でも研修した。

恵美子は上越市の県立中央病院に半年間、県立新発田病院に一ヵ月、県立十日町病院に三ヵ月と新潟県内を動いて働いた。新発田病院は新潟市の自宅から通えたが、上越市と十日町は週末しか自宅には戻れなかった。

義母と雇った一人のお手伝いさんに三人の子供の面倒を見てもらった。夫の母に面倒を見てもらうのは気が引けるものだが、こういうときはありがたい。

県内を動き回っていては、やはり子育ては心配だ。新潟市内での勤務先を探し、恵美子は新潟港近くの新潟臨港病院に耳鼻科医として就職した。

三百床ほどの入院施設を持つ中規模の総合病院である。働き、収入を得る中で、恵美子には自信めいたものが生まれてくるのだった。

〔なんだ、私、自分一人でも生きて行けるんじゃないか……〕

医者になるまでは両親と暮らし、医者になるや結婚して、と恵美子自身は今までの、他力本願的な生活に嫌気が差していた。

自分が金を稼いで、それで子供を養ってゆくことが清々（すがすが）しかった。

足掛け十五年間、その病院に籍を置き、耳鼻科の医長も務めたが、勤務の早々から恵美子は多いときには一ヵ月で五十人前後、手術をすることになる。勤務していれば、ほぼ毎日手術があり、一日二人を執刀することも珍しくはなかった。

扁桃腺（へんとうせん）の切除といった定番のものから、頭頸部腫瘍（とうけいぶしゅよう）の切除、上顎（じょうがく）ガンや舌ガンの切除と口腔（こうくう）外科的なものまで行った。舌のガンといっても、舌の先端部と付け根の周辺部では難易がある。

毎日、多数の外来患者を診察し、手術もこなしていく中で、

〔生まれ故郷の医療を支えよう……〕

との自覚も生まれていた。

だが、自分が手術をしてみたはいいが、ガンが他の組織に転移しており、結局は手遅れで、死亡する現実を突き付けられることも少なくなかった。自らの力の無さを覚えて、自宅の居間で一人で泣いたこと、アルコールの力で気を紛らわすことも多々あった。

一方で、患者のために、と思って診察していることでも、実はそれが患者の甘やかしにつながっていることもある、と気が付き始めた。耳鼻科の分野だけでなく、糖尿病や過度の飲酒による肝臓の疲弊などは、患者の日常生活や健康管理に問題があると指導までしな

ければならなかった。

「悪くなったから、医者に治してもらう。治してもらって当然」

の意識が強いことに惠美子は医者という仕事の本質を考えもした。医療が平等に受けられる弊害かな？　とも思ってしまうのだ。

アメリカ各地の医療状況も幾分かは知っていると、今、日本で医療活動していて、

〔アメリカならば、カネとコネがなければ、まともな医療は受けられないんだから〕

と、改めて考察していた。

これは、惠美子が今では音信が取れない、二度と会うこともない中南米に旅立ったあの医師を時折、思い出していたからである。

〔今の自分は家族のため、三人の子供のために働いているのかな？　子育てが一段落したら、私もあの彼のように行動できるのだろうか？〕

惠美子は、改めて彼の行動力を〝凄い〟と見直していたのだった。

毎日の診察の中、惠美子は患者の血液から、C型肝炎に罹患したこともあった。

内科病棟でのことだった。呼吸困難になっていた七十代の患者を何とかしてくれ、と連絡があり、惠美子は駆けつけた。気管切開の必要があった。手術室で行うべきものだが、手術室に運ぶのには手間がいる。というのも、患者の鼻や口には人工呼吸器の装置が設置されており、それを直ぐに外したり、移動させるのは難しかったからである。

気管切開は慣れている、の自信が惠美子にはあり、ベッドサイドで気管切開をした。患

者の咽頭部を右手でメスで切開し、左手で周辺部を抑えているとき、患者が突然、動いたため、メスが左手の人差し指を刺した。
〔しまった！〕
と思ったが、遅かった。
〔肝炎は間違いないな〕
と冷静になるしかなかった。
というのも、その患者はB型肝炎、C型肝炎、梅毒を持った患者であった。患者の血液検査や各検査から判明したが、恵美子にとっては、患者の体を見て、
〔これは肝炎持ちだな〕
と即座に判断していた。この患者、背中に入れ墨があったからである。
彫り物には、針を用いる。一九九〇年代以後、一般の若者にも人気なタトゥーは、使い捨ての針を使っているとされるが、当時の針は使い捨てではなく、使い回しである。消毒が行き届いていればいいが、病院の手術道具のようにはいかない。
彫る作業は出血を伴う。消毒不十分なまま、不特定多数に彫り物が行われるので、血液による感染症が入れ墨を入れている者には多い、と恵美子はこれまでの医師のキャリアから知っていた。
四ヵ月後、血液検査をしてみるとC型肝炎の発症が判明した。しかし、大事には至らず、現在も定期検査を続けている。

新潟市の自宅に夫の母親が住んでいることもあって、夫は半年に一度ほど、アメリカから日本に一時帰国すると新潟市を訪れ、家族らと一家団欒の時間を過ごした。

恵美子と夫の間には埋まらない価値観の相違があった。夫は新潟市で医療活動をする意思はなかった。子供には愛想はいいが、別居での負い目もあるのか、養育費の送金をしていないことに気を遣ってか、恵美子の前では遠慮があった。母親を恵美子が養っているのも、夫にしたら負い目を感じる点であった。

一九八〇年代に入って夫は帰国した。帰国しても新潟市には来ない夫とは、もはや離婚するしかなかった。二人が正式に離婚届に判子を押したのは一九八五年、長男・雅企が高校一年生で反抗期の頃だった。

〔私は一人でいる方が楽だったかもしれないけれど、父親がいたら、子供たちもまた違った育ち方をしていたのかもしれない〕

恵美子は子育ての難しさを感じていた。自分は妹二人の姉妹だけに、男の子の育て方が恵美子にはわからなかった。雅企は不器用なのか、おばあちゃん（恵美子の母・義母）に好かれようという態度もこれまで見せることは少なかった。

躾では恵美子は、言ってもきかない場合は容赦なく、雅企も雅臣も頬を叩いた。恵美子を殴るようなことはしないが、息子も逆上して飛びかかって、噛み付いたりの取っ組み合いをやらかしたことも、一度や二度ではなかった。

〔お手伝いさんとおばあちゃんでは家庭教育は難しかったかな？〕

恵美子は取っ組み合いを終えるたびに、生活費を稼ぐためとはいえ、家をあけなければならなかったことをあれこれと考えていた。

離婚に関しては恵美子の両親は何も言わなかったし、恵美子も慰藉（いしゃ）料を請求したりして、泥仕合になることは意識的に避けた。家庭裁判所に子供を行かせるような不憫（ふびん）なこともしたくはなかったのである。義母は夫の元へと出て行った。

恵美子に旧姓に戻す意思はなかった。「私は私の岩﨑姓を創ってゆく」との決意でもあった。

恵美子は八〇年代後半、四十代半ばで新潟臨港病院の耳鼻科の医長としての仕事の責任も大きくなっていた。

毎日のように手術があるのは変わらないが、耳鼻科医ではあっても、上顎の陥没骨折や顔面の外傷などの頭頸部外科、首から上のガンの切除などの手術をこなしてゆく。

就任当時に比べたら、恵美子の技術は飛躍し、新潟県内における頭頸部外科の専門家になっていた。特に火曜日の午後は、十時間以上も要する大掛かりな手術や、口腔外科の手術としては新潟県で初、という難易度の高い手術を恵美子は執刀していた。

ある中年の上顎ガンの女性患者は、腫瘍を切除するとしてもまず右の眼球の摘出が不可欠だった。シリコンの眼球をはめ込むのだが、右目の視力は永遠に失われることを本人と家族に説明するのは、辛（つら）い仕事であった。現代風でいえば、「インフォームド・コンセント（説明と同意）」であるが、それをしなければ助からない、という理由があるにせよ、女性の顔にメスを入れるのは同じ女性だけに恵美子も辛かった。しかし、女性の執刀医だからこそ、手術を受け入れる患者がいたのもまた事実であった。

耳鼻科というと、内科や外科に比して一見地味には感じられるが、耳鼻科は「話す・聞く・食べる・見る・嗅ぐ」の五感の機能を保つための医療分野であり、「機能外科」とも言われる。その人の個性を支える分野だけに、耳鼻科医の責任は重大であった。

これらの手術の技術力は恵美子だけの力ではなかった。恵美子の技術を向上させてくれる協力者がいたのである。日本歯科大学新潟歯学部の教授で歯科医の加藤譲治であった。恵美子より八歳上である。

歯科医ではあっても、口腔外科的な手術を施すことは許される。恵美子は着任当時、歯や顎の関節などの基礎知識が不足していた。これは医学部の弱点でもあり、歯学部が専門である。それは患者にすれば理由にはならない。恵美子は母校の力を得ようとしたが、適当な人材が見つからず、しかるべき人材を求めているときに出会ったのが、恰幅のよい加藤であった。加藤から恵美子は口腔外科の基礎を学び、火曜日の手術には共に手術室に入って、手術を円滑に行った。

医長ということで仕事が忙しいのは当然ながら、地域での付き合いも広くなる。冠婚葬祭への出席はもちろん、製薬会社などとの付き合い、ゴルフなどもあった。

恵美子にとって「申し訳なかったな」と思うのは、容子が小学生のときだった。日曜参観日があり、その日こそは「お母さんは来てくれる」と思っていた。恵美子は接待ゴルフを断り切れず、参観日に行けなかったのである。

とはいっても、ＰＴＡ活動には協力していた。

次男の雅臣が中学二年生のとき、恵美子はクラスを代表して、年に四回発行するＰＴＡ新聞の編集にあたる広報委員を引き受けた。各クラス一人ずつで三学年分で三十人の広報委員がいて、夜の七時からの編集会議では担当する記事を決めるが、各クラスから選ばれたはずでも、

「家庭での家事と母親の面倒で忙しいの……」

「パートの都合がなかなかつかなくて」

などを理由に、編集に協力してくれない。恵美子は苛立ち、学年では前面に立って編集の任に当たった。医師という職業もあってか、恵美子は保健室の教員を取材して「保健室だより」という記事を担当しながら、あがってきた原稿をチェックし、レイアウトも担当していた。

小学校、中学校、高校問わず、冬に差しかかると、成績表を前にして、担任教師、保護者、子供の三者面談がある。こんなときは、半日休暇を取って恵美子は参加した。

子供の教育に関しては、恵美子は雅企、雅臣は大学から、容子は高校からアメリカに行かせた。自分の意見を考えて堂々と主張することがいかに大切なことか、を恵美子はフィラデルフィアの生活で思い知った。

日本の教育では、確かに受験やテストに備えた勉強、平均的な知識は身につくだろうが、自分の意見を述べることは〝和を乱す〟と蔑視(べっし)されかねない。その点、アメリカはたくましく育ててくれるだろう。

多感な時期に、アメリカという国で、さまざまなカルチャーショックを覚えて、視野を広くさせたかった。

長男・雅企はサンフランシスコの大学に、次男・雅臣はサンディエゴの大学、容子は新潟市の高校一年のとき留学試験を受けて、コロラド州デンバーのイングルウッドの高校に行った。一九八九年からは子供三人が全員、海外にいる状態になっていた。

これを可能ならしめたのは、恵美子の給料が人並み以上であったからだが、子供に対して、母親たる責任を存分に果たしているのかな？　という詫(わ)びの気持ちもあったからである。

無償の愛、と恵美子こそは思っていたが、それが独りよがりのものなのか？　と考えさせられたのは、雅臣がサンディエゴに旅立つ日、空港で〝しばしの別れ〟を前にして、食事を取ったときだった。

雅臣は恵美子に対して、

「僕は、お母さんを母親と思ったことはないよ」

とまず言った。ドキリ、と恵美子はした。この後には続きがあった。

「人生の先輩、と思っているから」

雅臣は言葉を繫いだ。

恵美子にとってこの言葉は、褒められているのか、そうではないのか、迷わせることになる。

雅臣にすれば、褒め言葉だったのだろう。もし、自分が父親であれば、最高の称賛と感じたのかもしれないが、母親の自分にはどう理解すべきかはわからなかった。ただ、胸の中では、

〔私は子供たちにクールに接し続けてきたのだろうか?〕

と自問するのであった。

三人の子供の中から医学を志したのは、容子だけだった。

アメリカの医科大学は希望せず、容子は、

「新潟のお友達はみんな受験をしている。私も日本で受験したい。逃避するのは嫌」

と言った。容子のアメリカ滞在は一年間だった。一年間で必要な単位を取り、卒業してきた。

とはいえ、日本の教育システムでは、アメリカの高校の卒業はそのまま学歴にはならない。容子は学年をひとつ下げてかつての高校に復学し、二年間勉強した。

そして、母親と同じ新潟大学医学部を受験するも、失敗。一年間の浪人生活を経て、再度の挑戦で合格した。

恵美子は、満足に母親の役目を果たしていないという負い目もあったが、結果的に愛娘

が、働く自分の後ろ姿を見ていてくれたんだな、母親として見ていてくれたのだろうな、と思い、正直、嬉しかった。

容子は二十一歳で医学部に入学した。一九九三年である。三人の子供が何とか一人前になってくれればなあ……と、できることはしてきたつもりの恵美子だったが、いざ、ここに至ってみて、自らの気持ちに満たされないものがあることを感じ取っていた。

〔地域医療で〝社会〟に少しは貢献しているのだろうけれども、医療が満足にない国や社会で自分は何か手伝うことができないだろうか？　世界には医者に診てもらったことのない人の方が多いだろうし。途上国で医療活動をしたい〕

容子も大学生になって、子育てにまずは一区切りが見えつつある中、恵美子の中に中南米に旅立ったポーランド系アメリカ人の医師の姿が再び浮かび上がっていたのだった。

恵美子にとって、仕事上の相談相手は、手術のパートナーでもある加藤だった。加藤にその旨を打ち明けると、

「じゃあ、インドに行ってみない？」

と提案されたのだった。

日本歯科大学新潟歯学部はインドの西南部、アラビア海に面するカルナータカ州と医療プロジェクトを行っているというのである。口腔ガン医療の専門医を派遣するプロジェクトを行っており、それに行けばいい、と教えてくれた。

嚙みタバコが原因となっての口腔ガンが多く、ベテランの医師を派遣しようにも約三年

の任期のため、希望者は少なかった。ほとんどボランティアだったから、時折、帰国してアルバイトするなりして収入を確保することが望まれた。良い条件ではなかったが、恵美子に迷いはなかった。

臨港病院も恵美子のこれまでの実績を評し、一カ月インドに滞在して、インドと新潟を往復しながら、プロジェクトに参加するはからいをしてくれた。

一九九三年十二月、恵美子は初めてインドを訪れた。カルナータカ州は、ゴア州、マハーラーシュトラ州と共に四百五十一年間、ポルトガルとイギリスの植民地の歴史を経た。ゆえにキリスト教徒が多く、ヨーロッパ人との混血も多い。

恵美子の勤務する病院は海岸沿いではなく、内陸部のフブリという町であった。病院のスタッフとは英語で会話する。

カースト制度のあるインドでは、貧富の差が激しい。アメリカ以上にカネとコネがなければ、医療の恩恵に与れないか、と思えば、けしてそんなことはなかった。

インドの医師のレベルは、日本やアメリカとヒケを取らないのではないか、と恵美子は思った。医師になることはこの国では極めて難しく、人間的にも学問的にも優秀な人材でなければ医師にはなれないことを恵美子は肌で感じたからである。

富めるものが貧しき者を助ける、との気風が医師にも、住民にもあったのである。入院患者の中には病院の庭に山羊を飼育して、毎日、山羊の乳を患者に配る者もいるという。

病院は医療器材が十分ではなく、新潟臨港病院とは雲泥の差であるが、なければないで、なんとか代替法を考えるので日常的な医療に困ることはなかった。

恵美子はここで口腔ガンの手術の手伝いをする。インドにおいて口腔ガンが多いのは、噛みタバコが原因であることはよく知られていた。

職業では農民の罹患率が桁違いに多かった。

「噛みタバコはやめよう」

タバコは肺ガンになると謳う日本の禁煙ポスターよろしく、こんな啓発のポスターもあるが、効果はなかった。というのも、噛みタバコには麻薬物質のひとつであるアルカロイドを含むビンロウジュの実が入っている。つまり、噛みタバコは麻薬でもある。一度覚えると、止めることが難しい。

口腔ガンといっても、口の中にできて死に至るという生易しいものではない。

これまで恵美子は新潟で口腔ガンの患者を診断したことはあるが、インドの患者の症状は生半可ではなかった。頬をガンの肉芽が食い破って頬や鼻の形状を醜く変えていた。陥没した肉芽には、白い脂肪組織が露出しており、衛生状態が悪い中では、雑菌の各種が侵入しての細菌感染が起こることも珍しくはない。

内臓の手術とは異なり、衣服で隠すことができない口腔ガンは、凄惨なものであった。

一度、口腔ガンに冒されると、歩くにしても顔を隠さねばならず、基本的には自宅から一歩も外に出られなくなる。口ゆえに呼吸が苦しくなり、モノを食べられない状況になって、ようやく病院にやってくる。

患者の多くは、もはや顔の各部に転移した手遅れの状態で病院を訪れる。手術して肉芽を除去することは顔の肉を、まさしくノミで彫刻をするがごとく、顔の形そのものを変えることになる。

〔手術は一時的な延命になるだけ。顎（あご）を半分切除しても、流動食しかもはや食べられないし、しゃべれない。一体、自分は医師として改善の役割を果たしているのだろうか？〕

苦しいジレンマに恵美子は陥った。

貧しい農民の患者も積極的に治療してゆく医師たち。恵美子は、彼らも同じジレンマを持ったのではないか、と思い、たずねてみた。ある医師は、温和な表情の裏で冷静に本音を述べた。

「口腔ガンの患者の多くは農民だ。農民なんだから、しゃべる必要はないじゃないか」

恵美子は、日本ではまずお目にかかれない末期的な口腔ガンの患者の症例を写真撮影もした。顔を写すだけに写真撮影は正直なところ、ためらいがあり、心の中で、

〔ごめんなさい〕

と念じながら、フラッシュを浴びせた。

こうした場合、患者の許可を取るものだが、その必要はなかったことを恵美子は撮影してみて気が付いた。仲間の医師が撮影する際でも許可は取らないのだが、それは患者側に、

「お医者様は偉い人々。患者は何も逆らってはいけない」

と患者が全幅の信頼を寄せていることが、診察をされているとき、入院中の態度から常

に醸し出されていたからである。

インドと新潟を行き来する生活。惠美子は臨港病院、そして、新潟市の町中で開業した妹の耳鼻科クリニックでアルバイトし、航空運賃、インドでの滞在費と子供たちの学費、生活費を賄っていた。

インドでの滞在も重なってくると、惠美子の仕事は単に口腔ガンの治療、耳鼻科の範囲内では収まらなかった。

近隣の町や村の巡回診療にも出掛けるのだが、そこでは高熱を伴い、腹痛を訴える裸足の患者、三日に一度、間歇的に高熱が出ることを訴える患者、足を醜く太くしたフィラリアの患者……が、多数いたのである。

相談されても、惠美子は具体的にどうすればいいか見当さえつかなかった。ただ、〔彼らは熱帯独自の感染症、よく言われる〝風土病〟に罹患しているのだな〕

惠美子には直ぐわかった。だが、感染症の中でどの病気なのか？　とはほとんど特定できなかった。

感染症は細菌、ウイルス、寄生虫と三つに大別される。大まかな分類基準は、大きさ、そして、ライフスタイルの相違だ。顕微鏡下で、千倍（千分の一）にして見えるサイズが細菌、十万倍（十万分の一）のサイズで見えるのがウイルスである。寄生虫は十倍に拡大すれば、顕微鏡を用いずとも肉眼で見える大きさが一般的だ。

細菌は人間や家畜などの動物の体内（細胞）でも住めるが、土壌や水中でも生きられる。

ウイルスは細菌とは異なり、動物の体内（細胞）での生活を専らとしている。コレラ、ペストなどの細菌、エイズ、エボラ出血熱、狂犬病などのウイルスは死亡率の高いものが多く、人間や家畜、野生動物を死に至らしめることも少なくない。相手を殺して自分も死ぬライフスタイルと称せるだろう。

その点、マラリアやフィラリアなどの寄生虫は学習能力が高いのでは、と考えられる。人間、家畜に寄生しても、共生することが多く、相手を死に至らしめることはウイルス、細菌に比して少ない。相手が死んでしまったら自分も困るので共に生きる、とはまさに寄生虫の名に恥じない。

恵美子はアメリカでウイルス学を少しは学んだが、それから二十年近くになろうとしており、知識は忘却の彼方(かなた)である。

同行する看護婦やスタッフに、

「ドクター・イワサキ、彼はマラリアではないでしょうか？」

「彼女はアメーバ赤痢で、この足の太い人はバンクロフト症のフィラリアですが」

と指摘されることもしばしばだった。

恵美子は、そう言われても、何が何だかわからなかった。医師は専門外のことを指摘されれば、まずお手上げである。口腔ガンを患う住民より、マラリアを筆頭とした感染症に罹患している者が格段に多い。またもや、自らの無力さを感じつつ、病院で入院患者の回診に随行しては、各種の感染症がどんなものか、教科書や各種文献に照らし合わせ、診断と治療方法を考えるのだった。
カルナータカ州の衛生状況は、日本の戦前よりも遅れていた。医師個人の医療レベルは高いが、それは病院に来る人のみが恩恵を被れるわけで、町や村に住む者全員がその恩恵を受けられるものではないのだ。
とはいっても、各種の感染症が蔓延して、健やかに生きることができない中で、恵美子がとりわけ印象的だったのは、人々が屈託ない明るさを持って生きていることだった。
医師の恵美子にすれば、この地の衛生状況を評すれば、
〔何と医療が遅れているのか。医療だけでなく、教育、社会の基本整備を早急に、国際的な援助を受けて整えていかなければ〕
とは思う。それは、日本という世界的にも高い医療水準の国の中で恵美子が生きてきたからだった。比較論で考えてしまうが、比較することに意味がないとわかったのは、奥地での巡回診療のときの子供たちの笑顔だった。
多くの感染症で村人が死亡していることに対しても、村々では取り立てて意識するところはない。
〔昔からある病気だから、死ぬことは珍しいことではない、と悟っているのかしら？〕
恵美子が考える中で、カメラを向けると、好奇心旺盛な子供たちが笑顔で近づいてくる。わざとらしさもなく、屈託のない笑みだった。
〔彼らが日本のことを知ったら、どう思うかしら？〕

恵美子はファインダー越しに、離れた〝日本〟を想起していた。誰ひとり悲しい顔などしていないのである。貧しく、教育を受ける機会も限られ、職業選択の自由も限られ、成人になるまでに感染症で死亡するかもしれない、このインドの奥地。そんな環境の中でも、誰ひとり、悲しそうな顔などしない。明るく、元気なのだ。

日本はこの逆であるが、かといって、人々の顔は明るいとは言い難い。なぜ、明るくなれないのか、恵美子はまだ自分の考えがまとまらなかった。

インドで最初に恵美子の世話をしてくれたのは、ゴエルというインド人のベテランの歯科医だった。恵美子はゴエルにその点をたずねたことがあった。すると、

「エミコ、人を幸せにするのは何だと思う？」

と問うた。恵美子は少し考えてから、

「エデュケイション（教育）かしら？」

と答えた。

「エミコ、そう思うかい？」

ゴエルは翌日の夕刻、恵美子を自分の患者である大地主が所有するというサトウキビ畑に誘った。恵美子はゴエルに連れられ、サトウキビ畑の中の小さな掘っ建て小屋に行った。納屋のように見えるが、それは小作人の住む住居だった。もちろん、電気もガスも水道もない。戸を開けても中は真っ暗で、ロウソクもランプもない。

ゴエルが持参したランプの灯に映ったのは、まず、ギョロギョロとした目だった。一家

は食事中であり、彼らの表情は狭いながらも楽しいわが家そのものであった。十人は超える貧しい家庭でも、ニコニコしながら食事をしていた。

　恵美子は彼らの姿を見て、思った。

〔日本人はあらゆる情報によって、金についても教育についても、色々なことを知り過ぎてしまったから、ニコニコできなくなったのではないだろうか？　知ったゆえに不幸になることってあるんだ。知り過ぎることは、逆に不幸なことなんだな。知らないってことは怖い、ってよく言われるけれど、知らなければ知らないで人間は幸福に生きることもできるものなんだな〕

　子供たちをアメリカに留学させたのは、視野を広げさせるためである。はからずも、恵美子はインドという核兵器も持つ途上国で、自分のこれまでの医師としての経験が、いかに限られたものでしかないということを痛感したのだった。

　一九九四年三月、五十歳の日を恵美子はインドで迎えた。あのポーランド系アメリカ人に出会っていなければ、自分もインドにいなかったに違いない、と思う。

〔あの彼も熱帯の感染症の最前線に飛び込んで行ったのだろうな。怯むことなく、対処できていたのだろうか？〕

　途上国で医療活動と言えば恰好はいいが、いざ、現場に立たされてみると、口腔ガン以外の疾病については具体的に何も対処できないに等しかった。

〔もし、あの彼に出会うことがなかったら、どうなっていたのだろうか？　離婚もせず、新潟に戻らない、まったく違った人生になっていたに違いない……」

それが良かったのか、悪かったのかは「神のみぞ知る」である。しかしながら、前向きな自分が恵美子の中にはいた。

「しっかりと熱帯医学について学ばないと。途上国での医療を私はやっていきたい。社会のために役立つことをしたい」

いよいよの決意を固めたのであった。

新潟市では臨港病院での勤務。CTスキャンのようなハイテク医療機器が、恵美子の勤務する病院では当たり前のように使われている。

日進月歩の医療機器の進化で病院は、最先端の技術を取り入れようと必死だ。さまざまなメディアの報道で、患者側の知識が高まり、病院側も設備を充実させなければ、利用してもらえないのである。

インドの病院に比べたら、

「豊かだな。インドの患者がこの病院を見たら、腰を抜かすどころじゃないだろうなあ」

インドに行っていなければ、そう思うこともなかっただろう。

インドと新潟市との往復の中で、恵美子にとって楽しみの一つは、インドという国を見せてくれた、日本歯科大学新潟歯学部教授の加藤と語り合えることだった。

口腔ガンの診療について日本の最新知識を学べる点は大きかった。専門的な悩みの相談にも気軽に乗ってくれたのは、恵美子にとっては子供たちとは違う安らぎを与えられた。

しかし、その有意義な時間はいつまでも続かなかった。

加藤が肝臓ガンで入院したのだった。一年あまりの闘病生活を続けるも、加藤は結果的には一九九五年の三月十八日に五十九歳で逝去した。

百八十センチは超える恰幅のよい体格は痩せこけ、モルヒネや抗ガン剤の使用で必死に治療していたが及ばなかった。恵美子は加藤の亡くなる十日前の三月八日、新潟市に戻った。入院先の病院で加藤は、車椅子に乗り、自力ではもはや歩行はできない状態になっていた。恵美子は加藤の余命がいくばくもないことを悟った。

恵美子を見るや、加藤は、

「どうもありがとう……」

と一言、小さな声で言った。声も十分に出なくなっていた。

インドという世界、途上国の医療の現場に送ってくれた加藤は恵美子にとっては恩人である。残りの日々を側についていたかったが、先方には家族もある。

恵美子は朝から夕刻までは新潟臨港病院で、夕刻からは妹のクリニックで患者を診ることで、気を紛らわすしかなかった。

加藤が亡くなる一週間前だった。加藤が新潟臨港病院に電話を掛けてきた。そのとき、恵美子は外来で電話を受け取った。周囲の雑音、そして、小さくなった加藤の声から、恵美子は十分に聞き取れなかった。「加藤先生、大きな声で」、とも言えるわけがない。

恵美子は右耳を右手で封じて、加藤の声を左耳の受話器で聞き漏らすまいとした。

加藤は苦しげな呼吸をしながら話しているが、恵美子が聞き取れたのはこれだけだった。

「君のために何もできなかった……」

「どうもありがとう」

一週間後、加藤は逝去。逝去の報は昼間、電話で伝えられた。

加藤を失った恵美子の印象は、

〔私とインドを結び付けるものがこれでなくなった〕

というものだった。

それながらも、「途上国で医療に携わっていきたい」との思いがより強くなっていたのは不思議なものだった。

通夜の時間を確認して、悲しみを抑えながら病院の中を動いていた恵美子に電話が入る。予想もしていない相手が出た。

「お久しぶりです。医学部で同窓でした伊藤です」

厚生省の審議官をしている伊藤雅治であった。

「あら、お久しぶり。どうしたの？」

伊藤は、恵美子と新潟大学で入学年も卒業年も同じだった。とはいっても、在学中は言葉を交わした記憶はない。小人数で授業を行うことから、同じグループになることはごく限られていたからである。

それが、一九九三年の夏、新潟市で新潟市医師会の会合が行われた。会合での講演会に厚生省に勤務する伊藤が講師として招かれ、懇親会で惠美子は卒業以来、二十三年ぶりに再会を果たしたのだった。

新潟大学に用事があって来たとのことだった。久しぶりの新潟であり、同窓生と夜、一杯やろうと宿泊する予定を立てたものの、新潟に来る前は忙しさに紛れ、新潟市在住の同窓生に連絡ができず、所用が終わってから片っ端から電話しているが、突然でもあり、みな都合がつかない、という。

「……で、岩崎さん、今夜、空いてる？　時間があったら古町で食事でもしよう」

加藤の死で精神的なショックもある惠美子だが、気を紛らわすための話し相手は必要だった。

「お通夜が今晩あって、それが終わってからでもいい？」

と言うと、伊藤は、

「お通夜？　誰が亡くなったの？」

伊藤はたずねたが、それ以上は言及せず、惠美子と時間を決めた。

通夜でひとしきり泣いて、自宅で喪服を着替えてから、惠美子は新潟市の繁華街・古町の居酒屋で刺し身と地酒で伊藤と話し込む。

「今は何をしているの？」

伊藤の問いに、惠美子はインドと新潟を往復していること、インドのプロジェクトを紹介してくれた恩人が実は今日亡くなって、その通夜に行ってきたことを詳細に話した。

恵美子にすれば、誰かに話をしないとどうしても気が紛れなかった。伊藤も大人である。その点はわかっていた。同時に恵美子は、

「途上国で医療をやっていきたいのだけれど、どうにも基礎知識が不足していて。患者を今、現地で診ていても、感染症などの風土病には手も足も出ない。時間をつくって、もう一度、大学などで基礎から学ばなければ、絶対に駄目だって悩んでる。口腔ガンのプロジェクトと並行して、熱帯医学を学んで身につけられる器用さは私にはないみたい」

とも吐露した。

「インドのプロジェクトの任期はいつまで？」

「今年の十二月まで」

「そう。インドから戻って、落ち着いたら東京においでよ」

霞が関にある厚生省を訪ねてきて、と言ってくれた。

この二日後の三月二十日、東京では地下鉄サリン事件が発生したが、恵美子にとってはこのとき、サリンを意識することは未だできなかった。

六月の一時帰国では、霞が関で恵美子は伊藤に会い、

「インドでの任期が終わったら、熱帯医学を学び直したい。そのとき、協力をお願いするかもしれないから、よろしく」

とだけ、挨拶はしておいた。

そして、任期をまっとうした半年後、

〔熱帯医学を基礎から学ぶ必要がある。自分が熱帯医学について知識がもしあったら、今回のプロジェクトでも、より役に立てたのに〕

と、恵美子は反省をしていた。それには、医学部が行っている短期の講義か実習を受け、実際に患者の症例を通して見なければ、身につかないと思った。医師を対象とした専門家養成講座に入るしかない。それを実現するには患者が実際に常在しているインドのように途上国の現場が最適であって、日本国内では無理と思った。

新潟市に戻って、臨港病院、妹のクリニックを手伝う日常に戻った中で、恵美子は医療関係の資料をあれこれと探し、

〔どこで熱帯医学を学ぶか？〕

の当たりをつけてゆく。といっても、熱帯医学講座を擁する大学は世界にも数ヵ所しかない。東南アジアの、タイに恰好の学校を見つけた。

バンコクの王立マヒドン大学医学部にある熱帯医学講座であった。半年間のタームで行われ、医師であれば年齢を問わずに受け入れてくれる。

イギリスのロンドン大学やリバプール大学にも熱帯医学講座がある。インドやアジアに植民地を持った歴史から、イギリスは熱帯医学の祖でもある。

だが、恵美子にすれば、患者と直に接して学べる利点や、生活費を考えたとき、やはりタイに行くのがベストと思えた。

マヒドン大学の受け入れにはひとつの条件があった。入学試験はないが、権威ある医療機関の推薦状が不可欠であった。医療行政の最高機関は日本で言えば厚生省となるが、厚生省職員の英語の推薦状であれば文句はない。

それは当然だった。入りたい医師すべてを受け入れるわけにはいかない。それなりの人の推薦状を必要とするのは、マヒドン大学への敬意の意味もあるし、保護者や保証人の意味もある。

ひとつだけある厚生省とのルートとして、

〔伊藤さんにお願いするしかない〕

と恵美子は厚生省の伊藤に連絡を取り、面会を求めた。

厚生省に参上した恵美子は、タイ行きの決意が揺るがないことを念押しして、

「もう一度、勉強し直したいので、何とかよろしく」

と推薦状を書いてくれるよう頭を下げた。伊藤は気魄(きはく)に押されたのか、

「勉強することはいいことだよ」

笑って快諾してくれた。

この伊藤が後に恵美子が検疫所で働くきっかけをつくろうとは、このとき、恵美子は想像だにしていなかった。

タイ行きを決定した理由には、容子も医学部卒業まであと三年、長男はロンドンの専門学校生、次男はカナダのオタワ大学理学部の学生と、子供達の自立のメドがついたからで

ある。

恵美子は一九九六年、年が改まるや、マヒドン大学に入学申請をした。

一九九六年三月三十一日、恵美子は在籍していた新潟臨港病院を正式に辞職した。インドと往復した三年間を加えれば、十六年を過ごした病院である。患者のことを考えると、スッパリと辞めるのは病院側としては困る。

恵美子の気持ちは揺るがない。人生の大きな転機ゆえに恵美子に迷いはなかった。

自宅は容子がそのまま使うが、新潟で収入を得る場所は事実上、なくなった。一年間は無収入となるだけに、千五百万円近い退職金はありがたかった。退職金からタイへの渡航費、滞在費、学費、そして、三人の子供達の学費、生活費を賄うのである。

四月、マヒドン大学医学部に入学した。五十二歳での新たな出発である。ためらいもなく、タイに飛んで行った恵美子を容子は、

「お母さんは、近所のスーパーに買い物に行くようにタイに行ってしまった」

と形容していた。当の恵美子は、こう考えていた。

〔自分から決断を下したのは、五十二歳になるまで、人生で初めてのこと。これまで、自分がよかれ、と思ってやってきたことも、結局は人の後押しや周囲の意見があってからのことだった。今回はまったく違う。これからが自分で選んだ人生が始まる〕

ポーランド系アメリカ人の医師、加藤、伊藤……この三人との出会いがなかったら、今の自分はなかった、とも思っていた。

マヒドン大学のマヒドンとは、タイの現国王の父の名前に由来する。タイといえば、チュラロンコーン大学が最高学府として知られるが、チュラロンコーンも国王の名前に由来している。マヒドン大学はバンコクの中心地、国会議事堂など政治の中枢機関が集まるドゥシット地区にある。下宿は大学近くにガードマンが常駐するアパート（日本風で言えばマンション）を借りた。日本円にして家賃は月三万円である。日本の商社マンが単身赴任で利用もしていた。タイでは一般の庶民レベルでは住めない住居だ。なにせ、一カ月二万円もあればタイ女性を一カ月愛人として囲える、と言われていた。それが証拠に、このアパートに住む日本商社マンがタイの女性を囲っているのを惠美子は知ることにもなる。

家賃を除けば、食費はたかが知れている。大学の学食でも、露店でも、好き嫌いのない惠美子に心配はなかった。インドでスパイスのきいた料理に抵抗はなかっただけに、タイ料理にもすぐになじむ。日本食が恋しい、という里心はまったくなかった。

熱帯医学講座は、各国の医師三十人が集まって開講された。平均年齢は四十四歳であった。最高齢は六十二歳のアメリカ人医師。しかも、補聴器をしていた。

ラオスやカンボジアの医師もいた。惠美子の他に日本人が一人いたが、こうしたクラスに入ってみると、日本人医師とは言葉を交わす余裕もなかった。

なにしろ、授業はすべて英語、日常会話も英語である。卒業式は九月十六日。半年間で熱帯医学の何たるか、をマスターさせるということは、学生が相手ではなく、医師が聴講生だからの試みである。この分野の専門外の医師がほとんどであるが、学習習熟度を高めるために四月の末から毎週、試験が行われることになっていた。

授業では教科書は使わず、毎日、ハンドアウト（レジュメ）が配布され、それを参考にして授業が進められる。

学生時代にマラリアはじめ感染症は一通り習ったはずであった。ツツガムシ病は新潟県の阿賀野（あがの）川流域にことに多く、農業従事者の死者も出していた。風土病として恐れられ、新潟大学医学部では、ツツガムシ病の原因となる細菌のひとつであるリケッチアの研究は盛んであった。とはいえ、それは研究室レベルのことで、学生には直接、関係はない。

医学生だった恵美子にとって、寄生虫学やウイルス学、細菌学は興味を抱かせる対象ではなかった。まったく興味がなかった、と言っても言い過ぎではなかった。

学生のサークルに「熱帯医学研究会」なるものはあった。当時、日本に復帰していない沖縄に出掛けて、フィラリアや各種感染症について研究しよう、という試みだったが、恵美子にすれば、

〔そんなこととしておもしろいの？〕

と関心の持ちようもなかった。

それが、である。三十年近くも経過して、途上国での医療を志し、感染症への関心が高まって、職も擲（なげう）って、タイまで来てしまったのである。

蚊ひとつ取っても、マラリアを媒介する蚊、黄熱を媒介する蚊とでは、まったく種類も性質も体の造りも違うことも初めて知った。

マラリアの原虫を保持するマラリア媒介蚊となるハマダラカは、日本にもごく普通に生息しているというではないか。詳細に記せば、マラリア媒介蚊は、学術的にはハマダラカ属（学名　アノフェレス）に入り、世界におよそ三百八十種が知られる。このうち、人間にマラリアを媒介する能力を持つのは約七十種だ。蚊によって血液の嗜好性があって、哺乳類でも豚を好むものがあれば、人畜と哺乳類全般を好むもの、両生類のみ、鳥類のみの吸血性もある。人間にマラリアを媒介する能力を持つ蚊は、必然的に人間の血液を好むわけである。

マラリアの次に問題となるのは、ヒトスジシマカ、ネッタイシマカが媒介するデング熱だ。東南アジア、アフリカ、中南米と広くこの病気は見られる。発熱が一週間ほど続き、関節や背中の痛みを生じて熱が落ちつけば、麻疹（はしか）に似た発疹が出てくる。大人では致命的ではないが、デング熱が分布する現地に住む子供の場合には、肝臓など臓器からの出血を伴う出血熱を引き起こす致命的な例もある。

ヒトスジシマカは、日本の関東以西では普通に生息が見られる。小型で黒色だ。東南アジアではデング熱の媒介を積極的に行う。昼間に吸血嗜好があり、家屋への侵入も多い。日本では、墓地や竹筒のわずかな水溜りでも発生する。行動範囲は百メートルと狭いが、人や物、物流によって移動することは考えられる。

ネッタイシマカは日本では沖縄に分布する。家屋近くの壺や桶でよく発生し、東南アジアなど熱帯地方では、黄熱の媒介蚊としても知られる。

マラリアといえば一種類の病気、と思っていたのだが、実に四種類もあると知って驚いた。マラリアは以下のように分類できるが、発熱の症状が出るまでの潜伏期間は七—四十日間が一般的という。

三日熱マラリア　→四十八時間ごとに高熱、悪寒が発生する
四日熱マラリア　→七十二時間ごとに高熱、悪寒が発生する
卵型マラリア　→三日熱マラリアと四日熱マラリアの中間症状を呈する
熱帯熱マラリア　→発熱から短時間で脳障害を引き起こし、適切な治療を早期に受けなければ致死率が高い。悪性マラリアとも言われる

これまではマラリアは専門外だから、で済ませられたが、もはやそれが通用しない世界に自らが踏み込んだことを恵美子ははっきりと知った。

恵美子はタイに乗り込むに当たって、ある決心をして入学していた。日本語で書かれたウイルス学、細菌学、寄生虫学の医学書、学術書は何一つ持参して来なかったのである。一回一回の授業に集中する意味もあったが、卒業したら途上国に行くつもりで、各種の疾病や治療薬からすべて英語で修得しておくべき、との覚悟であった。必然的に、熱帯熱マラリア、三日熱マラリアなどは日本語訳を知らず、英語のまま覚えてゆく。

しかし、入学早々、それが恵美子を悩ませた。

好奇心と積極性はあっても、体が意思になかなか追いつかないのである。毎日の授業を通し、恵美子は何を覚えなければならないか、内容はわかるのだが、思うように記憶できない現実に直面してしまう。まして、英語だけに、混乱するのは無理からぬことだった。今日、教えられたことを復習するだけで手一杯で、とても予習にまで手が回らない。

医学部の学生時代を否応なく思い出す。あの頃は大変とは感じながらも、記憶する点ではさほど苦にならなかった。ドイツ語が医学用語の中心とはいえ、教科書も授業も日本語だった。

インドで英語を使っていたとはいえ、机に向かって勉強しているとなかなか覚えられないことが悔しく、悲しくもあった。自分の能力が衰えている、と思い詰め、

「こんなトシになって、こんなことを始めて……」

と、アパートで一人涙ぐみもした。

入学から三週間後の四月末、初めての試験がやって来た。記憶力の減退の中、一夜漬けに等しい、その場凌ぎの学習で乗り越えねばならない、と開き直ってもいた。

試験前日、午後の最終授業が終わってから、恵美子は四歳下でマレーシアから来ていたアリ・チャンドラーという、クラスメイトと大学食堂で夕食をとった。浅黒い肌をし、百八十センチ近い上背、がっしりとした体型のアリは軍医出身であった。外科の専門医であり、軍からの要請を受け、戦場や訓練地、駐屯地で兵士たちの健康をマラリアを筆頭とし

た熱帯病から守るためにマヒドン大学に入学した。

「今日、授業でやったことまで、明日のテスト範囲になるんだよね」

アリは言った。恵美子にとっては、今日の分を復習するだけで手一杯で、自分の記憶力の衰えを嘆いて弱気の姿勢を見せ、

「授業にこれから付いていけないかもしれない」

と英語で言った。

マレーシアの公用語はマレー語だが、英語と、華僑が多いことから中国語も使われる。ネイティブとして英語を使っているアリに、恵美子はもちろん英語で話している。その会話能力と記憶能力は別だ、と恵美子はこのとき思っていた。

アリは、自分も記憶力が落ちていて授業について行くのが精一杯と言い、恵美子に、

「ドント・ワーリー、ミー、トゥー（心配するな。僕も同じだよ）」

と励ました。

翌日の試験は、当然ながら質問に対して、すべて英語で解答しなければならない。記述式の問題もある。週明けには採点された試験が戻されて、解答と解説が授業で行われる。

一通り書いたものの、恵美子とすれば確たる手応えはない。

さて、結果だが、百点満点で八十三点と初陣にしては上できであった。

思わぬ高得点に、

〔食らいついて行けば、何とか大丈夫かもしれない。気後れする必要はないんだ〕

自信めいたものを感じたのだった。加えて、もうひとつ自信を得た材料があった。

自分が八十三点なのだから、英語を母国語にしているアリは満点かな、と恵美子は迷うところなく考えた。恵美子はアリとテストの点数を〝教えっこ〟した。アリは恵美子より一点下の八十二点であった。一点違いだが、恵美子にすれば、嬉しくないわけがない。

「あんなことを言って、エミコは僕を油断させたんだ」

アリは恵美子を口で詰問しながらも、顔は笑っていた。

ある程度の知識が修得できれば、付属病院やマヒドン大学と懇意にあるクリニックでの臨床研修も行われた。

恵美子は附属病院でエイズ患者を初めて目にした。顔、手、臑やふくらはぎ、と露出している部分にアザらしきものが見られた。アザはカビである。免疫力が落ち、カビが生じているのだった。おそらく衣類を脱げば、全身にカビは見られるだろう。

「タイなどのアジア型のエイズは全身にカビを生じさせ、アフリカ型のエイズは骨と皮になるぐらいの衰弱を引き起こす」

恵美子は講座で学習していた。

〔こういうことなのか……〕

と恵美子は確認したが、この患者を目の前で診断せよ、と言われても、エイズ患者と疑うことはできないかも、と思った。エイズ患者だぞ、と教えられて、なるほどと納得するわけである。いかに患者をこの目で診ることが大切か、を恵美子は感じるのだった。

一九九六年の夏、日本の大阪府堺市でO—一五七（腸管出血性大腸菌）が大流行し、社会問題になった。これはタイにも伝わり、熱帯医学講座での授業中には英字新聞も用いて話題になった。

「突然の発生に、日本は混乱している」

の一文があったが、これを見てアメリカから来た医師が笑った。

「そんなに大騒ぎすることなの？　アメリカでは年間二百人以上がO—一五七で死んでるぞ。別に話題にもならないよ」

恵美子はフィラデルフィアに住んでいたときを振り返った。

汚水でも飲まねばならないときには、イソジンを垂らして飲め、という衛生教育はありながらも、日本人と衛生感覚は異なり、野菜など、良く洗ったりしないで平気でサラダにしていたことである。

〔二百人以上が亡くなっているとは……〕

日本人はキレイ好きなのだなあ、と恵美子は感じていた。

九月、恵美子は無事に卒業した。三十人のうち七人が卒業できなかった。医師であっても落第するのは、この講座の厳しさを証明していた。

卒業証書を手にして、恵美子は、「気後れ」していた気持ちがふっ切れた気がして、爽快だった。

〔こんなトシになって、と涙は出たけれどもやり通して本当によかった。学びたいときに勉強はしておくものなんだな、いくつになっても。気持ちさえあれば、いくつになっても成長できるものなんだ。ドッコイショ、と立ち上がることは勇気がいるけれど、ドッコイショが自分はできたんだ〕

半年前とは違う恵美子が、そこにはあった。それが本当の〝転機〟とも言えた。

親しくなった仲間たちは各国に帰って行った。

十二月、恵美子は帰国する。それまではタイ国内やマレーシアを回った。旅行の意味もあったが、熱帯医学を修めた頭で、熱帯医学が必要となる場所の環境を丁寧に見ておきたかったのである。

田舎町と言われる場所にも出掛けたが、そこで恵美子に印象的だったのは、若い日本人の姿だった。文無し、ヒッチハイク気取りで英語もロクにしゃべれないまま旅行に興じているのは、あまりにも無防備すぎると思うしかなかった。インドでも放浪旅行をしている一行を見たことを思い出す。

テレビ番組の影響か、と思うが、

〔熱帯の感染症について知るわけがない。万一倒れたときはどうするつもりだろう？〕

と恵美子は危惧(きぐ)した。といっても、ガイドブックにもかなり問題があるだろう、と思えた。

病気について書かれていても、「気を付けましょう」程度で本当に旅行者に役立つ情報がないように感じられたのである。

日本に帰国して恵美子は、厚生省の伊藤を訪ねてから、新潟市に戻った。

〔これからどうしようか？　途上国に行こうか？〕

と考える時間を作るためもあったが、子供たちが元気にしているかが気になったし、収入も得なければならない。妹のクリニックでアルバイトしながら、恵美子はタイで修学したことを生かす場を模索していた。

その機会は幸いにして恵美子に訪れるのだった。

ＯＤＡ（政府開発援助）の一環として、東京女子医科大学熱帯医学教室の小早川隆敏と山形大学寄生虫学講座の仙道富士郎が国内委員をしている、ＪＩＣＡ（国際協力事業団）の「地域保健プロジェクト」のための医師を募集していたのである。

対象国は南米中央に位置する内陸国のパラグアイである。五年間のプロジェクトで三年目に入るのだが、日本人の医師がおらず、医師を急募していた。

医療水準の低いパラグアイにおいても、さらに水準が低いカアサパ県の地域保健の支援が目的で奥地のインディオの集落や、奥地の住民の検診、診療、基礎健康調査などを地元の医療スタッフと行うのである。

〔自分の力が生かせれば……〕

と思ってのことだった。心のどこかに、フィラデルフィアで出会った五十歳を過ぎてから、ある日突然、中南米に飛び立った男性の存在があった。

パラグアイでは、一九九七年の四月から一年間の任務である。恵美子はそのプロジェクトへ参加を希望した。東京女子医科大学の小早川は新潟大学の出身で、恵美子の二年後輩である。話はすぐにまとまった。履歴書にタイのマヒドン大学で熱帯医学を修めた履歴が大きく買われたのは明白だったが、双方にとって願ってもない話だった。

伊藤には、

「今度はパラグアイに行ってきます」

と伝えた。南米には黄熱が潜在的に流行している。出国を前に恵美子は黄熱のワクチンを接種した。このワクチンは接種後十日から約十年、免疫が保持できる。接種後には接種の証明書が発行される。黄熱の流行している国に入国するとき、このカードを見せることが義務づけられている。

パラグアイは、中央をパラグアイ川が流れ、パラグアイ川によって東西に分けられる。東部は、森林と丘陵で国土の約四十パーセントを占める。一方、西部は大平原である。南米ながら、気候は亜熱帯性で、夏季の十一月から三月にかけては四十度を超えるが、年間平均気温は二十―二十四・五度と幅がある。公用語はスペイン語、グァラニー語。時差は日本のマイナス十三時間である。

恵美子の赴任地は、首都アスンシオンから車で二時間半ほど走ったカアサパである。人口は五千人ほどで、町中の人口はこのうち二千人ほどだった。

プロジェクトは、地域の病院を支援することを目的のひとつとしており、その地域での医療に関しては、恵美子とパラグアイ人の医師が担当した。その他にはJICAのスタッフの調整員、寄生虫の専門家や保健婦がいる。

「夏はエアコン、冬はストーブが必要ですよ」

現地では、青年海外協力隊のメンバーから教えられた。

恵美子は交通手段の足として、マツダ製の青いファミリアを買った。車の屋根は街路樹であるマンゴーが落下して作ったへこみがいくつもあった。パラグアイのマンゴーは人の頭ほどの大きさがあり、ずっしりとした重みがある。

英語しかできない恵美子は、公用語であるスペイン語修得の必要に迫られる。辞書や会話本を持参していたが、英語を話すことができるのは町で一人か二人しかおらず、スタッフのみならず、全く言葉が通じない生活を丸一カ月以上過ごした。

必要に迫られた環境で日常会話ができるようになってきても、スペイン語での会話はスタッフに限られた。グァラニー語という言葉を患者の多くは使っており、患者とのやりとりは直接、恵美子にはできなかった。患者の症状や様態は看護婦がスペイン語に通訳することになった。

熱帯医学の分野において、南米を代表する疾病は、サシチョウバエ（スナバエ）というハエの刺咬によって起こるリーシュマニア症で、イヌやネコ、ヒツジ、ウマ、ネズミなど人畜に共通する感染症である。

恵美子がパラグアイ行きを希望した理由のひとつには、マヒドン大学で学習した南米のリーシュマニア症をこの目で見ておきたい、があった。

リーシュマニア症には、内臓リーシュマニア症、皮膚リーシュマニア症、皮膚粘膜リーシュマニア症の三種類がある。

内臓リーシュマニア症は南米、アジア、アフリカ、ヨーロッパ（ギリシア・イタリア・スペインなどの地中海沿岸）、中国（西域地方）などに見られる。カラアザール、黒熱病、ダムダム病ともよばれ、発熱が長く続いてから衰弱し、肝臓と脾臓が腫脹してくる。

皮膚リーシュマニア症は皮膚に瘤ができてから、潰瘍を起こす。潰瘍部分は後に壊死を起こし、脱落することで細菌感染などの二次感染を起こす。舌や口腔部分が壊死する場合も多く、こうなると食事が取れないことから、死亡に至るケースもある。分布は内臓リーシュマニアと合致するが、土地土地で瘤は「Baghdad boil（バグダッドの出来物）」「Delhi boil（デリーの出来物）」と呼ばれ、総括的に「oriental sore（東洋瘤腫）」とも総称される。

皮膚粘膜リーシュマニア症は、南米のみに見られ、特にブラジル、ペルーに多く見られることから、ブラジル・リーシュマニア症とも呼ばれる。前者二つの症状を併せ持つが、皮膚症状が治癒すると、数年経過してから粘膜の潰瘍が現れてくる。咽頭や口腔などの粘膜もやられることで、食事はもちろんのこと、呼吸すら苦しくなる。口腔ガンにも似た症状といえなくもなかった。

パラグアイも皮膚粘膜リーシュマニア症の分布が見られる地域である。

パラグアイの平均寿命は男女とも七十歳前後と教えられていたが、カアサパの町から出て、晴天ならば砂埃が舞い雨天ならば泥でぬかるむ舗装されていない道を走って奥地に入ると、恵美子はそのデータをとても信じることはできなかった。

　年寄りが田舎にはほとんどいないのである。巡回診療で村を巡れば、人々は家族総出で着飾って集まってきた。ほとんどの人は一生に一度も医者の顔さえも見ることはない。インディオの集落では、着の身着のままの家族が集まってくる。子供たちの体や衣類からは、鼻をつくような匂いがする。あたかも、まるで土にまみれた野良犬を抱いたときのような匂いだった。もちろん、子供たちは気にする様子もなかった。

　ハンセン病の患者も恵美子は診断した。カアサパ県のある村では住民の六割がハンセン病であることも聞いた。アスンシオンのスーパーマーケットでは、野菜に紛れていたサンゴヘビ（コブラ科に属する小型の毒蛇）に咬まれて三十分足らずで死んだ子供の話を恵美子は聞かされたりもした。恵美子は、

「ハンセン病の集落で診療したい」

　と保健婦に伝えたが、保健婦は拒否した。

「ドクター、見ない方がいいですから……」

　これ以上、保健婦は言わない。恵美子も何も言えなかった。

　カアサパにはドイツが医療援助をしている病院がある。恵美子はその病院を訪ねて、ハンセン病の検診を一緒にできないものかと模索した。院長のハンスは綺麗に整備された病

院を案内して、花が植えられた庭でのランチに誘ってくれた。

しかし、ハンスの並外れた冷血なまでの合理主義に恵美子は断念した。彼は言い放った。

「ここの人達は動物と同じです。だから、我々との区別をしっかりとつけなければいけません。患者には〝何時までは病院の敷地に入るな〟、とか、入院患者には〝決められた部屋から外には出るな〟〝ちらかすな〟などと教育しています」

動物だから仕込まねばならない、と強調していた。

入院患者が何を考えているのか、患者の表情からくみ取ることもできなかったが、みんな静かに言われたとおりの部屋で過ごしていた。

病院から見えた広大な敷地には、丸まると肥えた牛が数十頭、のんびりと草を食べていた。野菜が植えられた農園も至る所に見えた。この病院のスタッフ用のものだった。ドイツ人の数人のスタッフの他にパラグアイ人の医師、看護婦はいたが、ドイツ人のスタッフは徹底して地元とは一線を画していたのである。

時には奥地の貧しい農村や集落に検診に行く。その途中の村の店、街角のスタンドで売られる軽食を買って食べるのが、恵美子には楽しみだった。油で揚げた、ひき肉の入ったエンパナーダやアルミドン（ヤムイモの澱粉（でんぷん））をこねて焼いたチパというパラグアイ独特のパンは、素朴で焼きたてがうまかった。

水代わりに飲むのは、マテ茶である。冬はお湯で、夏は冷たい水を「グアンパ」という器に入れた茶葉に注ぎ、それを特殊な銀製のストロー「ボンビージャ」で回し飲みをする。

牛肉料理が多いこの国には、すっきりとした喉越しのマテ茶はふさわしい飲み物である。

　春になるとパラグアイのあちこちに見られる、国花であるラパーチョは見事だった。見上げるほどの樹木につけられる花は、白、ピンク、黄とあり、白い花をつける木が最初の花を咲かせ始め、次いでピンク、そして、少し時期が遅れて黄色の花を咲かせた。中でも恵美子は黄色がお気に入りだった。

　牧歌的なパラグアイではあるが、インドやタイでお目にかかれなかった感染症に恵美子は出くわすことになる。

「ひどいリーシュマニアの患者がアスンシオンに入院している」

　との情報が入って、恵美子は病院に行った。

　ベッドに横たわった三十代の青年は、鼻から上唇、口蓋や気管の粘膜、軟骨は欠落し、歯もほとんどが欠け、下歯が剝き出しになっていた。一見しただけで恵美子は、もはや手の施しようがないことを即断した。

　喉の奥も、すっかりリーシュマニアで組織は冒されているのは明白だった。

　病院側としてもはやできることは、ほとんどなかった。インドでの口腔ガンを恵美子は思い出す。しゃべれなくなる、流動食しか食べられなくなる、それでも命を救い、延命するための処置を施さなければならなかったが、それができるだけマシだった。

　全身が真っ黄色の患者を奥地の集落で見た。三十代の男性である。

〔黄熱だ……〕

恵美子は蚊が媒介して、高熱と黄疸を引き起こす黄熱の患者を初めて見た。高熱にうなされ、肝臓が冒されて、強度の黄疸が生じている。それゆえに黄熱と名付けられたわけだが、タイで修得した知識では、こうした末期的な症状を呈していれば、解熱剤を投じ、点滴をする対症療法しかない。助かれば、彼は一生続く免疫が保持できるが、その望みも虚しく、翌日に死亡した。

恵美子は黄熱ワクチンを接種しているため、黄熱に罹患することはない。ワクチンといっても、それは先進国から来る旅行者を対象としたものであって、住民のためにあるものでないことに、恵美子はこのとき気が付いた。

野口英世がアフリカのアクラ（現ガーナの首都）で黄熱の研究中に殉職したのはよく知られ、黄熱はアフリカが本場という印象が日本ではあるが、欧米では南米の黄熱こそがよく知られている。

フランスのレセップスは、スエズ運河を開削し、一八六九年に開通させた。フランスの国民的英雄となったレセップスは、余勢を駆ってパナマ運河の開削に取り組んだ。ところが、パナマ運河の開削地は黄熱とマラリアの猖獗地帯だった。労働者は倒れ、レセップスも倒れ、莫大な負債を残したまま中止になった。

パナマ運河の開削はアメリカに引き継がれたが、ウォルター・リードという軍医を団長として、まずこの地帯の黄熱とマラリアの予防対策を徹底的に行ってから、土木事業を進め、一九一四年に開通に成功したのであった。いかに予防が大切か、との歴史的な事例である。

惠美子は、タイで学んだ熱帯医学の知識が通用しない事例にも直面する。

検診に行った奥地のインディオの集落で見かけた、三十代の男性の症例であった。発熱と呼吸困難が顕著で、全身衰弱が著しかった。

〔これは一体、何の病気だろう?〕

確たる病因が特定できない。病院のスタッフとも話すが、彼らもわからない。採血し、血液を冷蔵保管しておいた。

たまたま、アメリカのニューメキシコ大学から「ハンタウイルス肺症候群」の患者の調査で来ていたスタッフに検査を依頼することになった。

病院のスタッフが見当もつかないほどの重病。この男性も当然のように死んだ。

後日、判明した結果を聞いて、惠美子は驚いた。病名は奇遇にも「ハンタウイルス肺症候群」であった。

〔まさか、ハンタだったとは。重篤な感染症、と考えないわけではなかったけれど、ハンタがパラグアイにあるなんて〕

この感染症は熱帯性に思えるが、一九三〇年代に、北欧、東欧、ロシア、バルカン、中国東北部、韓国、中国、そして、日本とユーラシア大陸を網羅していたことは報告されていた。日本や中国では流行性出血熱、北欧では流行性腎炎、韓国では韓国型出血熱と地域ごとに呼び名があった。重症となって、死亡する確率は十パーセント前後であるが、けして油断はできなかった。

原因が判明したのは一九七六年になってからで、韓国高麗大学の研究者が北緯三十八度線近くを流れる漢灘江（ハンタン川）の河畔で採集したネズミの肺組織から、韓国型出血熱の原因ウイルスを分離することに成功し、川に因んでハンタンウイルスと命名した。

ユーラシア大陸に見られる各種の出血熱性の疾患は、ハンタンウイルスと近縁種であることが明らかになり、WHOは一九八二年に腎症候性出血熱（英名の頭文字を取ってHFRS）と統一名称の呼称を決定した。それ以後、世界各地から報告される近似のウイルスはハンタンウイルスの名を参考にして、ハンタウイルスと総称されるようになった。世界最大の流行国は、現在でも中国で年間十万人前後の患者が報告されている。

アメリカ大陸にはハンタウイルスによる疾患は存在しない、が学界の通説になっていたが、一九九三年五月、米国南西部で原因不明の急性呼吸障害により、死亡率六十五パーセントに上る疾患が現れた。その原因がハンタウイルスの仲間であると判明したが、ユーラシア大陸のハンタウイルスとの相違は、肺の機能障害が特徴的であることからだった。それによりハンタウイルス肺症候群（英名の頭文字を取ってHPS）と名付けられた。ネズミがいるところには、ハンタウイルスがあると考えねばならなくなった。

腎症候性出血熱、ハンタウイルス肺症候群のふたつをハンタウイルス感染症と総称するようになる。共に決定的な治療法はなく、腎症候性出血熱には中国や韓国でワクチン開発が進んでいるが、ハンタウイルス肺症候群にはワクチン開発のメドはない。

〔知識として黄熱だ、ハンタウイルスだ、とは知っていても、いざ目の前で患者を見せつけられて、〝診断せよ〟と言われても、自信がないし、特に一度も経験のない疾患では直ぐにはできないだろう。実際に現場で病人を診て、病気を理解していくことが大切なんだ〕

恵美子はタイでのエイズ患者を目前にして考えたことを思い出した。

ハンタを診断できなかった悔しさが、後に恵美子の大きな糧になる。

時間の経過は早いもので、一九九八年になった。日本とは一年の気候が正反対であり、パラグアイの一月は真夏だった。クリスマス・イブにカアサパの仲間とクリスマスディナーを楽しむと直ぐに、アルゼンチン南部、南極に近いパタゴニアに休暇を取って出かけた。パタゴニアは十二月から三月まで以外は酷寒で旅行はできない。一年で一番旅行に適した季節だった。氷河を抱く山々、ペンギンやオットセイ、アザラシなどの動物が海では見られた。パタゴニアとは、この地を訪れた航海家のマゼランが先住民を見てつけた名前である。彼らは大きな体をし、足がひときわ大きかった。そこでマゼランはスペイン語で大きな足を意味する「パタ・ゴン」と名付け、それがパタゴニアに転訛したと伝わる。

幻想的な山々の姿など、雄大な自然のパタゴニアで恵美子にとって印象に残ったのは、自然よりも若い無防備な日本人の旅行者だった。あるバスターミナルで恵美子が高速バスに乗ろうとしていると、切符売場で窓口の質問に答えられない、大きなリュックサックを背負った日本人の若者に出会った。

スペイン語で会話には不自由しなくなっていた恵美子の耳には、往復か片道か、と窓口がたずねていることはわかった。若者は何を言われているか困惑していた。恵美子はそこに入って、助け舟を出した。その若者は英語すらわからないという。

「よくまあ、ここまで来れたわね」

恵美子が皮肉を込めて言うと、彼は苦笑いしていた。

〔万一のときのことを考えないで旅行できるなんて〕

恵美子は改めて無防備さに呆れてしまった。マヒドン大学卒業後にタイやマレーシアを旅行している時に見たのと、同様の姿だった。

パタゴニアでの休暇から一週間後。

一年間の任務も残すところ二ヵ月と少しになり、恵美子は一日の診療が終わると、帰国に当たってJICAへの報告書を、まとめるのに忙しかった。

一年を振り返ると「思うような仕事ができた」とは言いづらいのが感想だった。一年間ではやはり短い。もう少し落ち着けたら、との気持ちもあった。

任期は一年であり、帰国しなければならない。ハンタウイルスを始め、多くの病気の診断や十分な治療などができなかったことが悔やまれた。

そこで恵美子は、自らの消化不良を癒すべく、日本には早々に帰国せず、アメリカの大学で、国際保健の短期コースで修学してから、と考えていた。UCLA（カルフォルニア大学ロサンゼルス校）の医学部がその候補だった。もう少し途上国医療について学びたかった。

日本に戻ったら何をするか、具体的に考えてはいなかった。新潟市に戻るか、あるいは東京あたりに住むか。途上国での医療をこれからのライフワークとする上で、日本に帰国すると「途上国に出にくくなるのでは」の危惧はあった。

〔とりあえずはアメリカで三カ月を過ごす中で、日本に戻るかどうかを考えよう〕と決めた。

アメリカの大学への手続きもしなければなあ、と思いつつ、帰国が近づいたある深夜のこと。午前二時過ぎ、レポートを書いていると、机の上の電話が鳴った。

夜中の電話は、日本からのものに間違いない。パラグアイは日本よりマイナス十三時間の時差がある。すなわち日本では日中になる。日本からの電話は、恵美子にとって、いいイメージを持てない。

〔新潟市にいる両親に何かあったのでは？〕

ベルが鳴るたびに、このように思うのであった。

「もしもし」

恵美子が言うと、

「やあ、元気？」

聞き覚えのある声、厚生省の伊藤だった。

「どうも、お久しぶり。日本はまだ寒いでしょ、……」

などの挨拶から、互いの近況を話すに至る。

自分の書いた推薦状を持って、インドからタイ、さらにパラグアイまで行ってしまった恵美子に対して、伊藤は自らの責任も感じていたようだった。インターネットは当時、パラグアイではほとんど使用できず、日本との唯一の通信手段は電話しかない。

日本では約三十年ぶりの冬季五輪が長野市で開催される、という。だが、パラグアイにいる恵美子にとっては、取り立てて関心もなかった。

伊藤は話に一定の区切りをつけ、突然、

「ところでさ、日本に戻る気持ちはないの？　帰ったら行くとこってあるの？」

と、恵美子にたずねた。

「戻るといっても、帰る場所がないし。とりあえずは」

帰国する前にアメリカでの研修を受ける予定を伝えた。

「なるほどね。でも、今、帰国してもタイ、インド、パラグアイで学んだ専門知識を生かす機会はあると思うけれど。保健所とか、検疫所では専門知識を生かせるだろうし」

恵美子は、検疫所、という言葉が引っ掛かった。保健所の業務は何たるか、はおおよそわかっている。だから、こんな言葉が出た。

「検疫所って、何をする所なの？」

医者であり、各国を回って医療に携わる身ながらも、検疫所の業務がどんなものかはまったく恵美子は知らなかったのである。

伊藤は、わかりやすく説明した。

「成田や関西の国際空港、横浜や神戸なんかの国際港に設置されている衛生業務を行う行政機関だよ。コレラやペストなんかの感染症の予防を調べるところ。伝染病を水際でくい止めて、日本の健康を守る行政機関、といえばいいのかな。日本全国に検疫所は十三カ所あるよ。新潟市にもね」

「ふーん」

恵美子としては、取り立てて実感のある話ではなかった。しかし、伊藤にはある思惑があった。恵美子の知識と経験、熱帯医学への熱意から、日本に帰国させたかったのである。

「帰国する意思があれば、新潟の保健所の所長のポストを任せたいと思っているけれど」

突然の話だが、反射的に恵美子は、

「新潟に戻る気はないわよ。その覚悟でタイにも行ったのだから」

と返した。その言葉を意識してか、伊藤は、

「じゃあ、成田空港の検疫課長はどうかな？　検疫所は岩崎さんの力を発揮できる場所だと思うけれど」

と持ち出してきた。

恵美子は検疫所がいかなる場所かわからないばかりか、組織の中での部長、課長、係長の序列についてさえもまったく知らなかった。

伊藤は恵美子に、帰国して成田空港検疫所で働いてみるよう勧めた。

「でも、伊藤さん、検疫所って国、厚生省の管轄でしょ？　私は民間人よ。それでも勤務できるの？」

恵美子の疑問はもっともだったが、これはＯ－一五七の流行もあって、感染症に関する法律改正への認識も高まる中、官庁に経験と知識のある民間人の登用が積極的に求められていた反映であった。

確かに話を聞く限りでは、これまで自分がしてきたことを行政の中に生かせるかも、とは思う。

「自分が役に立つのならば、帰国したいわね。日本に生活の拠点を置いてしまうことで、途上国の医療の向上への熱意が小さくなるのが嫌だけれど、検疫所で業務をしていれば、そんなこともないか」

「帰って来る？」

「そうね。成田空港でしょ？　日本と外国との接点だから、やり甲斐(がい)はあるわね」

「詳しいことは後日連絡するよ」

こうして、恵美子は帰国後は成田空港の検疫所に勤務する方向となった。

一年間のパラグアイ滞在であったが、さすがに帰国が近づいてくると、寂しくなるものがあった。もう一年、帰国を延ばせないか？　とパラグアイ人の現地のスタッフからは言われたものの、決まっていることもあり、勝手なことはできなかった。

帰国して、厚生省の伊藤に顔を出したところ、成田空港での恵美子の仕事は当初の検疫課長から変更になっていた。

「企画調整官をやってもらいますから」

と伝えられる。

「企画調整官って何をするの？」

また恵美子はたずねる。説明を受けて恵美子が驚いたのは、企画調整官は所長の下にある次長と同等のポストで検疫所ではナンバー2だ、という。医師が就任する技官のトップのポストである。ちなみに検疫所の序列は、所長、次長、課長、課長補佐、係長の順になっている。

民間人の採用としては大抜擢であり、厚生省としても、恵美子の熱帯地域での経験を高く買っていた、というわけであった。ちなみに給与だが、民間人採用だからといって、キャリア採用とは差はなかった。医師は卒業年度で給与が決められていた。

新潟の病院にいたときと比べれば、給与は半分以下であった。もし、今、子供三人を育てろ、と言われては到底無理に思えた。住まいは官舎である。

成田空港の中に検疫所はあるが、恵美子にとって空港勤務は新鮮だった。

極上の本マグロは、冷凍されて木箱に入れられて輸入されることなどを初めて知ったが、恵美子にとっての新鮮さは検疫所の重要性を認識したことであった。

「検疫所って、何をする所なの？」

と言ったことが恥ずかしくなるのだった。

ナンバー2で迎えられた恵美子だが、四月就任の早々から一般職と一緒に夜勤を命じられた。成田空港は午後十一時から午前六時までは飛行機の離着陸はない。しかし、午後十一時前、午前六時過ぎは多忙である。そのためにも泊まり込んで、準備をしたりしなければならなかった。検疫所の役割も大切だ。新米でもあるため、早く検疫所の仕事に溶け込めるよう、検疫所の仕事が何たるかを理解するべく、夜勤の時間も含めて、さまざまな資料に目を通すことにした。二、三日帰らず、泊まり込む日も珍しくはなく、宿直室が自宅にもなった。

恵美子が疑問に思ったのは、

〔一年にどれだけの日本人が海外旅行に行くのか？〕

であった。空港カウンターにある「健康相談室」で旅行前、帰国後の健康相談も、

〔利用する人はいるかしら？〕

当初は思っていたが、利用する人が恵美子には〝予想以上〟に多かった。

しかし、旅行者数全体から見れば、それは決して多いとは言えなかった。これまでは途上国の住民の健康を考えてきた恵美子だが、日本から外に出る日本人の数など、考えたこともなかった。

企画調整官の仕事、と言えばそれまでだが、恵美子は多くの資料に目を通して、検疫体制の在り方、患者が発生したときの対処方法を考えていた。

ありがたいことに、「一九九七年度　出入国管理関係統計概要」なる資料があった。

　これを見ると、一九九七年度の日本人の海外渡航者数は一千六百八十一万人で、過去最高の数字であった。ここ十年間を俯瞰したただけでも、一九八八年度＝八百三十七万人、一九八九年度＝九百六十一万人、一九九〇年度＝一千九十五万人、一九九一年度＝一千六十万人、一九九二年度＝一千百八十万人、一九九三年度＝一千百九十万人、一九九四年度＝一千三百五十三万人、一九九五年度＝一千五百二十三万人、一九九六年度＝一千六百六十万人、となっていた。

　一九九七年度では、出国者数の五十二・六パーセントが成田空港から、二十五・七パーセントが関西空港を、二十一・〇パーセントが名古屋や福岡など他の空港からで、港からの利用者は〇・七パーセントであった。一九九七年度において、年齢別・性別における出国者の割合は、

〇―　九歳＝　二・七　(男＝一・四　女＝一・三)
十―　十九歳＝　五・三　(男＝二・三　女＝三・〇)
二十―二十九歳＝二十六・九　(男＝十・一　女＝十六・八)
三十―三十九歳＝　十九・一　(男＝十一・七　女＝七・四)
四十―四十九歳＝　十七・三　(男＝十一・九　女＝五・四)
五十―五十九歳＝　十六・二　(男＝九・九　女＝六・三)
六十―六十九歳＝　九・六　(男＝五・四　女＝四・二)

七十歳以上　＝　二・八（男＝一・六　女＝一・二）
不明　＝　〇　（男＝〇　女＝〇）

（単位はパーセント）

となっていた。これまで関心を持たなかった統計を目にして、恵美子は検疫所の仕事の重要性が何たるか、がわかったような気がした。

〔熱帯からの感染症を水際で防ぐことも大切だけれども、旅行者に対して予防という意識を植え付けることも必要なんだな。検疫所の仕事はそれなんだ〕

渡航地域別の出国者数は、過去五年間、以下のようになっていた。

	一九九三年	一九九四年	一九九五年	一九九六年	一九九七年
アジア	四十五・四	四十五・九	四十四・八	四十五・〇	四十三・〇
北米	三十二・〇	三十一・八	三十三・五	三十三・五	三十四・六
ヨーロッパ	十二・〇	十二・三	十二・一	十二・二	十三・〇
オセアニア	九・八	九・二	八・八	八・四	八・四
アフリカ	〇・四	〇・五	〇・五	〇・六	〇・六
南米	〇・四	〇・四	〇・四	〇・四	〇・四

（単位はパーセント）

では、滞在日数はどうか？　一九九七年度の記録では、五日以内が五十五・四パーセント、十日以内が三十・九パーセント、十五日以内が五・六パーセント、二十日以内が一・七パーセント、一ヵ月が二・一パーセント、二ヵ月が一・八パーセント、三ヵ月が〇・九パーセント、六ヵ月が〇・一パーセント、一年が一・四パーセントであった。十日以内が八十六パーセントを占めていた。

これらの統計を総括して言えることは、「日本の渡航者の多くは短期の滞在が圧倒的で、渡航地は距離的に近いアジアが多い。年齢別では二十代が多く、長くても十日以内の短期旅行」である。

夜勤が六月まで続き、日勤になると、旅行雑誌のライターや編集者を相手に、海外旅行における病気の対策など、取材の応対に恵美子が当たることも多かった。専門家の意見を、と先方が求めるため、空港検疫所の広報の役割もあって、そこはやはり恵美子になるのであった。

マラリアやコレラなど、各疾病について世界の流行地も区分したものを手渡して話を進める。後日、送られてきたものを見れば、そっくりそのまま、丸写しで引用されているものも少なくなかった。病状や治療法について、まとめられてはいるものの、二、三十も疾病が紹介されているだけで、それらには頻度の高い疾病や重症度などの順番もついていないから、「理解しにくいのでは？」と思った。

「どの程度の人がわかるだろう？　医者がこれらを見たって、実際に治療経験がなければわかるものじゃないし」

　恵美子はタイ、インド、パラグアイの経験から病気を頭ではわかっていても、実地の経験がなければ、対応は難しいことを知り尽くしていた。それらの地で出会った放浪旅行の日本の若者の無防備さを考えて、役に立つガイドブックが必要とも思っていた。

「感染症は〝備えあれば憂いなし〟で、かつ、医師の診断能力を向上させたり、治療薬の準備など様々の問題はある。そのためにも、わかりやすく、もっと一般の人に知られるような本があれば」

　体調が悪い、とのことで健康相談室を訪れたところ、軽症のコレラやデング熱に罹患していた旅行者の例も今年になってからあった。

　そんなさ中、憂慮していたことが発生した。


　七月のある日、モスクワからアエロフロート機が到着するや、二十代の日本人の青年が機内から連絡を受けて出迎えた検疫官に抱えられるようにして、検疫所の「健康相談室」に連れてこられた。

　貧血を起こして顔面蒼白ながらも、熱でガタガタと震えているのだった。「健康相談室」にいた医師から連絡を受けて、恵美子も直ぐに駆けつけた。青年の傍らに女性がいた。彼女は彼とは知人でも何でもないが、モスクワ空港の出発ロビーで彼が大量の鼻血を出したのを見てただごとではないと判断して、機内のパーサーらに報告したのだった。この女性がそこまで判断できたのは、看護師だからでもあった。

恵美子はマラリアだな、と判断した。それも、死亡率の高い熱帯熱マラリア（悪性マラリア）だろう、と迷わなかった。苦しげな状況ながらも、青年からどこを旅行してきたかを確認した。彼はか細い声で、アフリカの各国を旅行してきたこと、寝袋で野宿をしたりもした、と冒険旅行について話した。

〔まったく、タレントが出てくる無責任な旅行番組の見過ぎ。同じことをして無事に帰ってこられると思っているんだから。運転免許なしで高速道路を猛スピードで走っているのと大差ないじゃないの〕

恵美子は、パタゴニアで会った英語も話せない青年を思い出していた。

指先から血液を採取して、濾紙でできたスティックに垂らしマラリアを診断する「マラリアキット」を用いたところ、恵美子の予想通り、彼は熱帯熱マラリアだった。病状は重く、話を聞くと彼はマラリアの治療を既にアフリカで受けていた。

マラリアの恐ろしさを彼は認識できず、治療も不十分なまま旅行を続けていた。しかしながら、体調は悪化するだけで、とうとう彼は旅行を断念し、帰国することにしたのだ、という。モスクワには乗り継ぎのために降りたわけで、そこで鼻血を出し、看護師の女性が力を貸してくれたのだった。

恵美子や医師らは即座に、成田空港から東京慈恵会医科大学のマラリア治療ができる専門医でもある同大学教授の大友弘士の下に救急車での搬送の手続きを取った。入院しての

治療が必要だった。看護師の女性が、

「自分もアフリカに行ってきました。もしかしたら、マラリアに罹患しているかもしれない。私も診断してください」

　青年を見て震えていた。症状は出ていないものの、血液を採取して調べると、熱帯熱マラリアに感染していた。彼女も同様、大友の下に入院し、治療薬投与を受けた。

　青年は一命を取り留めたが、大友は恵美子に、

「あと半日、いや数時間、遅れていたら確実に死んでいたよ。極めて重症なマラリア患者だったよ」

　と報告した。

〔こんなことがこれからもあるんだろうなあ〕

　恵美子は国内での輸入マラリア感染者数のデータも見てみた。これは大友が編集したものだが、一九九〇年からのデータだけでも、年間百人は軽く超えているのだから、由々しき問題と言うしかない。

	熱帯熱	三日熱	四日熱	卵型	混合感染	不明	合計
一九九〇年	四十（一）	六十二	○	三	五	六	百十六
一九九一年	四十三（三）	六十三	三	○	三	二	百十四
一九九二年	二十六（一）	七十	○	三	四	九	百十二

一九九三年	四十（〇）	六十	二	五	三	二	百十二
一九九四年	四十六（二）	三十九	三	四	五	七	百四
一九九五年	五十六（一）	五十八	一	六	四	〇	百二十五
一九九六年	四十二（〇）	五十	一	九	〇	三	百五
一九九七年	四十六（〇）	五十四	一	二	三	七	百十三

（　）内は死亡者

青年がマラリアに対して知識を持ち、前もってマラリア予防薬を飲むなりしていれば、このようにならずに済んだはずである。輸入マラリア、輸入感染症という表現は適切ではないな、と恵美子は実感した。外国が悪いというイメージが強いからだ。無防備な若者の不注意な姿からそう思うのだ。輸入感染症よりも国際感染症という方がいいのでは、とも考えてしまう。

予防の必要性を啓発するためにも、検疫所を気軽に使ってもらうことが大切、と恵美子は考えていたが、検疫所が何をしているのか、帰国後の健康もチェックできるところなんですよ、と世間に広くアピールする対策を早急に立てる必要を感じていた。ホームページでの情報提供はもちろんのこと、マスコミにも頻繁に取り上げてもらう必要がある。

こう思いながら、業務をする恵美子のところに、旅行ガイドブックでは人気を博しているダイヤモンド・ビッグ社の『地球の歩き方』の編集者が訪れた。

ソフトカバー本の『地球の歩き方』は旅行者の生の意見を豊富に掲載してつくられたものので、豊富な写真と平易な文章で、海外旅行ガイドブックの〝定番〟ともいえる。その折に、恵美子は、

「『地球の歩き方』のようなガイドブックで、マラリアとか旅先での病気の予防、治療、世界各国の主要医療機関をまとめた、医療情報の本ってないの？　あればすごく便利だと思うし、『地球の歩き方』のような編集にすれば画期的だと思うけれど。売れるかどうか、は保証しかねるけれど」

と言ってみた。

「おっしゃるとおり、実はそんな本が欲しいんですよ。旅のマニュアルとして、是非、欲しいと思います」

編集者も乗り気になっていた。

「検疫所のことも書いて欲しい。空港で気軽に利用してください、と」

その種の本の希望は以前よりあり、編集作業が中途であったものを急遽（きゅうきょ）、作業を早めて半年後の十二月に刊行された。

六章、約五百ページからなる本書のタイトルは『旅のドクター　世界の医療情報大百科』。世界百四カ国の医療情報、病気の会話を表す英語、フランス語、スペイン語、アラビア語、ポルトガル語なども記載されている。

検疫所については第一章の早々に「検疫所の利用」と見開きのページとして掲載され、

恵美子の言葉が、「旅の知恵袋・成田空港検疫所からのアドバイス」と銘打たれて、写真入りで掲載された。恵美子のアドバイス、とは以下の内容だった。

『ひと昔前とは違って、今は誰もがどこにでも出かけられる時代です。私たちが、今いちばん心配しているのは、若い人たち。とくに個人で旅をする人、冒険旅行をする人は、リスクが高いことを自覚してください。

検疫所では、積極的に情報を発信し、また旅行者の相談にも応じています。今年に入ってからも、健康相談室を訪れた若い人が、デング熱やコレラにかかっている例がありました。インドで、屋台の食べ物やラッシーで調子を崩す例もありましたし、アフリカの冒険旅行の人も相談に訪れました。

海外は、食べ物も病気も日本とは違うということから認識しなければなりません。ツアーでは、比較的衛生管理の行き届いた施設を利用しますし、旅行会社にはある程度のノウハウがあります。業務渡航の場合は、会社がケアしてくれます。

その意味でも、もっとも危険なのが、個人の旅行者です。どうか、十分に情報を収集し、慎重に行動してください。

感染症が日本に入ってくるということは、本人だけでなく、周囲にも重大な影響をおよぼします。下痢、腹痛、発熱、嘔吐感を覚えたら、検疫カウンター横の健康相談室で、何でも相談してください。問診や検査は十分ほどで終わります。

また、海外で動物に咬まれたり、虫刺されなど特別なことがあったら、「いつ、どこで」をメモをしておくことです。おなかが痛くなる前はどんなものを食べたのかなども参考になります。帰国後に医師の診察を受ける場合、診断の手掛かりになりますから。

子供の予防接種も、日本では受けていない子供が増えています。海外から感染症を持ち込まないことが、何より大切といえるでしょう。

企画調整官　岩﨑恵美子』

この本が刊行されたのは一九九八年の十二月である。このとき、恵美子は企画調整官ではなかった。そのひと月前の十一月から、仙台検疫所の所長となっていた。

重症なマラリア患者を搬送し、企画調整官の面目も保った後、恵美子は厚生省の食品保健課長から、

「岩﨑さん、検疫所の所長をやってみませんか？」

と言われた。検疫所勤務が始まったばかりである。どういうことなのか、恵美子はわからなかった。食品保健課長は、実は、と言う。

「仙台検疫所の所長として、成田から転勤してもらいたいのですが」

恵美子は驚いた。検疫所の仕事には興味は持っていたが、所長になるにはまだ検疫所という組織を理解していない。

仙台に行きたくない理由もあった。

それは偶然にも、別れた亭主が仙台にいるからである。よりによってそこへ近づいて行くことは、追いかけて行くようにも見えて気が進まなかった。

日本に腰を落ち着けたからといって、途上国の医療に対する志が萎えたり、意識が消沈したりすることは、今のところはなかった。国内において、海外から入ってくる感染症に対する対策を強化する大切さを成田空港検疫所の勤務で感じるようになった。

これは恵美子にとって大きな意識変化であったし、これを実現するためにも成田空港検疫所がふさわしい、と考えていた。

厚生省は来る一九九九年四月一日から感染症の新法律『感染症新法（正式名・感染症の予防及び感染症の患者に対する医療に関する法律）』を施行する。一類感染症から四類感染症に病気を、重篤度や社会的影響を考慮して分けた。これらの中で、一類感染症のエボラ出血熱、三類感染症のO—一五七など、多くの新興感染症が取り上げられていた。法律は施行する一年前には国会で審議するために出来上がっており、どのようなものかを恵美子も目を通していた。

その法律を受けて、感染症の検疫法も一部改正されることになることも……。

感染症の分類はもとより、恵美子が『感染症新法』に目を通して、印象的であったのは自らが検疫所に勤務する「依り所」となるべき一文を附帯決議の中に見つけたからである。附帯決議とは、衆議院、参議院の委員会が法律案を可決する際に当該委員会の意思を表明するものだ。法律の運用について、将来の法律の改善に向けての希望を表明しており、法的な拘束力はないが、附帯決議は政府としては尊重すべきものである。

　恵美子の「依り所」となったのは、『「感染症の予防及び感染症の患者に対する医療に関する法律案」及び「検疫法及び狂犬病予防法の一部を改正する法律案」に対する附帯決議』であった。

　一九九八年四月三十日に「参議院国民福祉委員会」で、一九九八年九月十六日に「衆議院厚生委員会」に提出されて審議され、箇条書きに書かれた内容の附帯決議において、共に13に記されていた内容がそれであった。
13　検疫については、国内の感染症予防対策と連携のとれた一元的な運用に努めるとともに、感染症発生の状況・段階に応じて的確に対応できるよう、検疫所の機能強化を図ること。
　この短い文に恵美子は検疫所の社会的役割を感じ取り、空の玄関口である成田空港検疫所の役割の大きさ、責任感を強く実感していた。成田で働くことに感謝すら覚えていた。

　ここが検疫の最前線なのだ。

「勝手な言い方ですが、成田空港から離れたくはありません」

　こう前置きしてから恵美子は、

「成田にこのまま、もう少し置いてください。その後で所長のことは考えます」

　礼を失しないように答えた。

　恵美子が仙台検疫所に行け、と言われたのには、既に前任の仙台検疫所所長が仙台を離れて霞が関の本省に戻っており、一刻も早く仙台検疫所に所長を配置する必要があったからである。その急な要請には、宮城県知事の浅野史郎への配慮もあったかもしれなかった。なんといっても、浅野は元厚生官僚で厚生省のＯＢである。浅野の手前もあり、恵美子を早く仙台検疫所に異動させる必要があったのである。

八月に、恵美子は同じく本省の厚生科学課長に食事に誘われた。フランス料理を御馳走になる中で、仙台検疫所への着任を促されるも、恵美子の意思は変わりなかった。

「成田から離れたくはありません。それに仙台だけは行きません」

仕事を考えると成田から離れたくない、との思いはどうしても強かった。別れた亭主に何の未練もないが、でも仙台を仕事場にしたくない、という意識は捨て切れなかった。

そんな恵美子は九月、仙台行きを遂に受け入れる。

厚生審議官に呼ばれて、仙台への着任を改めて要請された。

恵美子は、成田空港検疫所で仕事をする中で、日本の検疫所のあり方について考えてきた。感染症を水際で防ぐ役割を検疫所が行うのだが、それが今の世界のさまざまな事情に合っているのだろうか、と。

また、検疫所職員には元気がないし、自分たちで何かをやろう、との意欲が希薄なように恵美子には思えた。

恵美子は仙台行きに対して、ひとつ条件を付けてもらうことにした。

企画調整官として考えていたこと、検疫所としてのありかたについて、恵美子はレポート用紙にあれこれと提案をまとめていた。中でも、検疫所の社会的な役割を果たすためにも、全国の検疫所の職員が一堂に会して感染症について勉強会を開催し、お互いに刺激しあって行くために「検疫医学会」を直ぐに発足させる必要があると強く願っていた。

検疫所は研究機関ではないので、研究はできない。

「業務に反映させることのできるような調査研究は是非認めて頂きたいのですが」

惠美子は希望を述べてから、レポートを取り出して、厚生審議官に見てもらう。厚生審議官は一読するなり、

「わかった。ここに書いてあることをやらせてやるから、仙台に行ってくれ」

と交換条件を呑んだ。加えて、

「別れた亭主が仙台にいると言っても、別れてから、もう何年も経っていることじゃないか。古い話じゃないの」

とも惠美子は言われた。

かくして、仙台検疫所長・岩﨑惠美子が誕生する。

日本において初の検疫規則ができて百二十年余。惠美子は初の女性検疫所長であった。

第三章　史上初の女性検疫所長の誕生

――感染症を水際で防ぐ

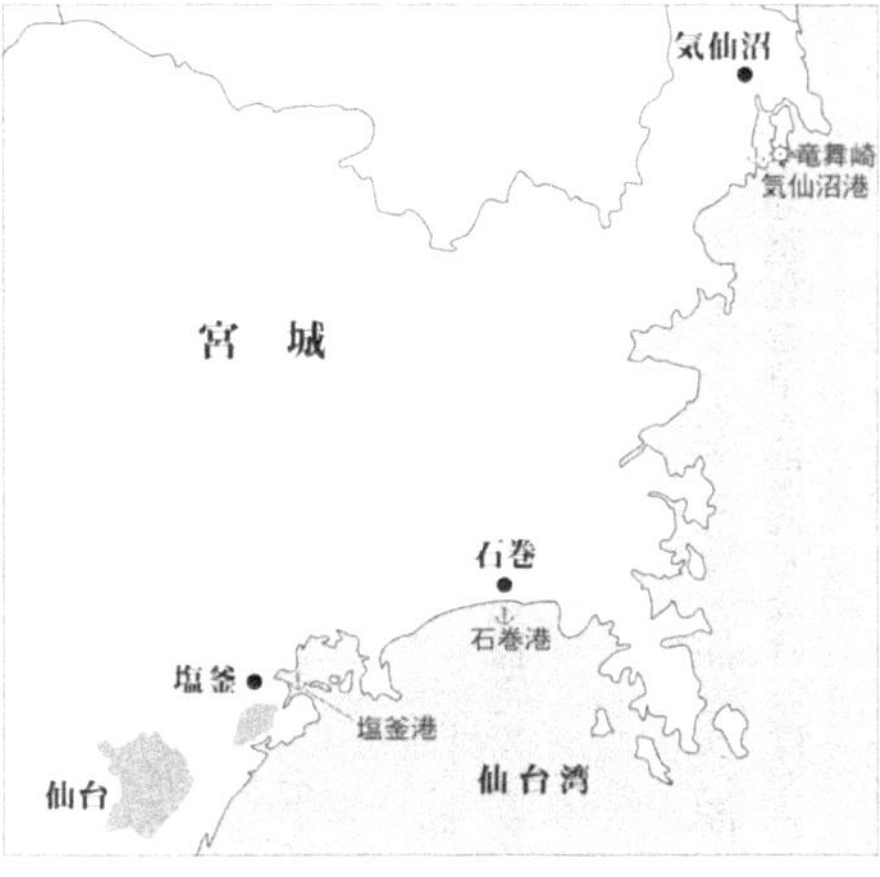

仙台市の中心部から車で三十分ほどの宮城県塩釜市は、港町で知られる。近海本マグロの水揚げ高は日本一で、蒲鉾など魚肉練り製品の生産量も日本一である。奥州一之宮として名高い塩釜神社を擁し、多くの参拝客が訪れるため、酒の生産も盛んだ。最寄駅のJR本塩釜駅を中心とした町には約四十軒の寿司屋があり、一平方キロあたりの寿司屋の数が日本一でもある。

塩釜港の港湾合同庁舎の中にある仙台検疫所に恵美子は、一九九八年十一月から着任した。

〔暑さには抵抗はないけれど、寒さは困る。パラグアイも少しは寒くなったけれど、そんな比じゃないし。真冬は冷蔵庫の中、とすら形容されているみたいだし〕

熱帯での生活が長く続いたこともあって、晩秋から冬に向かう東北の気候は、雪国・新潟出身とはいえ、恵美子にはさすがにこたえた。新居は多賀城市の国家公務員住宅である。

任期はまったくわからない。着任したばかりの恵美子の初仕事は、

「仙台検疫所長の岩崎と申します」

まずは、宮城はじめ東北六県の各県庁、主要医療機関、そして、各空港など仙台検疫所の管内機関への挨拶回りだった。東北圏内の距離感、土地感覚を早く把握しなければならないのも仕事だ。

仙台検疫所の管内機関だけでも、以下のようになる。
宮城県↓仙台検疫所、石巻出張所、仙台空港検疫所支所
青森県↓八戸出張所、青森空港出張所、三沢空港出張所
岩手県↓宮古出張所、釜石出張所、大船渡・気仙沼出張所
秋田県↓秋田船川出張所、秋田空港出張所、大館能代空港出張所
山形県↓酒田出張所、山形空港出張所、庄内空港出張所
福島県↓小名浜出張所
二〇〇〇年四月から開設される福島空港にも出張所が設けられる。
県庁関係、医療機関では、先方から面会時間をあらかじめもらうために、
「仙台検疫所長の岩崎と申しますが」
と恵美子自ら連絡を入れる。先方は本人か秘書だが、恵美子自らの電話も「仙台検疫所長の秘書が電話しているのだな」と勘違いされることも少なくなかった。
東北圏内のブロック紙である『河北新報』や行政関係の資料には「岩崎恵美子」の名前が書かれて報じられたが、行政職においては実際に会議で話したり、仕事上で協力して顔を合わせるまでは、どんな人物か、と興味を持つには至らない。
だから、恵美子が挨拶回りをしたときには、こんなことも起こった。とある県の県庁幹部との面会の折、秘書に先に名刺を渡した。「少々、お待ち下さい」と、その秘書は恵美子の名刺を持って、幹部のいる奥の部屋に届けた。すると、

ていた。

「なんだ、女か」

の声を発した。惠美子の耳に入る。一瞬、ムッとした惠美子だが、そこは惠美子も心得

面会時間となり、奥の部屋に入るとき、

「どうも、失礼します」

深々と頭を下げて入室の挨拶をするや、

「すみません、女で」

おどけた口調でニヤリと笑った。県庁幹部が気恥ずかしくなったのは言うまでもない。

検疫所長は男がやるもの、という既成概念を惠美子が打破したわけである。

初の女性検疫所長ということで、惠美子が就任したとき、厚生省も困惑したのは、制服である。検疫所長や検疫所の職員である検疫官の制服は、一九五二(昭和二十七)年の十一月一日に定められた厚生省令の第四十四号に基づく「検疫所長等服制」に定められている。男子、女子それぞれに帽子、夏用、冬用の上衣と男子はズボン、女子はスカート、外套(がいとう)、雨合羽(ガッパ)、靴と生地の質や制式が図も含めて子細に書かれているが、所長の服制は男性を前提としており、女性が検疫所長となることはまったく考えられていなかった。女性を想定したのは、検疫官の制服においてのみだった。

とりあえず、惠美子は検疫官女性制服を支給され、公式の場ではそれを着用する。

塩釜港湾合同庁舎内にある仙台検疫所の職員は約三十人である。

「女性の所長が来る！」

ということで、〝一体、どんな人物か？〟の興味も含めて、職員らに緊張感をもたらしていた。

恵美子は赴任するや、仙台検疫所の職員の話や同所の資料から仙台検疫所管内の様子を聞き出した。そして、今直ぐ着手すること、仙台検疫所の役割、存在をいかに示すか、を思案する中で、厚生省の審議官に仙台行きの条件として見せた、レポート用紙の内容と照らし合わせていた。

恵美子が考えるのは、仙台検疫所が感染症対策をどのように実践していくか、ということだった。大まかにわけると四つになる。

①感染症の予防、啓発、教育、予防接種
②海外感染症の検査、診察、相談
③医療施設、施策への誘導、エボラ出血熱など重篤な患者の発生時の搬送方法
④感染症の拡大防止、消毒などの自治体への支援

このネットワークを東北圏内に構築し、実現していくことを考えて、恵美子は仙台検疫所の所長を引き受けたわけである。

どのように構築していくか？　厚生省は来る一九九九年四月一日から『感染症新法』

（正式名「感染症の予防及び感染症の患者に対する医療に関する法律」）を施行する。その法律を受けて、検疫法も一部改正されることになる。

感染症が一類から四類に分類され、検疫感染症の中に一類感染症が組み込まれることは既に知っていた。

恵美子の翌年の三月いっぱいまでの目標が必然的に定まった。「水際」では感染症を防ぐのには限界がある。国民個人個人が大切な感染症対策の柱となるという認識と、医療関係者への知識の普及が求められる。その情報発信ができる、「感染症情報ネットワーク」を東北六県の中で築くことを考えた。

仙台検疫所と仙台空港などの支所、圏内の各出張所をパソコンのオンラインで結び、通常業務のムダをなくし、管内の一律化を図り、また、市民にも活用してもらえる情報提供を行ってゆくのは必然、と考えた。

それには、まず、仙台検疫所がどんな仕事をしているのか、を知ってもらわなければならない。

仙台市内はじめ東北各県で輸入感染症に関する講演やレクチャー（講義）から、海外旅行に必要な予防接種や海外で気をつけることなどを市民に伝えて、理解と協力を訴える情報提供もしていかなければならない。

職員との会議で恵美子はまず、これらについて説明し、

「早速、仙台検疫所のホームページの開設に取り掛かるから、各部署での情報、こんな仕

事をしているという要旨を私に提出しなさい」

と号令を下すと、職員らからは、

「ホームページですか？」

と訝り、そんなもの必要なのかな？　と書いてある顔が多数、見られた。

正直なところ、この当時の職員のほとんどがパソコンを使うのは、ワープロ機能程度であって、それを使ってインターネットを活用する知識もなかった。

恵美子は、成田空港で熱帯熱マラリアに罹患した青年の話や、一九九七年度の『出入国管理関係統計概要』からの「日本人海外渡航者の変遷」の資料を見せて年間の渡航者数の数字から考察できること、インド、タイ、パラグアイで出会った日本人旅行者の無防備さ、などについて話をしていった。

具体例をあげられると、職員としても納得するが、役所だけに新しい試みを実施するにあたっては、職員と押し問答の日々が始まった。

「やりましょう」

「所長、それはやれません」

「やるように努力してください」

「所長、できません」

そんな会話が延々と続くのであった。

感染症対策においては、「思い立ったら即、行動をする」という対処をしてきた恵美子にとって、行政組織の中での調整はもどかしかった。だが、一個人の医師として動いて感染症対策を行うのには限界もある。

それ以上に、行政の中で感染症対策をどう実行するか？　を模索することが迅速に社会的な整備を進められる一歩では、と恵美子には思われた。

十二月から恵美子は、「感染症情報ネットワーク」のルート構築のための試みを開始する。実際には宮城県、仙台市をはじめとして各保健所や衛生研究所等の連絡網も作られていなかったので、その作成から始めた。

しかし、多くの組織や機関は手紙や電話、FAXによる連絡が主体であり、インターネットを用いた定期的で緻密な情報連絡網の整備は望めなかった。

そのため、恵美子が考えていた検疫所の業務を十分行うことはできない。

世界の感染症情報や厚生省から仙台検疫所に届いた情報を加工、整理して、宮城県、仙台市の防疫担当部署に検疫所から情報を送るとする。手紙やFAXで情報を送ったとして、宮城県、仙台市はそれを末端組織の保健所や衛生研究所に連絡するとき、手間取ることになり、タイムリーな情報を逃してしまうことも考えられる。

インターネットであれば、仙台検疫所から各県の県庁、市役所はじめ、保健所など末端組織までそのまま情報発信でき、タイムラグは生じない。もちろん、緊急の場合は電話との併用、FAXとの併用にもなるが、まとまった情報を提供したり、収集するのには威力を発揮する。

仙台検疫所のホームページは、そのような背景も踏まえて開設するのだ。

厚生省、外務省、国立感染症研究所、WHO（世界保健機関）、その他にもある世界の感染症関連の情報を、惠美子は職員と共に仙台検疫所で加工して、わかりやすい情報として作成する。更新は毎月することにした。

「感染症情報ネットワーク」の構築にあたっては何度も会合を開き、関係者の前で惠美子は、その必要性を図や表をスライドで映して話した。

「日本人の海外旅行の形態は短期旅行が多く、渡航先で感染症に感染したとしても、多くは潜伏期に入国してしまいます。渡航者が水際での検疫を通過する時点では、症状はないか、または軽い風邪にも似た感冒症状のため、空港の検疫所の健康相談や診察、検査を受けずに入国しており、症状が出現するのは国内で、ということになります」

「実際に入国した後に症状が出た場合、最初に相談、診療にあたるのは一般医療機関の医師や保健所の医師、看護師、保健師たちになります。ですが、現実には従来、日本においては稀な海外感染症についての診断、治療に関しては、これらの関係者の知識、海外の現場での経験もないことから、十分に対応できているとは言えません。マラリアを例にとっても、年間百人余りの国内での発症の報告がありますが、患者に適切な治療が始められるまでに要する時間は約五日との報告もあります。医療関係者に対する海外感染症に関する知識の普及、情報提供の重要性、医学教育の場での感染症に対する見直しが、今、求められていると思います」

「国民への感染症の教育、知識の普及に関しては時間が必要で、早急な結果を期待することは難しいものがあります。特に渡航の直前に得た知識は、なかなか身につくものではありません。外国の地を踏んだ途端に頭の中からどこかに行ってしまうものです。途上国で放浪旅行とか危険な行動を取るのは、島国で異文化に対して免疫のない日本人にとっては当然のことかもしれません。では、今、何ができるのか、と考えますと、医療関係者への海外感染症に関する情報提供から始めるべき、と思います。宮城県においては、宮城県医師会と相談の上で、医師会誌への感染症流行情報の掲載、さらに医師会のホームページにより詳細な感染症情報を掲載してもらうように協議をし、三月より毎月一回の更新で感染症の情報を提供することになりました。仙台検疫所のホームページ、各種講演会などを通して、知識の普及、関心の喚起を計画したいと思います。一九九九年四月から施行される『感染症新法』の下で医療機関との連携を強化して、国の感染症対策がより効果的に機能するように検疫所が動かねば、と考えております」

何とか、関係者の賛意を惠美子は得ることができ、感染症の情報提供先は、以下のようになり、情報提供が一九九九年の一月から始まった。

自治体（七ヵ所）→東北六県の県庁　仙台市役所
研究所（七ヵ所）→東北六県の衛生環境研究所　仙台市衛生研究所
保健所（二十ヵ所）→東北六県の保健所

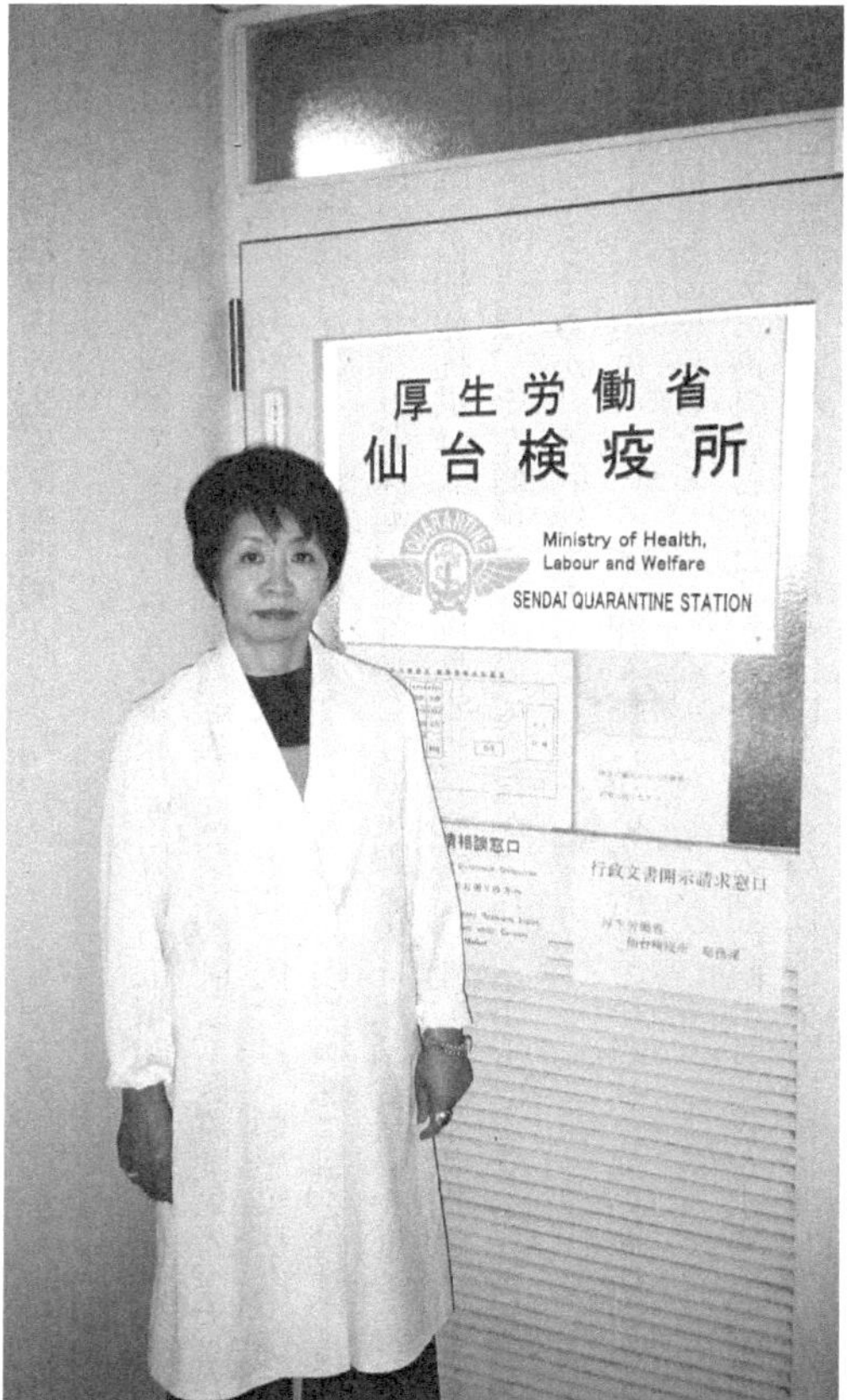

仙台検疫所所長に就任した惠美子

医師会（十六ヵ所）→東北六県の医師会
医療機関（二十二ヵ所）→東北大学医学部附属病院、国立仙台病院、宮城県立がんセンターなど宮城県内の主要医療機関

また、旅行業者に向けても、情報を日本旅行業協会の広報誌を通して提供した。できるだけ時間を作って、さまざまな組織や機関、医師会、医療関係者、大学などへ出向き、人脈作りに力を注いだ。宮城県をはじめ、東北一円では一類感染症などの重篤な感染症の収容施設がないことから、東北大学にある二床の隔離病棟に目を付け、東北大学の感染症関係の教授や宮城県保健福祉部感染症対策課と内々に話し合いを進めた。

関係機関への情報提供はこれで方向性がついたが、一般向けの情報提供として仙台検疫所のホームページは、そう簡単には準備できなかった。ホームページを作る技術的な面の他に内容をどうするか、の問題もあった。

一般にとって、検疫所という余り聞き馴れない役所との接点は、海外渡航時の黄熱の予防接種か帰国後の検疫となる。

南米やアフリカの海外旅行に行くにあたって、入国の際に証明書を求める国もあるため、旅行会社が旅行者に黄熱の予防接種だけは求めるが、他の予防接種に関してはほとんど認識していない。接種証明書（イエローカード）が必要な予防接種は黄熱だけであり、破傷風やポリオ、狂犬病、A型肝炎のワクチンには証明書は必要としないからである。

東北六県で黄熱のワクチン接種ができるのは当時、仙台検疫所だけである。接種は第二、第四金曜日の午後一時からのみ行われている。予約制であり、飛び入りでの接種は無理だった。

もちろん、東北に住んでいるから仙台検疫所で接種しなければならない、ということではない。小樽検疫所、千歳空港検疫支所、成田空港検疫所でもよいし、東京と横浜には日本検疫衛生協会があり、予約によって黄熱の予防接種が受けられる。

しかし、黄熱は全国で十九ヵ所で接種できるが、破傷風、ポリオ、日本脳炎、麻疹（はしか）、狂犬病などは、病院や個人病院で行われている。中には接種者が少ないため、検疫所にしかない予防接種もある。

惠美子は、東北圏内では仙台検疫所だけというのは改める必要がある、とも思い始めていた。利便性を考えて、交通の便も良い所で実施したい、と思っていた。第二、第四金曜日の午後一時からの接種だけでは、多くの人々の希望に応ずることができない。

〔仙台市内で予防接種をやることによって、一般の海外での感染症への関心を喚起することができるのではなかろうか。仙台検疫所以外での予防接種の実施は必要だろう〕

ホームページが開設されたら、黄熱のワクチンの予約をネット上で行い、問診票をホームページからプリントアウトしてもらい、記入後に仙台検疫所にFAXしてもらえるだけで手続きできるようにすれば便利だな、とも考えた。

四月の『感染症新法』が施行されてから対処を考えるべきかもしれないが、ホームページを開設する前にできることは恵美子の頭に直ぐに浮かんだ。

恵美子は成田空港の「健康相談室」に「ご自由にお取りください」と一般向けに供せられている、Ａ４判のリーフレットを思い出した。「東アフリカを旅行される方へ」とか「オーストラリア・南太平洋諸島へ渡航される方へ」と題されて、地図、現地の衛生状況、旅行者が注意すべき病気、旅行中のアドバイス、帰国後に注意すること、などが裏表に印刷されている。これを仙台検疫所でも作成して配布したらどうか、と思いついたのである。成田のものをそのまま使いもするが、恵美子はできるだけ見やすいように、注意を引くようにして工夫も施す。

まず、成田空港検疫所が出している感染症情報を使って、各種の感染症ごとにＡ４判のリーフレットにまとめる。ついでに、アフリカ旅行といっても、エジプトならばエジプト、タンザニアならタンザニア、と世界各地をでき得る限り細かく詳細に分けて、データを盛り込んだ。英語、中国語、スペイン語、フランス語など各国の言語に分けた医療機関で使用する会話集のリーフレットもつくった。

こうして、五十種類近くのリーフレットが三月までにできあがり、仙台検疫所の二階に置かれ、訪れる者は自由に取れることになった。予防接種する者のワクチンと渡航先を聞いて配布された。仙台では特に東南アジアへの旅行者が多い。リーフレットには仙台検疫所の電話、ＦＡＸ番号が書かれ、些細（ささい）なことの相談、質問にも積極的に応じる旨が書かれていた。

もちろん、これらの内容は、仙台検疫所のホームページにも収載する。ホームページは『感染症新法』の施行から半年後の九月一日に開設を予定し、チラシにもホームページ、電子メールアドレスを記載する。

一九九九年四月一日より、『感染症の予防及び感染症の患者に対する医療に関する法律』こと『感染症新法』が施行された。施行に伴い、四月八日、宮城県知事の浅野、宮城県感染症対策課長らと恵美子は面談し、「感染症情報ネットワーク」での各関係機関との連携について確認した。宮城県の感染症対策関係者との接点が、他の東北各県の感染症担当者より必然的に多かった。

『感染症新法』では、一類感染症から四類感染症まで、病気の重篤度や社会的影響を考慮して分けられた。これらの中で一類感染症のエボラ出血熱、三類感染症のO－一五七など、多くの新興感染症が取り上げられている。

恵美子が強い関心を抱いたのは、何と言っても一類感染症である。エボラ出血熱、クリミア・コンゴ出血熱、ペスト、マールブルグ病、ラッサ熱の五種だ。患者との接触で感染が成立する強い感染力は、検疫所としては脅威の対象である。ペスト以外にはワクチンはなく、これといった治療法もなく、対症療法のみとなる。クリミア・コンゴ出血熱、マールブルグ病はエボラ出血熱に似た症状を引き起こすもの、と考えていい。

中でもエボラ出血熱、ペストは名前がよく知られた病気であり、ラッサ熱はこれまで日本では感染症の専門家の間でのみ、その感染力の強さから極めて危険な疾病と位置付けられていた。過去に日本でも海外で感染して帰国したラッサ熱の患者の発生を経験している。

ラッサ熱は、アフリカのナイジェリアからシエラレオネ、ギニア、リベリアにかけた西アフリカ諸国一帯に分布する。一九六九年に、ナイジェリアで患者が初めて発生した。ナイジェリアの北東部にあるジョスという地区のミッション系の病院に入院したこの患者は死亡、看護に当たった看護婦も一名死亡した。

原因がわからず、死亡した患者の血液がアメリカのエール大学に送られて、分析された。そこで新種のウイルスが分離され、ラッサと名付けられた。ラッサとは、最初の患者の出身村の地名だった。ラッサの感染力は強く、検査を担当した医師と技術者までもが感染し、技術者が死亡した。

CDC（米国疾病対策センター）もこの事態を看過はできず、特殊病原体部がシエラレオネに二カ所、研究施設を構えて約二十年間にわたって、疫学、治療、診断などラッサ熱について徹底的に調査研究した。結果、媒介動物は土着のネズミの一種であるマストミスという大型のネズミであることが判明した。このネズミに人が咬まれる、あるいはネズミの糞や唾液に家の内外で接触することで感染するが、人から人への感染は感染者の血液、体液、排泄物に触れたとき、さらには性行為でも成立する。

ウイルスが分離される前から、風土病として土着定着し、流行を引き起こしていたことも判明した。入院患者が出るたびに病院では、医療関係者が感染しての犠牲者が大量に出た。それゆえに、原因不明の恐怖の病として恐れられてきたのである。

エボラ出血熱、クリミア・コンゴ出血熱、マールブルグ病に罹患した日本人はこれまでのところいないが、ラッサ熱は過去に一人だけいることは学会では知られていた。

一九八七年三月のことだった。四十八歳の日本人男性が、西アフリカのシエラレオネに水道工事測量のために、二月末から十日間、滞在した。三月十四日に帰国したが、十六日に発病した。三十九度を超える発熱に苦しみ、二十三日に東京大学医科学研究所に熱帯熱マラリアの疑いで入院した。しかし、血液検査ではマラリアは陰性と診断。

「では、原因は何か？」

一線級の感染症の専門家を要する同研究所であっても、患者がラッサ熱の潜在的流行地に滞在したといっても、ラッサ熱だと即時に判断することはできなかった。やはり自らの目で、患者を診た経験が、病気の診断には最も有効なのである。

患者の様態は一向によくならず、腹水、胸水貯留などを呈し、四月中旬、血液をアメリカのCDCに送って診断を依頼した。診断結果は、ラッサ熱だった。原因がわかってから、CDCのデータに基づいた対症療法も円滑に進み、患者の様態も改善し、退院した。だが、七月に胸痛、腹痛を訴え、ラッサ熱が再発し、都内の高度安全病棟に入院した。そこで全快したものの、発症から入院まで医師、看護婦の感染が奇跡的にも起こらなかったのは幸いなことであった。

クリミア・コンゴ出血熱は、旧ソ連のクリミア地方での野外訓練中に二百人余の兵士が重篤な出血を伴う熱性疾患を発生した。病原体は一九四五年に患者の血液やダニから特定されたが、一九五六年にはアフリカのコンゴでも同一のウイルスが発見された。これゆえにクリミア・コンゴ出血熱の名前がついた。家畜や野生の哺乳類がウイルスを保持し、それらに寄生しているダニによって人に媒介する。

マールブルグ病は、一九六七年の八月に旧西ドイツのマールブルク市、フランクフルト市、旧ユーゴスラビアのベオグラード市で、同時期にアフリカのウガンダから輸入したアフリカミドリザルの腎臓の摘出、細胞の培養操作にかかわった人達の間で熱性の疾患が発生し、三十一人の患者のうち七人が死亡した。以後、一九七五年にジンバブエ、一九八〇年にはケニア、一九八二年は南アフリカ、一九九〇年にはケニアで小規模な発生があったが、これらはサルとの接触はなく、自然界からどのように人間が感染するのかは今もって不明である。

『感染症新法』の施行に伴い、日本医師会の感染症危機管理対策室と厚生省の保健医療局結核感染症課の監修で日本医師会が発行する『感染症の診断・治療ガイドライン』というマニュアル本を編集することになった。一類感染症から四類感染症まで、ひとつひとつの疾病について、どんな病気なのか、疫学から治療、対策までを網羅する大著である。

恵美子は四類感染症の「劇症型溶血性レンサ球菌感染症」を担当した。この本の監修者の一人は、当時の国立感染症研究所所長の竹田美文であった。恵美子は同研究所で竹田と会ったとき、検疫所のこと、感染症対策のことをあれこれと話した。

仙台検疫所の所長といっても、恵美子は感染症の研究者の中では未だ知名度は低かった。

インド、パラグアイでの経験はあれども、並みいる専門家の中に入ってはまだ素人、と見られても仕方なかった。竹田は惠美子に手を差し伸べた。「劇症型溶血性レンサ球菌感染症」は溶レン菌とも称され、重篤な患者は生命にかかわる。これは扁桃腺に関係あり、耳鼻科の医師にはおなじみの疾病である。咽頭を通じて体内に入り、筋肉や皮膚に急速な壊死をもたらしショック症状に陥らせる。溶レン菌は一般になじみのない呼称だが、一九九四年五月、イギリスはじめヨーロッパ各国で患者が報告されると、マスコミは「人食いバクテリア」と名付けて報道した。竹田は惠美子に、溶レン菌について執筆するよう依頼したのである。これは惠美子にとっては大抜擢に思え、感激した。

『感染症の診断・治療ガイドライン』は同年の十二月一日に発刊され、市販もされたが、四月から十二月まで、仙台検疫所では『感染症新法』を試されるがごとく、色々なことが惠美子の周囲で起きた。

福島県相馬市では三月二十四日の深夜から二十五日の未明にかけて、相馬港に韓国籍の漁船で八十二人の中国人が不法入国し、二十五日の午前中に七十八人が福島県警によって検挙された。背景には密航請負組織の「蛇頭」の関与が疑われた。

検疫所の業務の一環に、合法、不法を問わず入国する者に対する検疫の業務がある。仙台検疫所は東北六県の海岸線が仕事場とも言えるわけだが、相馬の密入国に関しては、仙台検疫所で相馬港を担当する小名浜出張所の職員は、

「既に不法侵入者は国内に入国しているのですから、検疫所の仕事ではない」

として、現場に行こうともしなかった。

そのことを福島県保健福祉部健康増進課感染症係より、電話で連絡を受けた惠美子は、愕然とした。

〔ふざけるんじゃない！〕

惠美子は即座に担当職員を仙台検疫所の所長室に呼んだ。

「一体、何を考えているの」

と惠美子は問い詰めたところ、職員は「検疫法」を逆手にとり、

「国内に入ったわけですから、あとは自治体の仕事になりまして……」

と説明を始めたので、さすがに惠美子はキレかかった。

「そんなことを言っているから、一般からは〝検疫所は何をするところなの？〟と言われて、県庁などからは〝検疫所なんかいらない〟と言われるのよ！」

「ですが、所長、検疫とは水際で行うもので……」

「検疫って、何をすることなの？」

「……………」

「海外から入って来る感染症を食い止めることが検疫じゃないの？　それが一歩越えたから私がやることではない、とそんな考えしか持てないのならば、検疫所はいらないことになりますよ。頭を切り替えてください」

七月になって密入国者が収容されている収容所から、体調がおかしい者がいるとの連絡

を受けて、調べさせたところ、一人が結核と判明した、と報告された。結核はコレラとは違い、検疫感染症ではないが、結核菌を持った患者が短時間とはいえ、相馬市内を徘徊し、多くの不法入国者にかかわる役所の人々は無防備のまま接していたことが明らかになり、密入国問題は感染症対策に大きな問題を残すことになった。

九月一日に仙台検疫所のホームページが開設された。恵美子の就任から、ほぼ一年がかりであった。検疫所の仕事の内容の紹介、黄熱の予防接種の受付、恵美子が責任編集して毎月更新する海外の感染症の流行情報、そして、輸入食品監視業務を行っている検疫所としての食品に関する情報提供を載せた。

感染症対策への予防と啓発を目的としたホームページの開設直後、圏内で集団感染が発生した。

秋は東北地区の高等学校にとって、修学旅行のシーズンである。高等学校の修学旅行も中国、韓国、東南アジアが多くなったが、帰国後に集団食中毒が発生し、恵美子も対応に追われたのは十月下旬だった。

十月十九日に中国から帰国した秋田市内の市立高校の二年生十人が、腸管出血性大腸菌（O―一五七）などに感染していることが二十三日、秋田市保健所の調査で判明した。O―一五七は五人だが、下痢や腹痛を訴える食中毒症状を呈する者が二百人を超えた。十四日から十九日の日程で二年生三百八十二人、引率教諭三十八人の計四百二十人が北京、天津を訪問した。帰国後に生徒の一人が病院で診察を受けて食中毒が判明し、秋田市保健所が修学旅行生を対象に集団調査した。数名の入院患者を出したが、大きな問題にならずに済んだ。しかし、全国紙の地方版には掲載された。この高校は前年の修学旅行でも帰国後、二百八十人が食中毒症状を呈しており、保健所としても力を入れねばならなかった。

恵美子にしても、五月に東北地区の旅行会社の海外旅行業務担当者を集めて検疫についてのレクチャーを行い、いざというときの情報交換を話してはいた。しかし、こういう事態になってみると、東北六県で海外に修学旅行に行く学校の引率教師を対象にした指導も必要である。その場合には、各県の県知事、県教育委員会に仙台検疫所の総務部から許可を取る必要がある。

学校側にすれば引率してくれる旅行会社が訪問地の唯一ともいうべき情報源であり、信頼も高い。とはいえ、旅行業者にすれば、訪問地における〝悪い条件〟については、あまり語りたがらないことは、恵美子も想像できた。

各県の保健所や教育委員会を通じて、仙台検疫所が一九九九年度に東北各県における海外への修学旅行先を予定も含めて状況調査したところ、恵美子が想像もしていなかったぐらい、海外に出ていることがわかった。私立中学を二校含めて、判明したのは九十四の高校である。

列挙すると以下のようになった。

シンガポール・マレーシア……十一校（山形県一校、岩手県九校、福島県一校）

シンガポール……四校（宮城県二校、山形県一校、岩手県一校）
タイ……一校（青森県一校）
韓国……十五校（宮城県二校、青森県二校、山形県四校、岩手県二校、福島県五校）
中国……十六校（青森県二校、秋田県二校、山形県七校、福島県五校）
中国・韓国……一校（青森県一校）
台湾……一校（青森県一校）
グアム……二校（宮城県一校、福島県一校）
ハワイ……十三校（宮城県五校、青森県三校、山形県三校、岩手県一校、福島県一校）
アメリカ……四校（宮城県二校、山形県一校、福島県一校）
カナダ……五校（宮城県四校、岩手県一校）
アメリカ・カナダ……一校（宮城県一校）
アメリカ・メキシコ……一校（青森県一校）
イギリス……三校（宮城県二校、岩手県一校）
フランス……一校（岩手県一校）
イギリス・フランス……二校（宮城県一校、山形県一校）
フランス・イタリア……二校（宮城県二校）
オーストリア……一校（宮城県一校）
ヨーロッパ各国……一校（宮城県一校）

オーストラリア……七校（宮城県四校、青森県一校、秋田県一校、山形県一校）
ニュージーランド……二校（宮城県二校）

恵美子は、各県の知事、教育長に対して、「修学旅行を予定している学校への感染症情報の提供等の案内について」の書簡を送付した。そのときの書簡に恵美子は、「検疫所という、あまり聞き馴れない所からの突然のご案内で恐縮に存じます」と断り書きをした。

海外への修学旅行での食中毒対策は終わりなき課題となった。検疫所の注意などがあるにもかかわらず、教育委員会は特別な行動は起こしていない。

十一月から十二月にかけては、仙台市内の児童にインフルエンザの集団発生が見られた。インフルエンザは四類感染症である。風邪とは違う、立派な感染症なのである。講演やホームページで、仙台検疫所はワクチンの接種を積極的に呼びかけた。

一九九八（平成十）年の「出入国管理統計概要」によると、東北県別の渡航者数は以下のようになっていた。

青森県……六万七百六十七人
岩手県……六万六千九百九十八人
宮城県……十七万二千二百八十五人

秋田県……四万八千四百二十七人
山形県……七万三千二百五十四人
福島県……十二万五千九百三十五人
合　計……五十四万七千六百六十六人

関東、関西に比すれば少ないが、年々、渡航者は増加する傾向があり、やはり感染症の予防教育は重要といわざるを得なかった。

仙台検疫所の所長に就任して一年、感染症の予防教育に関して恵美子は、

〔私自身もしっかり、勉強しなければいけない〕

との自覚がはっきりと生まれていた。

『感染症新法』が施行されたが、よくよく考えてみれば、「この患者はエボラです」「この人はラッサ熱に罹患（りかん）しています」と診断が下せる、という前提が条件になっているとも言えた。だが、恵美子がパラグアイで遭遇したハンタウイルス肺症候群のように、患者の様態から一体、何の疾病かを想像すらできなかったことを考えると、診断がつくまでの時間とその間の感染拡大が問題であると考えた。

〔目の前に高熱にうなされている患者がかつぎ込まれてきたとき、〝ああ、この人はエボラだ〟〝この人はラッサ熱だ〟と、診断はできるものだろうか？　一類感染症は院内感染を引き起こす可能性が極めて高い。一刻も早い診断と患者の隔離が必要。とすれば、診断

する可能性のある医師や研究者は積極的に海外の一類感染症の現場で、患者をその目で診て、どのような症状を呈するのか、疫学はどうなっているのか、を学ばなければならない。一類感染症の現場には最低一度は足を運ばなければ」

恵美子は月に最低一度は、各地の検疫所長との連絡会などで霞が関の厚生省に行く。各種の会合などで上京した折には必ず寄って、現在の仙台検疫所のやっていることをアピールし、また、それらを進める上での協力、支援を依頼していた。そのたびに恵美子は厚生省において『感染症新法』の実質的な窓口である保健医療局結核感染症課の課長である中谷比呂樹に面会を求めた。中谷は『感染症の診断・治療ガイドライン』では国立感染症研究所所長の竹田と共に監修者を務め、「監修のことば」も執筆している。

顔を合わせるたびに、恵美子は挨拶代わりに中谷にこう言うようになっていた。

「中谷課長、一類感染症の現場に厚生省から医師を派遣する計画があったら、是非、私を行かせてください。お願いします」

「中谷課長、一類感染症の患者を実際に診た医師を日本に作らなければ……。現地で短期でも一類感染症の診療経験を積んだ医師がいなければ、『感染症新法』という法律は〝画竜点睛を欠く〟ですよね。派遣の計画があったら、是非、私を行かせてください」

危険な現場に自ら乗り込むことに恵美子はためらいはなかった。

二〇〇〇年となって……。

春、恵美子は国立仙台病院で毎週、海外渡航の予防接種の実施ができないか、という折衝に入る。この試みが実現すれば、全国で検疫所以外で予防接種が初めて行われることになる。しかし、「じゃあ、やりましょう」と簡単には行かない。厚生省、国立仙台病院との調整がややこしかった。

〔見通しとしては、一年以上先になりそうね〕

恵美子は行政職の難しさを感じたが、予防接種という採算の取れない事業を展開するには色々と面倒臭いことも仕方ないか、とも感じた。

地道にデスクワークをする日もあれば、東北圏内を動き回る日もある。

〔今日、重症の感染症患者が発生するのではないか？〕

という緊張感をいつも恵美子は抱き、携帯電話や所長室の電話がなるたびに、ビクッとしてしまった。発生したら本当に対処できるか、という不安もあったからである。

その不安を解消するためにも、一類感染症の現場に滞在して、医療活動がしたかった。

「中谷課長、お願いします」

恵美子は厚生省に行くたびに、中谷に意思を伝えた。

念ずれば通ず……か、二〇〇〇年の十月、恵美子は本当に一類感染症の現場に派遣されることになるのである。

第四章　アフリカ大陸

——エボラ出血熱の現場へ

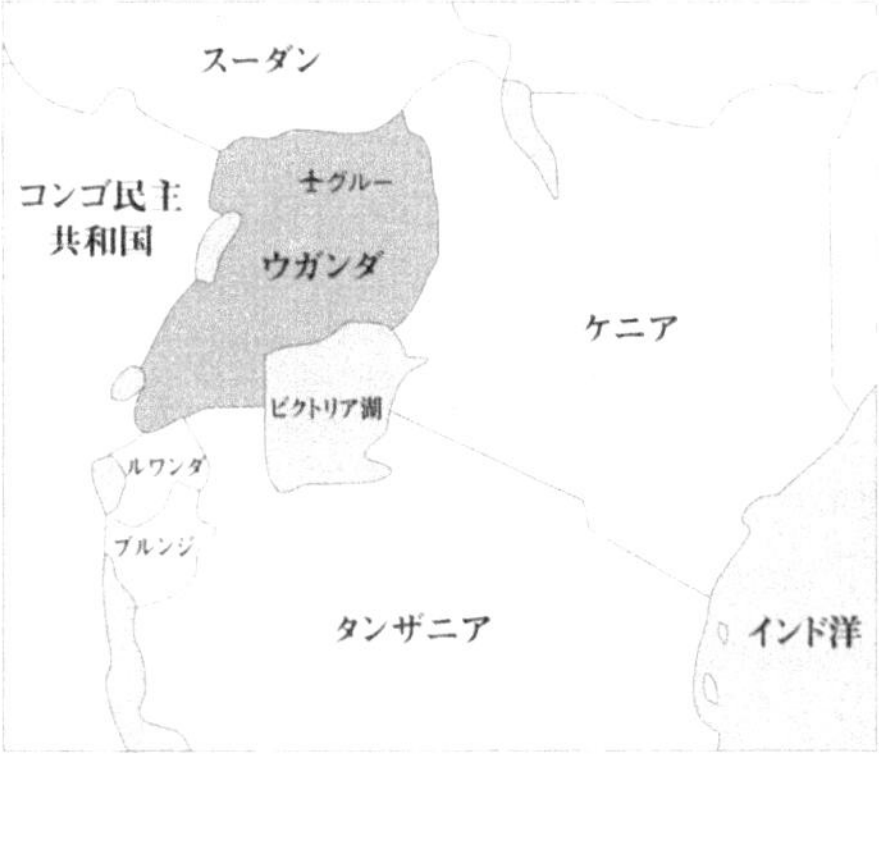

「お母さん、二十八日からアフリカに行くからね。二週間の予定で。心配しないでね」

二〇〇〇年十月二十四日、本省（当時・厚生省　現・厚生労働省）から正式にアフリカへの派遣が決まった恵美子は、自宅である多賀城市の国家公務員住宅に戻るや、新潟市にいる三十一歳の長男・雅企、東京にいる二十九歳の次男・雅臣、そして、同じく東京に住む長女で二十八歳の容子に電話で連絡した。

先方の近況報告を聞いてから、アフリカ行きを恵美子は伝えたのだった。

三人の子供は、

「どこの国？　なんで？」

と口を揃えた。恵美子は、

〔ああ、そうか。新聞やテレビでは取り上げられていないのね〕

自らの情報量と一般の情報量との差を自覚してから、

「実はね、ウガンダでエボラ出血熱がアウトブレイクしているのよ。ああ、アウトブレイクは大流行の意味。厚生省とＷＨＯから派遣されることになったのよ。心配はしないでね」

エボラ、と聞いて、子供たちは一瞬、言葉を失った。

当然と言えば、当然かもしれない。ベストセラー『ホット・ゾーン』、映画『アウトブレイク』のように、エボラ出血熱といえば、断末魔には鼻や口、全身の毛穴から血液が噴き出して死ぬ、との風評がまことしやかに世間一般には定着していた。

そのイメージが強かったのだろう、

「……行きたくて行くんだろうけど、気をつけてね……」

三人は安否を気遣った。子供にこれ以上話せば、かえって心配を募らせるだけである。

恵美子は、

「万一のことがあったら、検疫所から連絡が行くはずだから」

と言い残して、電話を切った。傍らには、東アフリカ諸国をテーマにした旅行ガイドブックがあり、ウガンダのページが開いている。

雅企の妻は妊娠八カ月。十二月に出産予定だ。

〔もしかしたら、孫には会えないかも……〕

との気持ちは不思議にもなかった。むしろ、

〔一類感染症の筆頭格であるエボラの流行地を見て、これからの感染症対策、検疫所の行政にどう生かしてゆくか？〕

が、アフリカへの派遣が決まった恵美子の頭にはあった。

〔エボラの流行地とは、一体どんなところなのだろうか？　果たして自分は、アウトブレイクの鎮圧の一助になり得るのだろうか？〕

そんな不安も大きかった。

成田空港を出発するのは、十月二十八日の正午である。恵美子のアフリカ行きは突然に決まった。エボラ出血熱の現場をこの目で、体験すること は、恵美子の希望でもあった。

その希望は、わずか五日前の十月十九日、一本の電話から叶えられたが、恵美子がウガンダでエボラ出血熱がアウトブレイクしているのを知ったのは、十月十八日だった。

朝、所長室に入るや、日課としてインターネットを繋いだ。プロメドという欧米の感染症専門家の投稿によって成り立っているウェブサイトを開いて情報を集めていたとき、前日はなかった情報が恵美子の目に飛び込んだ。

WHO（世界保健機関）が、十月十六日にプレスリリースとして発表し、各国の協力を求めたものであった。

「アフリカはウガンダのグル地区でエボラ出血熱のアウトブレイク（大流行）が確認された。十月十六日までに、三十五人の死亡者を含む七十一人の患者が罹患した」

その画面を恵美子は、しばらく凝視していた。

一九九九年に厚生省が制定した『感染症新法』の一類感染症にエボラ出血熱が登録されて以来、世界で初めての大流行だったからである。

〔もし、東北地方にエボラの患者が発生したら、自分は何ができるのだろうか……。病名は知っていても、患者をエボラと診断することは無理だろう。現場で診断する機会があれば、そんなこともなくなるのではなかろうか〕

パラグアイで、ハンタウイルス肺症候群の患者を前にして適切な治療どころか、診断も何もできなかった悔しさが甦ってきた。

翌十九日の午前——。感染症のウェブサイトは昨日と同じで、詳しい状況はまだ把握できていなかった。それから間もなくであった。

「所長、本省の結核感染症課長からお電話です」

と、総務課からの電話の取り次ぎがあった。

〔中谷課長から？　何かしら？〕

と思いながら、「はい、岩﨑です」と応対するや、咄嗟に、

「中谷課長、どうも」

と恵美子は話していた。簡単な近況報告が二、三分続いてから、

「ところで」

中谷は男性らしい力強い口調で電話した旨を伝えようとした。それは恵美子の予期せぬ内容であった。

「ウガンダでエボラがアウトブレイクしているのは、岩﨑さん、ご存じですか？」

「ええ。インターネットで昨日、知りました。どんな状況なのか、詳細に知りたいのですが」

予期せぬ言葉が恵美子に伝えられたのは、この直後であった。

「岩﨑さん、ウガンダの現場に行くことが許されたら行きますか？」

〔！〕

一瞬、息を呑んだ恵美子は、畳み掛けるように返答した。

「行きます、行きます。是非、行かせてください！」

幸いにして日本においてエボラ出血熱の発生はないが、起こり得る可能性はあるため、臨床経験のある専門家を確保しておかねばならない、と言う。

「厚生省はWHOと現在折衝中のところで、WHOの短期医療専門家として派遣したいと思っているのですが」

感染症課長が話すのを聞いてから、恵美子は必死に自分を売り込んだ。何人派遣するかはわからないし、候補者が何人いるかもわからない。

行きますか？　と問われれば、喜んで行きたがる医者、研究者は少なくはない。日本人の医師、研究者でエボラ出血熱の患者を直に診た者はこの時点では皆無だった。第一号となって論文を書いて、学会で発表すれば斯界にその名は知れ渡る。

恵美子には、そんな功名心はなかった。検疫所が日本の新たな感染症対策を実践してゆくためにも、一類感染症の現場は見ておかねばならないという使命感しかなかった。

恵美子は、電話で面接試験されている気分になっていた。

「アフリカでの医療経験はありませんが、インド、タイ、パラグアイなどの現地で医療行為の経験はあります。もちろん、エボラ出血熱はありませんが、マラリア、リーシュマニアなどの治療経験はあります。パラグアイではハンタウイルス肺症候群の患者にも接しました。エボラに関しては、特別な治療法がないだけに、どう対処するべきなのか、を考えなければと思っていますし」

このチャンスを逃したら二度とエボラ患者に接するチャンスはない、と惠美子は思い詰めてもいたのだった。それから、検疫所の感染症対策のありかた、検疫所のエボラ対策のありかたなども話したのは、惠美子にとって、とにかく他の候補者よりも優位にならなければ、との必死の気持ちのなせる業だった。

そして、こう付け加えた。

「アフリカだから、黄熱のワクチン接種の証明書がいりますよね。私はすでに南米のパラグアイに行く前に接種してありますからご安心を」

派遣される者の条件として、接種後十日から十年の免疫効果を発揮する黄熱ワクチンを「では、これから接種します」では、候補者として落選なのである。私はスタンバイしていたのですよ、と惠美子は中谷にプッシュした。

「わかりました。追って連絡します」

こう言って電話は切れた。果たして連絡が来るものか？　来ても候補者ならず、の知らせになるのか、はわからぬ中、二十四日の夕刻に再び、

「所長、本省の結核感染症課長からお電話です」

と、総務部からの電話の取り次ぎが入った。

「中谷です。ＷＨＯとの折衝がようやくつきました。正式にＷＨＯから専門家の派遣要請

が本省に入りましたので、お伝えします」

ウガンダに行けるのか行けないのか、ここまではわからない。わずか二十秒もないが、恵美子には、それだけでも〝待つ身の辛さ〟を覚えぬわけにはいかなかった。

だが、次の言葉に恵美子はようやく安堵した。

「岩崎さん、ウガンダへ行ってください」

恵美子は、ありがとうございます、と一礼していた。

派遣されるのは、恵美子一人だけではなく、国立感染症研究所の感染病理部長の佐多徹太郎先生も一緒ですよ、と言う。

佐多は、日本では発生例のない感染症の患者の診断、治療も海外で経験している斯界の泰斗であり、恵美子としても心強い存在であった。

とはいえ、佐多とて現場で患者を診るのは初めてである。研究室や検査室などで、エボラウイルスを顕微鏡下で見た経験があるだけだ。

厚生省としても、今回の派遣に関しては、WHOの指示を重視しなければならなかった。国立感染症研究所からジュネーブのWHO本部に派遣されている谷口清州が、恵美子たちよりも先に、日本時間の二十四日に現地に入って、患者の発生の様子や患者数を把握する「疫学調査」を行うが、病院で患者を直接診断したり治療することはない、という。

今回の派遣団には、谷口の熱心な要請があった。第二陣、第三陣の派遣も検討されていた。疲労も考慮し各陣とも二週間の活動である。恵美子ら第一陣は十月二十八日に出発、第二陣は東京大学医科学研究所教授の岩本愛吉と名古屋市立大学教授の岡本尚、第三陣は未定だが、その後に派遣される。

現地の状況については国際電話で谷口と事前に連絡を取るわけだが、まず、懸念されるのは日本との連絡である。最新の情報と経過を、厚生省に毎日連絡する上での通信手段は確保できるのか、がまず問題になる。

とにかく、実際にエボラ出血熱の現場で患者に医療活動するのは、恵美子と佐多になる。日本の医療史上初のことでもあり、熱帯での医療経験がある恵美子にしても、現場で果たして必要な資材は何か、何がどの程度必要か、の目安もつかなかった。

国際電話でWHOの谷口と話した。懸念していた通信手段の問題はまずクリアーできた。谷口は、

「日本との通信手段は、GSM携帯電話（衛星電話）が使えます。Eメールは使えません。WHOの現地本部では衛星通信を使っています」

と教えてくれた。

恵美子は「何を持参するか？」を佐多と連絡を取る中で、

「ロンドンのヒースロー空港で衛星電話を一台、借りることにしましょう」

と申し合わせた。通信手段のことが頭に真っ先にあり、通貨のこと、必要な資材を谷口と相談するには、あまりにも出発までの時間がなかった。

WHOは厚生省を通じて、派遣される医師に対しては、

「自分たちの身体を感染から守るものを持参するように」

と伝えていた。身体を保護するもの、と言えば、防護服を含めた防護機材がある。

一九九九年の『感染症新法』の施行に伴い、成田空港、関西国際空港など大型の国際空港には、各種の防護服や防護の資材が配備されていた。万一、エボラなど一類感染症の症状を呈する患者が入国した場合、患者の処置に必要な防護服や防護機材の一式が常備されている。

成田空港の検疫所にストックされている防護服、医療器材、医薬品等から「必要」と思われる資材をリストアップして、成田空港で出発前に受け取るしかない。

対応疾患によって防護機材は異なる。

これらは大きく三つに分けられる。

空気感染するペストや天然痘などでは、マスクはウイルスを通さない素材でできたもので、かつ顔の面との間にすき間ができないように作られたものが必要となる。

血液や体液が飛んだりして感染する「飛沫感染」から身を守るもの、感染源に接触することによって感染する感染症ではマスク、手袋、アイガード（ゴーグルなどの眼鏡類）、ガウン、長靴などが必要である。

感染の原因がわからない、特定できないものの場合には、これらすべてを満たしたものを用意する必要があった。一類感染症が明記された『感染症新法』が制定されてからは、より整備されたことを恵美子は、勤務経験もあるだけに理解していた。

〔成田の検疫所に厚生省業務管理室が連絡して、協力を依頼してくれるはず。借り出してもストックが十分にあるし〕
恵美子は勤務の経験上からも、佐多に提案した。
そして、恵美子は佐多、成田空港と連絡を取り、空気感染する恐れはエボラ出血熱では考えられないことから、飛沫感染、接触感染の防護を目的としたものをウガンダに持参すると決めた。資料リストに目を通して、そこに数量やらを書き込んで、梱包してもらう。
このとき、頭にあったのは、
〔持ってくるのを忘れた、では済まない。ウガンダの病院では、不足している資材も多いだろう。できるだけ多く持参すればいいだろう〕
と質はもちろんだが、量へのこだわりであった。
そのこだわりは、エボラ出血熱のアウトブレイクは一九九五年に旧ザイール（現・コンゴ民主共和国）で発生して以来、という重大事からの警戒でもあった。
エボラ出血熱は、一九九〇年代半ばに世界で一般に知られ、その頃に突如として現れた印象を与えもするが、最初に発見されたのは一九七六年である。
同年六月末、スーダン南方で突如発生し、二百八十四人に感染、百五十一人が死亡した。その二カ月後の八月末、旧ザイールのエボラ川の流域でアウトブレイクが起こった。三百十八人が発病し、二百八十人が死亡と死亡率は八十八パーセントにものぼった。
以後、今回のウガンダのアウトブレイクまで、世界では以下のようにエボラ出血熱の発病、並びにウイルスの発見があった。

年	発生国	感染者（人）	死亡者（人）	死亡率（パーセント）
一九七六	イギリス（検査室での感染）	一	〇	〇
一九七九	スーダン	三十四	二十二	六十五
一九八九	アメリカ（フィリピンからの輸入猿）	〇	〇	〇
一九九〇	アメリカ（フィリピンからの輸入猿）	〇	〇	〇
一九九二	イタリア（フィリピンからの輸入猿）	〇	〇	〇
一九九四	ガボン	四十九	二十九	五十九
一九九四	コートジボアール	一	〇	〇
一九九五	ザイール	三百十八	二百四十四	七十七
一九九六	ガボン	三十七	二十一	五十七
一九九六	南アフリカ（ガボンからの輸入例）	二	一	五十
一九九六	フィリピン	〇	〇	〇

一九八九年、アメリカでフィリピンからの実験用の猿からエボラウイルスが発見されたのは、日本の研究者を震撼（しんかん）させ、「将来、日本にも上陸する可能性はある」との危機感を

植え付けた。

結果的に、今回のウガンダでのアウトブレイクは、感染者数四百二十五人で二百二十五人が死亡する、死亡率五十二・九パーセントを記録することになる。

準備は万全を期しても、現場に立ってみるまではわからないものがある。

エボラに関する事前学習と言っても、インターネットで検索したり、『感染症新法』の施行にあわせて日本医師会が編著で発刊した『感染症の診断・治療ガイドライン』の一類感染症のイの一番に出ているエボラ出血熱のページを見るぐらいで出発が迫ってきた。

同書の中で、エボラ出血熱を執筆しているのは、国立感染症研究所副所長の倉田毅(くらたたけし)だった。海外の研究所において、エボラウイルスを日本人医師として初めて顕微鏡下で見た研究者として知られている。

〔現場に行ってみて、実際にその場になってみないとわからない。むしろ〕

恵美子は「ウガンダという国について」把握する必要もあると考えた。

恵美子はこの期に及んで初めて、どんな国なのかをインターネットでの検索、勤務後に書店に立ち寄り、旅行ガイドブックを購入して情報に目を通してみた。ウガンダ、の国名は知られてはいるものの、アフリカ大陸のどこにあるのか？　どんな歴史があるのか？　公用語は？　平均寿命は？　などについてはまったく知らなかった、と思い知る。

〔今回のアウトブレイクがなければ、一生、訪問することはなかっただろう。ウガンダについて知ろう、という意欲も湧かなかっただろう〕

恵美子の正直な気持ちだった。

ウガンダは正式にはウガンダ共和国という。位置はアフリカ大陸中部の東で、赤道直下にあり、国際的には東アフリカに区分される。東アフリカに地理上、属する国は他にスーダン、エリトリア、エチオピア、ソマリア、ケニア、ルワンダ、タンザニア、ブルンジである。

国土の大部分は平均海抜千二百メートルの高原地帯で、アフリカ最大の湖のビクトリア湖からナイル川が南北に流れ、ナイル川の流域は野生生物の宝庫のジャングルになっている。国土の五分の一は湖沼、川だ。

〔ビクトリア湖って、名前は聞いたことはあるけれど、ここにあったんだ〕

購入したガイドブックの地図を見ながら、恵美子は知識を入れてゆく。

アフリカながらも、気候は高地によるサバンナとビクトリア湖があるため、年平均気温は二十一～二十三度と、暑過ぎず温暖な気候である。三月から五月、十月から十二月は雨期だ。しのぎやすい気候のため、第二次大戦中はドイツに占領されかけたイギリスが首都をウガンダに移そうとしたほどだった。

主要産業は農業ではコーヒー、綿、紅茶、鉱業では銅、コバルトである。首都はカンパラ、国土面積は二十四万一千平方キロメートルで日本の約三分の二。時差は日本より六時間遅れである。

一九九八年の統計では人口は二千二百八十万人。公用語は英語、他にスワヒリ語、ルガンダ語があるが、一八九四年から一九六二年までイギリスの保護領「保護領ウガンダ」であったことから英語がもっとも多く使われている。宗教はカトリックのキリスト教が国民の三分の一を占め、残りは他のキリスト教、イスラム教、伝統的宗教となっている。

平均寿命は一九九八年の統計では、男性が三十九歳、女性が四十歳と低い。ちなみに日本は男七十七歳、女八十四歳である。

エイズが深刻な医療問題になっているが、その他の感染症では、マラリアは全四種類が、黄熱、コレラ、アメーバ赤痢、腸チフス、ハンセン病、リーシュマニア症、トリパノソーマ病（アフリカ睡眠病）、住血吸虫症……枚挙に遑なく常在していた。これだけの疾病がはびこるのは国民の低栄養の問題もある。

無論、アフリカは黄熱のメッカ。ウガンダ入国の際にも、黄熱ワクチン投与済みの黄色い証明書が必携となる。

ウガンダでのエボラ出血熱の現場は、ウガンダ北部のグルという地区で、首都・カンパラにあるエンテベ国際空港から、小型飛行機で約一時間、車だと四時間の所にある。

グル地区の人口は一九九七年の調査では、四十六万九千七百人であり、農民がほとんどだが、このうち四十パーセントが母親を中心とした核家族でマッシュルーム型の家に住み、それらが数戸集まって大家族を形成していた。

ウガンダ北部は反政府ゲリラの活動が活発で、地雷が埋められているとの噂から旅行者はもちろん、国連関係者も移動に小型飛行機しか安全が確保できない〝危険地帯〟と認定されていた。その危険地帯からわずかに南下した場所が、グル地区なのである。

厚生省からの連絡によると現地で、惠美子や佐多が勤務するのはグル病院との予定だが、そこでは、現在、イギリス人の医師一人、CDC派遣の医師一人、MSF（国境なき医師団）の医師一人、ウガンダ人の医師二人が勤務している、という。

これは惠美子がウガンダに入ってからわかったことだが、エボラがウガンダで発生したのに対して日本政府は即座にWHOに多額の浄財を提供していた。WHOは、日本人の医師がエボラの現場で医療に参加することを断るのは難しかった。

WHOが日本人医師を派遣するとはいっても、日本政府が提供した資金で、往復の旅費、滞在費を含めた一日九十ドルほどの日当を賄うのである。日当は惠美子らが帰国してから払われるので滞在費は立て替えることになる。


出発前日の二十七日、厚生省から国家公務員用の緑色のパスポートをようやくもらった。WHOから送られてきたエコノミー席の航空券も合わせて受け取った。片道は、二十八日の正午発のJAL便（日本航空）で成田空港からロンドンのヒースロー空港に入り、翌二十九日、ロンドンのガトウィック空港からウガンダの首都カンパラのエンテベ国際空港に向かう。帰りの航空券は、現地のWHOが手配することになっていた。

二十四日の派遣決定から出発まで正味三日の中で、パスポートの発行、ビザの取得に関係者も奔走してくれたようだった。

パスポートと航空券を受け取った後、成田空港に行き、携行品を確かめた。

恵美子と佐多の二人の医療器具及び資材は、大型段ボールに十個と相成った。ガムテープで封をしてあるが、プラスチックテープでの梱包もかけられていた。「WHO」と白い段ボールの表面には黒マジックで書かれている。

それに恵美子も佐多も、自分の手荷物として大型のスーツケースがある。

「これじゃ、二人では一度に運べないわね」

恵美子は難儀して詰めてくれたであろう職員に感謝とねぎらいを掛けるも、

〔たくさんで困ったなあ。税関で止められるし、搭乗手続きのときには超過料金も取られるだろうし〕

と心配もしていた。帰るときは全部、ウガンダの病院にプレゼントしてくればいいや、と思っていたが、恵美子や佐多の希望に合わせるのみならず、成田空港検疫所の職員はWHO、CDC発行のマニュアルを参考にしていた。そのマニュアルはいずれも、インターネットにアクセスして調べたものだった。

診療では、帽子、マスク、目を覆うアイガード、白衣の上に着用する防水ガウン、上衣のガウンの袖を挟むことができる二重のラテックス製の手袋、ガウンの上に身につけるビニール製のエプロン、丈の長いゴム長靴、長靴を覆うカバーなどが必要だ。

当然、用意されていたが、着るのにあたっては当然、汗が出る。アンダーウェア（下着）も考えなければいけないわけで、恵美子、佐多らも考慮して持参していたが、成田空港検疫所ではディスポ製品（使い捨て）のアンダーウェアを用意していた。

ゴム長靴にしても、惠美子のサイズのもの、佐多のものとある。男性のみの派遣ならば、成田空港検疫所も困ることはなかっただろうが、惠美子が入ったことで惠美子の体格に合うサイズにも配慮してくれていた。

医療器具、医薬品関係も当然、持参する。聴診器、血圧計、デジタル体温計、ディスポ注射器、採血計、イソジン消毒薬、マラリア検査キット、蚊取り線香、漂白剤、アルコール綿、飲む点滴の役割を果たすスポーツドリンクの粉末、ポンプ式の石鹸液、ボディーシャンプー、ウエットティッシュ……。途上国に行くにあたっては、停電は予想されることである。懐中電灯、電池、ペンライトはもちろん、ガムテープ、万能バサミ、カップラーメン、ティッシュペーパー、トイレットペーパー、各サイズのビニール袋、厚手の廃棄物用の手袋、マジックなども持ってゆく。

今回、成田空港検疫所が用意してくれたのは携行品の品目をあげるだけで、実に九十七品目もあった。イソジン消毒薬、ガムテープ、ディスポ注射器など惠美子や佐多が独自に用意したものが携行品と重複している物も少なくはなかった。

携行品を詰めたときの重さと運びやすさを考えて、段ボールも増えたわけだが、段ボールの上には、日本語と英文で書かれた内容物のリストがある。このリストは惠美子、佐多も持ち、税関や空港カウンターで提示する。

二十八日の午前、エコノミー席のため、当然、段ボール十個分に関しては超過料金を請求された。必要なものを成田空港検疫所が揃えたとはいえ、手荷物の超過料金をタダにするのは難しいものがある。だが、このときは、惠美子の成田空港検疫所の勤務経験が大きな力を発揮した。

空港検疫所の職員と面識があったことで、うまくかけあってもらい、

「この段ボールはアフリカでの医療活動に必要な資材です」

と日本航空のカウンターで話すと、超過料金なしにしてくれた。

もちろん、これは成田―ヒースロー空港までが対象である。

このとき、惠美子、それに佐多は翌日のガトウィック空港で、段ボールの存在が難儀を生み出すとは思いもよらなかった。医療活動に必要な資材、と言えば大目に見てもらえる、と思っていたからである。

ロンドン・ヒースロー空港に向かう機内で、惠美子と佐多は、今回の調査の四方山話をする。佐多は国立感染症研究所の代表ということで派遣された。一方で惠美子は、かねてからの一類感染症の現場での経験を志願して派遣されることになった。そこで、佐多が惠美子をこうからかった。

「僕は厚生省から連絡があったとき、〝行きますか？〟と言われて、〝ええ、行ってもいいですよ〟と答えた。でも、岩﨑さんは〝行きますか？〟と言われて、〝是非、行かせてくださいって言ったんだよね。〝行ってもいい〟と〝行きます〟の差は大きいからね」

ヒースロー空港に到着したのは夜だった。

衛星電話を借りる手続きをするが、難儀だったのは段ボールである。赤い制服を着た空港ポーターに手伝ってもらって、税関をくぐり抜けた。衛星電話については、

「一台借りて、二人で使えばいい。料金は折半で」

恵美子と佐多は取り決めた。衛星電話の借用料、使用料は佐多のクレジットカードで賄う。佐多が借りに行き、恵美子は段ボール十個を見張っていた。

ロンドンに一泊してから、翌日、ガトウィック空港からウガンダに行く。ホテルはガトウィック空港にほど近い。ヒースロー空港からホテルまでは、車で約一時間の道のり。ホテルに向かうまで、段ボール十個は相当にかさばった。

成田空港の出発時には、空港検疫所職員の手を借りられたが、ここでは恵美子と佐多の二人しかいないのだ。

ホテルに移動するにも、これだけの段ボールを一度で運べるだけの大きさのタクシーでなければならない。無情にも、夜のロンドンは雨が降っている。

もう一度、赤い制服を着た空港ポーターに助けを求め、段ボール十箱を運べるタクシーを見つけてもらい、段ボールを押し込んだ。段ボールの中に二人は紛れ込む恰好になった。

恵美子は佐多に、

「佐多先生、ロンドンのタクシーは大きくて、親切ですね」

と日本語で話し、笑いあった。

翌朝は、昨夜同様に大きめのタクシーでガトウィック空港に到着して、搭乗手続きをす

る二人だったが、ここでは成田空港のようにはいかず、手荷物の超過料金を請求された。請求額はなんと二千六百ポンド（約四十六万円）であった。

　国際的に医療活動する者にとって、こうした場では交渉力が要求される。佐多が英語で、

「これらの段ボールは、ウガンダでの医療活動に必要なものばかりです。単なる旅行ではありませんので、超過料金については……」

　減額、あわよくば成田空港と同様に無料を懇願するも、若い青年職員は交渉に応じてはこない。若い職員ゆえに規定を遵守しなければならないのか、何度か佐多が試みても、ノーを繰り返す。ウガンダも医療活動もまったく関係はなく、「だから、それがどうした？」の表情を見せもする。

　満を持して惠美子が登場する。佐多と入れ替わっての交渉。強気の姿勢を出しながらの惠美子の言葉に迫力があったのか、青年職員は女性職員と入れ替わる。ベテランの年配女性がカウンターに現れた。彼女は、

「では、半額にしますよ」

　と折り合いを示す。

「もう少し何とかならない？　ウガンダの人命救助に必要なものばかりなんだから」

　ウガンダに行きたいか、という厚生省の電話の際、必死に自分を売り込んだとき同様、惠美子は必死だったが、千三百ポンド（約二十三万円）以下になる見込みはなく、支払いを決めた。衛星電話の借用料を佐多に払ってもらったこともあって、ここは惠美子が立て

替えねばならない。とはいえ、惠美子の所持金は米国ドルが日本円にして約三万円、日本円は十万円程度しかない。クレジットカードがＯＫ、と言われて、惠美子はカードで精算した。

〔超過料金もクレジットカードで払えるなんて知らなかった。ホテルの滞在費が足りなくなったらどうしようか？　カードが使えないなんてことはないと思うけれど……〕

滞在時間が長かったインド、タイ、パラグアイに行ったときは大型のスーツケース二個で賄え、エコノミー席でも超過料金は取られなかった。海外での滞在が二週間と短期ながらも、段ボールの山を要したのは、エボラ出血熱がそれだけ脅威であり、日本にとっては未知の感染症であることを意味していたのである。

ウガンダのエンテベ国際空港までは約八時間の搭乗だった。二百人ほど乗れる中型ジェット機で、ほぼ満席だった。ガトウィックを朝出ても、時差があるため、エンテベに到着するのは深夜になる。

〔エボラが流行している、といっても、それはグルー部のことで、国民全体の関心ではないわけね〕

惠美子が満席の機内で感じた印象はこれだった。

惠美子はタイ、インド、パラグアイでの医療経験から、もっとも大切なのは、現地スタッフとの「協働」であることを知っていた。宗教、文化、風俗が異なるだけに、患者たる住民に対する理解はもちろんだが、途上国だけに医療関係者の社会的地位は極めて高く、プライドも高い。そこに割って入るわけであるから、私利私欲なく、働く姿を見せて、意思の疎通を活発にして、理解を得られるかが課題にもなる。

十月三十日と日付が変わった頃、カンパラのエンテベ国際空港に到着。夜中に到着したゆえで、機内からはナイル川の様子や熱帯雨林はまったく、見えなかった。

WHOウガンダ事務所の職員の出迎えを受けるはずであったが、それらしき者は見当たらない。段ボール十個に対して、税関は「中身はなんだ？」とクレームをつけた。

「医療器具であり、グル地区のエボラ出血熱の治療のために」

と税関と掛け合っているところに、ウガンダ人のWHOの職員がやって来て、その場は収まった。この日はカンパラに宿泊するが、移動の車の中で見た車窓は、首都ながらも、真っ暗闇であった。

とはいえ、さすがは首都だけに、世界的に知られるシェラトンホテルがある。当然、カンパラ一の高級ホテルだ。そこに惠美子と佐多は宿泊した。到着しても、直ぐに休めるわけではなかった。それぞれの部屋で、惠美子も佐多もインターネットや、衛星電話が使えるのかを確認して、翌日からの行動に備えるのであった。

翌日午前、ウガンダ日本大使館を訪問した。ウガンダ大使はケニア大使を兼任しており、あいにく不在で、大使館に在勤していた公使との面会になったが、

「遠路、ご苦労様です」

といった挨拶（あいさつ）程度で、エボラの流行について何か情報を持っているわけでもなかった。

午後、WHOのウガンダ事務所に行く。

日本からの二人の医師が現地入りすることで、働き詰めだったイギリスから来ているWHOの派遣医師に休暇を三日後から取らせる、という。その引き継ぎを、ここ二日で現地で行わなければならないとも教えられた。

だが、はるばる日本から来た、と言っても、WHOの事務局には歓迎ムードはなかった。

「何があなたたちにはできるんだ?」

と問われているムードがあった。

事務局のソファーの机には、エボラ流行を伝える地元紙があった。タブロイド判でカラー刷りの『THE MONITOR』と『THE NEW VISION』の二紙であった。共に一面に、前者は「Ebola victims 60% women (エボラの犠牲者は六十パーセントが女性)」、後者には「First Ebola Victim Found (初のエボラ患者見つかる)」の見出しが付けられていた。

疫学調査に加わっている谷口も入って、英語と日本語を飛び交わせて、恵美子と佐多は、これまでの現地の状況のレクチャーを受けた。

エボラの患者が発生したのは八月二十八日と推測された。九月十八日には十人となり、十月九日には五十人近くになり、十月二十三日には六十五人を超えた。

「グル地区のグル病院と、ほど近いラチョア集落のセントメアリー病院の二カ所に、エボラの患者は収容されています。現地ではＷＨＯ、ＣＤＣの疫学チームのスタッフが奮闘して、どうやら最悪の時期は乗り越えられたのではないか、と推測されています」

ただし、との断りが続いた。

「そこに至るまでに、二つの病院では看護婦や清掃担当のクリーナーに犠牲者が出ています」

院内で接触感染も起こっているのであった。

アフリカは、大自然への畏敬の念が強く、また呪術性も強い。その観念とエボラ出血熱のアウトブレイクは無縁ではなかった。

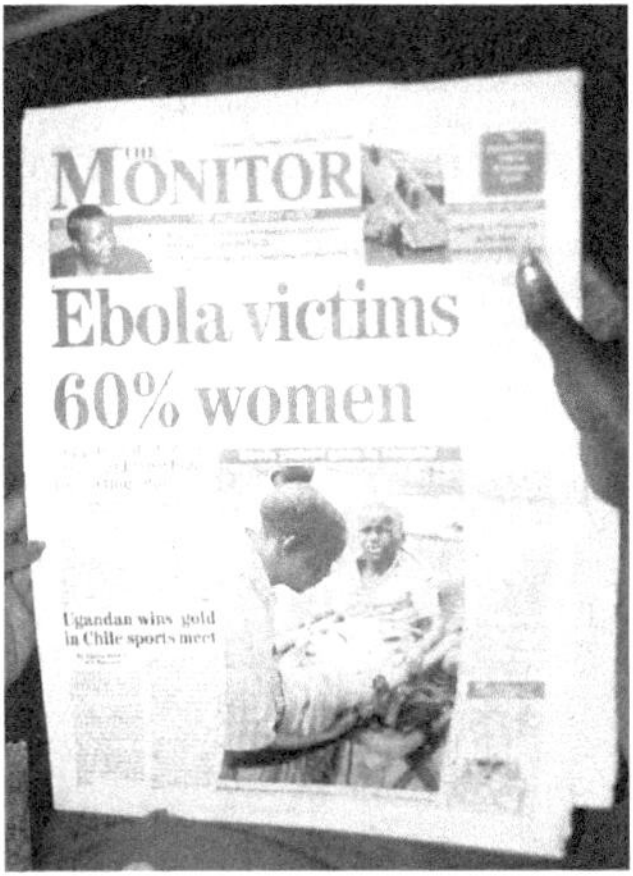
THE MONITOR
Ebola victims 60% women
Ugandan wins gold in Chile sports meet
現地新聞の報道

「大家族を形成して、一家一族の相互扶助で暮らしているグル地区の人々にとって、葬儀は大切なものです。霊魂を信じ、霊魂を慰め、安置させるために、葬儀では死者の体を川で洗い、拭き、弔うのです。死者の死亡原因が何であれ、その慣習は行われます」

この説明に恵美子は即座に、

「死者の体への接触がアウトブレイクの主要因になったな」

と推測した。もちろん、WHO、CDCの医療チームが死者への接触を慎むように働きかけてきた。

〔現地の人々はエボラを恐れているのだろうか？　死者の体を拭いたりすることとエボラ出血熱に接触する、という概念は異なるものなのだろうか？〕

医学面からの検討を加えると……葬儀では死者の顔や口を素手でそのまま触る習慣がある。死者の血液や体液、さらには汚物が死者の体には付着しており、そこに直接、人々は手を触れる。その後、同じ洗面器の水で一家が手を洗うこともあるだろう。その手で自分の口や目、鼻に触れたり、汚染された手のまま食事をする。家族や親戚の中での感染は、こうして容易に行われるのである。

今回のアウトブレイクを重視したウガンダ政府は、葬儀を禁止し、軍の兵士を現地に派遣し、死体埋葬は各家庭では行わせず、しかるべき防護服を着用した軍兵士の手で埋葬しているとも恵美子らは教えられた。

今日、恵美子、佐多らを迎えるまで、WHOの対応は以下のようであった。

十月八日、セントメアリー病院とグル地区の保健担当者が、首都カンパラにあるウガンダ保健省に「普段は見られない疾患が流行している」と連絡をした。

グル地区は北のオビロ村の有力者の葬儀に出た人の中に、次々に患者の発生が見られた。症状は急激な発熱が起こってから、強い筋肉痛、鼻や口、肛門等からの出血が見られて死亡するものだった。死亡者は十人を超え、セントメアリー病院の看護学生二人も入っていた。

ウイルス性による出血熱が疑われたが、エボラ出血熱と確認するのは専門の研究所もないウガンダでは無理なことであったが、エボラ出血熱と疑ったことは、十月十日、グル地区での対策本部の設置に表れるのだった。

同時に、グル地区にあるグル病院とセントメアリー病院に隔離病棟が設けられた。グル病院は、二百五十床の平屋建ての病院で、約五十床を隔離病棟に変更した。六百床を誇る同じく平屋建ての病院で、東アフリカでも随一の設備を誇るセントメアリー病院もこれにならった。

十一日にはウガンダ保健省はセントメアリー病院と周辺の村で調査を開始し、WHO本部には電子メールで「エボラ出血熱らしき疾患のアウトブレイクの発生」を報告した。

二つの病院で入院患者十七人を調べたが、十一人はこの日に死亡した。死亡した患者は、発症前にエボラ出血熱で死亡した身内の葬儀に出席していたか、入院した患者を見舞ったりしていた。さらに、家族の中でエボラ出血熱で死亡した者が一人以上いるのだった。

生きている五人の患者から採血し、その血液をWHOと協力関係のある南アフリカのヨハネスブルグにある国立ウイルス研究所に送付した。

十月十二日、ウガンダ保健省がWHOウガンダ事務所に報告し、援助を要請した。

担当者がグル地区に向かって視察。グル病院でバリアーナーシング（感染防御下における医療行為）の指導をし、患者から血液を採血して、WHOとして南アフリカの国立ウイルス研究所と、アメリカ・アトランタにあるCDCに送付した。

エボラ出血熱の疑いはいよいよもって高まり、ウガンダは政府内に対策本部を設置し、軍隊まで動かした。

十月十五日、遂に病原体が特定される。BSL4のエボラ出血熱であった。報告を受けたウガンダ政府はウガンダのマスコミに公表し、国内全域に警戒を呼びかけた。そして、改めて、グル地区にウガンダ保健省とWHOウガンダ事務局の専門家を技術援助のために派遣した。

十月十六日、ウガンダ政府はWHOを通じて、国際的な援助を要請した。WHO、MSF（国境なき医師団）、CDCの診療担当者らが国際援助チームを編成して、ウガンダ入りし疫学調査や活動を開始した。

そして、この日、WHOは、ウガンダ・グル地区でエボラ出血熱のアウトブレイク、を公式発表してプレスリリースした。それを恵美子はインターネットで見たわけである。

WHOはウガンダ保健省の要請を受けて、十月十日に設置したグル地区の対策本部に対して以下の援助を行うことになった。

①国際的な支援体制の調整
②バリアーナーシングをはじめ、感染対策手段の提供
③感染者の発見、監視、追跡調査

④防御器材の提供

これらを行うための資金をまず援助したのが、日本、ドイツ、アイルランド、イタリアであった。そして、WHOへ日本政府（厚生省）から、専門家チームの派遣の用意があることが伝えられた。その第一陣が恵美子と佐多になったわけだった。

レクチャーを受けた後、午後二時、エンテベ国際空港からWHOがチャーターした小型飛行機でグルに向かった。WHOのウガンダ職員に恵美子、佐多、残りの座席は段ボールが置かれた。チャーター機の調達には日本の援助金などが使われ、関係者の足を確保していた。

一時間の飛行で、赤土が露出するサバンナの大地に点在する円形の茅葺き屋根の家々、通称マッシュルームハウスが見えて来た。平均的な農民の家だった。

電線などはなく、上空から集落の視界を遮るものはいささかもない。集落の周囲は、耕作地の様子で、自給自足の生活がうかがわれる。

この一見穏やかで平和な集落にエボラ出血熱が突然、襲ったのである。

エボラ出血熱患者の体に付着した体液や血液に直接触れることで感染したのはもはや自明である。が、どうやって最初の感染が起こったのか、感染を引き起こした媒体動物は何であるのか、は今もって判明はしていない。昆虫か、それとも哺乳類か、と専門家の間で

も様々な説はあるが、恵美子は、個人的には、

〔熱帯地方に多く見られる吸血コウモリがエボラウイルスを持っていて、チンパンジーを吸血したりして感染させ、捕獲などの接触によって結果、人間への媒介の役割を果たしているのではないか〕

と、ウガンダでの二週間の滞在で知り合った南アフリカのウイルス研究所の科学者の話などから漠然と推測することになる。

午後三時過ぎ、サバンナの中の小さな空港にチャーター機は到着した。タラップから降りると、アフリカの日差しが肌を刺す。空港には、WHOの現地担当者がいた。

グル病院に行くのは、翌三十一日からとなる。エボラ出血熱が相手だけに、このまま病院に、と簡単に立ち寄ることはできない。そのため、グル病院で働き、休暇を控えたWHOチームのイギリス人医師のサイモンが勤務を終えたら、恵美子、佐多の宿泊するホテルを訪ねて、患者及び病院診療について概略説明するという。

WHOのロゴが車体に入った車で向かうが、集落近くを通ったとき、恵美子は意外なことに気づいた。エボラ出血熱のアウトブレイクが起こっているとは言っても、住民の多くは元気に日常生活を送っている。

男性はTシャツにハーフパンツでゴム草履、少し上流と思われる者はボタンの付いた半袖シャツにスラックスに革靴、女性はゆったりとした素朴なワンピースにゴム草履が一般的な住民の姿であった。女性はマッシュルームハウスの近くでタライを使って洗濯したり、

マーケットとおぼしき場所では、トウモロコシを火で炙って売っていた。住民の交通手段は徒歩が中心だが、街には自転車も多く見かけ、自転車タクシーも見られた。

宿泊するホテルは『アチョリ・イン』という名前で、グル地区では外国人向けの〃最高級〃のホテルだった。もちろん、日本流に言えばビジネスホテルクラスである。

部屋の内容のほどは、恵美子にとって合格点がつけられた。とりあえず今はシャワーの湯は出るし、電気もしっかりつく。しかし、クーラーはなく、涼を取るには網戸しかない。ベッドの上には蚊帳も設置されている。蚊帳は、もちろん蚊の刺傷を防ぐわけだが、ウガンダも含めてアフリカは何と言っても、マラリアや黄熱、デング熱と蚊の媒介する感染症の巣窟である。かの野口英世は黄金海岸（現ガーナ）のアクラで黄熱に罹患し、殉職した。

今の時代には黄熱のワクチンがあり、一度打てば、十年の免疫が保持されるが、マラリアに関しては有効なワクチンなどない。世界的に予防内服で最も効果的とされているのは、メフロキンという錠剤である。二〇〇一年の十月から日本で認可されたが、当時は日本国内で買うことはできなかった。大人では週に一回一錠（二百五十mg）を服用する。出発の一週間前から飲んで、流行地を離れてからも四週間服用する。

恵美子はこれまで幸いにもマラリアに罹患したことはない。〃本場〃アフリカでは、滞在中、毎朝、マラリア治療薬のひとつで罹患前に服用すれば、ある程度の予防の効力を発揮するプログアニルを二錠ずつ飲むことにした。

恵美子たちが服用するのは一錠百mg。毎日二錠ずつ、メフロキンと同様に出発の一〜二日前から流行地を離れてから四週間続ける。恵美子は突然の出発で出発前は飲めず、現地入りしてから飲んだ。

もちろん、予防薬を飲んだとはいえ、完全にマラリアを防ぐことはできない。特にプログアニルでの予防は、単独での服用では期待できない。ドキシサイクリンという薬との併用を考え、恵美子は持参していったが、今までマラリアに罹ったことがなく、プログアニルだけでよいや、とタカをくくった。

エボラ出血熱の現場に来て、いきなりマラリアで倒れる、との事態は許されない。蚊に刺されぬよう、百パーセント防御するのは不可能なだけに、自分で対策をせねばならないのだ。

夜、WHOのサイモンがホテルを訪ねて来た。

四十代の、百八十センチ以上ながらもスリムな体型、頭髪はやや薄くなっているのがサイモンの外見だった。温和なイギリス英語を話すやさしい人だな、が恵美子の最初の印象だった。

ホテルのレストランで『ナイルスペシャル』というウガンダのビールを飲みながら、テラピアのフライやパンなどの夕食を取り、サイモンと打ち合わせをする。

サイモンはグル病院で臨床の「感染管理」を担当していた。患者を治療する医師団はいるが、重篤な患者を収容している以上、病院が新たな感染源となる可能性がある。院内感染を防ぎながら、患者の治療を行う「バリアーナーシング」の確立と指導に当たっていた。

というのも、今は病院を清掃するクリーナー達も防護服姿であるが、犠牲者が出るまで、クリーナー達は防護服を身につけていなかった。病院内での感染をまず防ぐことをサイモンは意識して、「バリアーナーシング」を確立したのである。

サイモンは明後日から休暇のため、いなくなる。グル病院では、五人の医師で二週間、エボラ出血熱に対処していく。恵美子、佐多、それにCDCから派遣された医師で四十歳を少し出たダン、ウガンダ人の医師二人、MSF（国境なき医師団）から派遣された三十代のコロンビア人女性医師のモニカである。

恵美子と佐多を除けば、彼らは現場での二週間以上の経験はある先輩たちであった。

「グル病院の勤務は、午前八時半から午後六時までです。日曜、休日も同じ勤務態勢です。午前中に病棟の回診をします。感染をこれ以上増やさないこと、医薬品、医療器具の不足もあって、検査、治療はどうしても最低限にならざるを得ない。エボラ出血熱を疑って外来へ来る患者を早期に診断してエボラと判明したら、直ぐに隔離病棟に収容することです」

平屋建てで二百五十床のグル病院の見取り図を見せてもらった。グル病院は三つの病棟に分けられるが、エボラ関係で使わぬ病棟にはエイズ患者もいるという。更衣室、エボラ出血熱患者病棟、エボラ出血熱疑い患者病棟と病棟は区分され、患者がエボラかどうかを識別するトリアージテント（トリアージとは識別の意）が病棟の外に設置されている。

「グル病院の周囲は、ビニールフェンスが張られています。これはMSFが設置したものです。スタッフはまず、更衣室で防護服に着替えます」

更衣室では長靴をまず履き、薄手の手術用の手袋をしてから、青い防護服を着用する。それから、頭部から首の後ろまでを覆う帽子を着用してから、鼻と口を覆う医療用のマスクをし、ゴーグルを着け、もう一枚、手袋を着用する。

「更衣室を出た直後に長靴を長靴洗いの消毒槽で洗ってから、病棟の入口のエプロンルームで白いビニールエプロンを防護服の上に着用します。病棟に入れるのは、それからとなります。グル病院から出るときは、今と逆の手順を取ります。患者がグル病院に収容されるときは、トリアージテントで診察を受け、エボラ患者の疑いがあれば、疑い病棟にまず入り、エボラ抗原検査を受けて結果が出るまで、そこで待ちます。また明らかにエボラ出血熱と診断した場合には、検査結果を待たずにエボラ病棟に入れます」

疑い患者の検査結果が陽性であれば、エボラ病棟に移る。陰性であれば病状に応じて帰宅させたり、そのまま監視入院させる。

〔難しい……〕

恵美子は思った。文献やレクチャーで聞いた話で、エボラ患者の初期症状は発熱、頭痛、筋肉痛である。これはマラリアでもみられるものだ。それから悪寒となるが、悪寒になる前のマラリア患者がトリアージテントを経て、疑い病棟に入れば、何らかの接触でエボラに感染する場合があってもおかしくはないのだ。

「WHOの疫学チームが現地のボランティアを指導し、モバイルチームを編成するようになってからは、集落を回ってエボラ患者を発見して、車に乗せてトリアージテントに連れて来るようになり、重症患者の来院が増えました。歩いて来る患者、家族に連れられて来る患者もまだまだいます。エボラを心配している人達も多く来ます」

エボラが最優先なので、マラリアやその他の感染症を罹患していても、適切な治療は今回は識別がつき次第、他の医療機関に治療を依頼する。

空港に到着して感じたアフリカは、アフリカという割には、日差しは強いが気温がさほど高く感じられない。それはサバンナの乾燥地帯で湿度が高くないからだろう。しかし、病院に冷房装置などはない。

〔予防服やマスクを着けただけでも、汗が相当出るのだろうな。ゴーグルをすれば、曇って見えなくなるのでは〕

恵美子は現場治療の難しさを思い知った。

去る二〇〇〇年七月、九州・沖縄サミットではバイオ・化学テロ対策を考慮して、警察や医療機関は六月に名護市や福岡市で宇宙服にも似たバイオスーツを着用しての非常訓練が行われたが、夏の日差しの中で全身を密封するスーツは「長くても二十分の着用が限度だった」との話を恵美子は思い出していた。

恵美子をはじめ外国から派遣された医師らは、午後二時に昼食を取りにホテルに戻る。約一時間の休憩には、水分の補給も兼ねる。

話を聞いただけでは、やはりわかりかねる。グル病院に行って、スタッフの動きを見て、

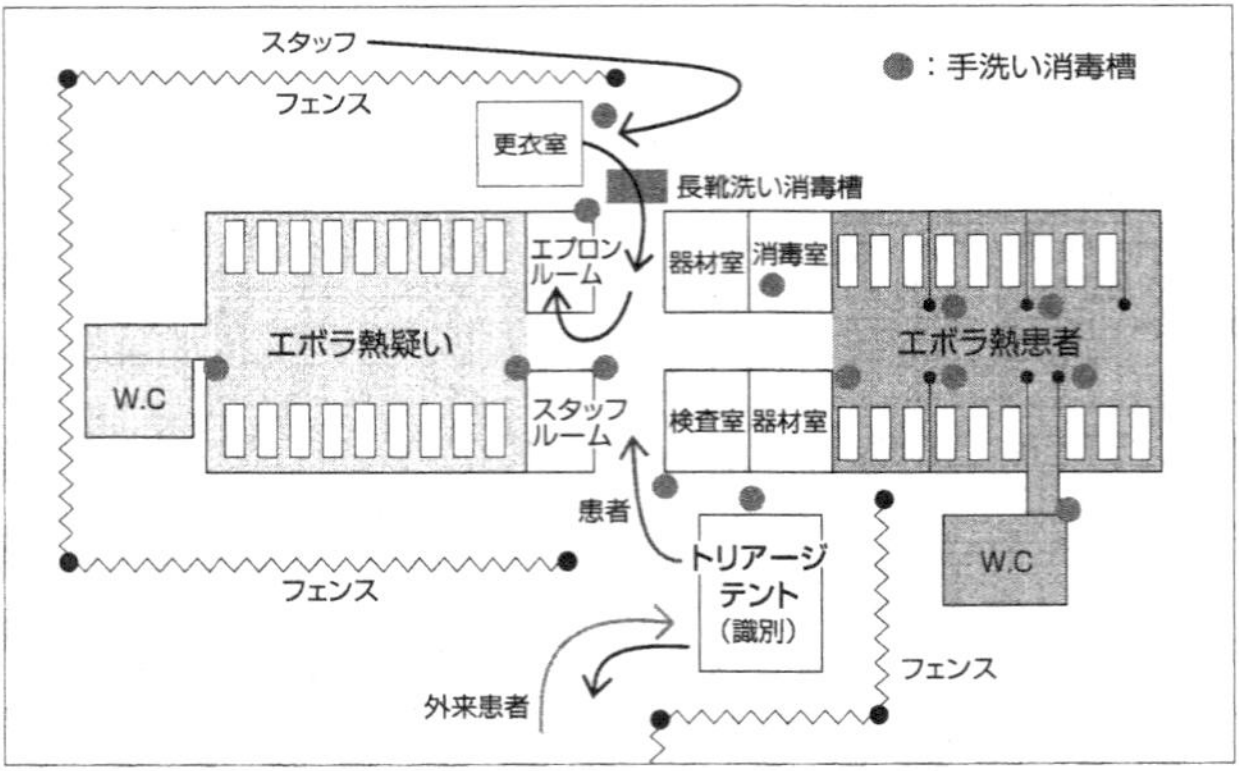

グル病院のバリアーナーシング図

患者に接してみなければ、勝手はわからない。〔自分たちが持参した、段ボール十箱は果たして役に立つのか？〕の心配もあった。

夕食後、明日(あした)に備えて早く就寝する。アフリカの夕焼けをこの日は見逃し、ホテルの周囲も暗くなりかけている。ホテルのレストランの外に人影が見えた。銃を手にした、軍隊の若い兵士であった。ウガンダ政府はWHOからの派遣医師団の安全確保を考えて、ホテルに常駐させて、巡回させていたのであった。

朝起きたのは六時頃だった。赤道直下の国であり、一年を通じて午後六時に暗くなり、午前六時に明るくなる。

そして、朝一番で恵美子はマラリア予防薬のプログアニルを二錠飲む。舌に乗せ、ホテルの売店で買った五百ミリリットルのペットボトルのミネラルウォーターで胃袋に押し込

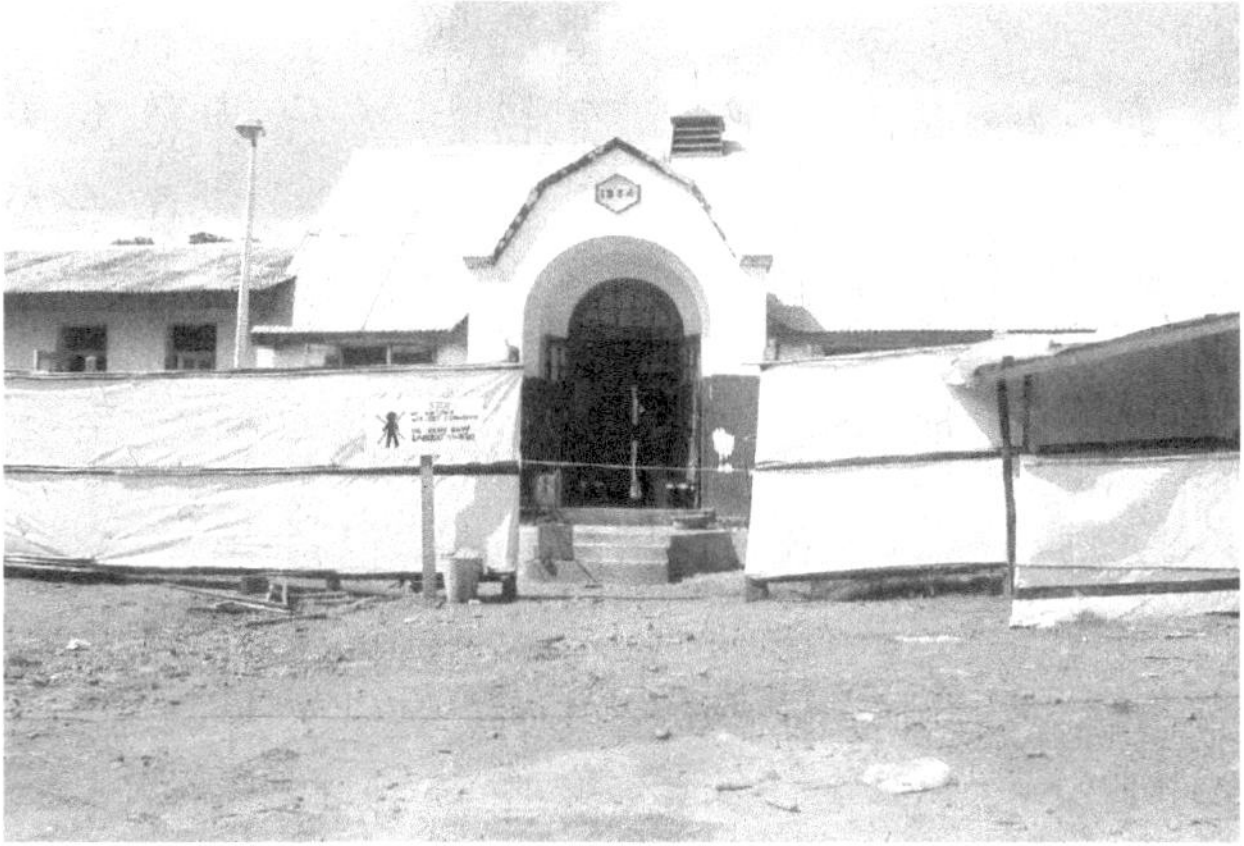

グル病院（正面）

んでも、口には苦味が残った。

　佐多と共に、ホテルのレストランでトースト、オムレツ、フルーツ、コーヒーか紅茶の朝食を取る。グル病院で働く二人の他、グル市内のWHOとウガンダ保健局のオフィスがあり、そこで仕事をしている、各国から参加して構成されたWHOの疫学チームのスタッフも朝のレストランには顔を揃えた。そこで交流を図り、現場の情報を説明し合う。彼らの主な仕事は「モバイルチーム」を編成して、患者の発生地域を把握し、患者を発見した場合はグル病院、セントメアリー病院に運んで、医師に引き渡したり、聞き取り調査を行うことである。

「新聞報道はあるけど、エボラが発生して国全体がエボラに戦々恐々としているわけではないのね」

恵美子が云々すると、

「でも、エボラが発生してから治安がよくなった、っていう話はありますよ」

と話す者がいた。

「子供を拉致して、傭兵に売り飛ばす輩がグルでもカンパラでも珍しくはない、と聞きましたが、エボラが出てからは、感染が恐くて出てこなくなったようです」

「ウガンダ政府は、エボラよりもディスコでの爆破事件に関心が向いています。エボラが発生した頃に、カンパラのディスコで爆弾の爆発事故があって、大量の犠牲者を出しました。民族紛争が原因らしいですが、具体的なことがわかっておらず、政府は原因の究明に神経を尖らせています。その時にも、多くのケガ人が出て、あちこちから出血した人が多くて、エボラと混同して、一段とエボラの対応が遅れた、とのことです」

このように恵美子、佐多らは毎朝、彼らと情報交換することになる。

グル病院の迎えで、八時過ぎに佐多と共にグル病院にたどりついた。サイモンが昨晩、話したように病院の周囲は、厚手の白いビニール幕を用いたフェンスで仕切られていた。

このビニール幕は地域への警告と共に、病院に行けば何かある、と考えてやってくる物取りに、エボラの患者がいるのだぞ！　と知らせるためであった。

ここにエボラ患者が収容されているんだ、と恵美子が実感したのは、病院の静けさである。インド、タイ、パラグアイと途上国の町や集落にある病院では、病院の周囲には常に人がいて、木陰で休んだり、子供たちが遊んだりしていて活気が溢れていたものだった。

それが、である。グル病院には、不気味な静寂があり、病院の周囲には人がいない。医師は防護服による厳重装備、患者は重症という理由はあるにせよ、あまりにも静かであるのは、恵美子にエボラとはどんな病気であるかを、強く突き付けたとも言えた。住民にしても、町中ではともかく、病院の近くにいるとエボラに罹患するかも、の意識があることが恵美子には皮膚感覚で伝わった。

病院スタッフの出入口、患者出入口は、

「ＳＴＯＰ！」

と立て看板が立てられ、その下に「部外者は入るべからず」と訳される英語が書かれていた。スタッフ出入口から入れば、病棟は右手にエボラ疑い病棟、左手にエボラ病棟となっていた。

スタッフは更衣室で長靴を履き、防護服に着替えたが、表はまだ朝で気温が高くはないにもかかわらず汗が出た。マスクも呼吸をするのに気になったし、ゴーグルも優れていないため不快であった。

集落を回って患者を探しているＷＨＯのスタッフや死体を埋葬する軍兵士らは、屋外でもこの姿で動かねばならないのである。

病棟では清掃をするクリーナー達が、慌ただしく動いている。クリーナー達も、防護服姿だ。看護婦、看護士らスタッフもすべて防護服姿である。顔をゴーグル、マスク、帽子で覆っているので、素顔はわからない。スタッフの顔を把握するのに時間を要しそうだった。

サイモンがバリアーナーシングに力点を入れて実施する前までは、看護婦、クリーナー達もエボラによる犠牲者になったことを考えると、いかに重要なことかが恵美子にはわかる。そのときは防護服姿でもなかったため、院内感染は簡単に起こった。とはいっても、このときは、恵美子はクリーナーの仕事の内容が今一つ把握できていなかった。

着替えてから、恵美子、佐多はサイモンの紹介で、ダン、モニカら医師、看護婦らを紹介された。洋の東西を問わず、初対面の場では握手をするのが通常ながら、ここでは誰も握手はしなかった。防護服を着て、ゴーグルにマスクをした状態ではあるが、手袋がどこでエボラウイルスを付着させているとも限らないからである。

恵美子は佐多と共にサイモンの案内で、まず、「エボラ疑い病棟」に入った。

病棟といっても平屋の大部屋で、真ん中に通路があり、十二ほどのベッドが両側に並んでいた。ベッドの患者は通路側に足が向いている。疑い患者は病院支給のパジャマではなく、普段着で寝ていた。それは、防護服の物々しさとは対照的だった。

ベッドは半分ぐらいしか埋まっておらず、体を起こす元気な患者もいた。

続いて、エボラ病棟に入った。病棟入口には、CDCのダンがベッドの上に横たわる遺体を前にして、ディスポ（使い捨て）のパンチバイオプシー（検体採取）を行う器具を使って作業をしていた。

エボラによる死亡患者については、エボラウイルスの感染による死亡確認を最後に行う

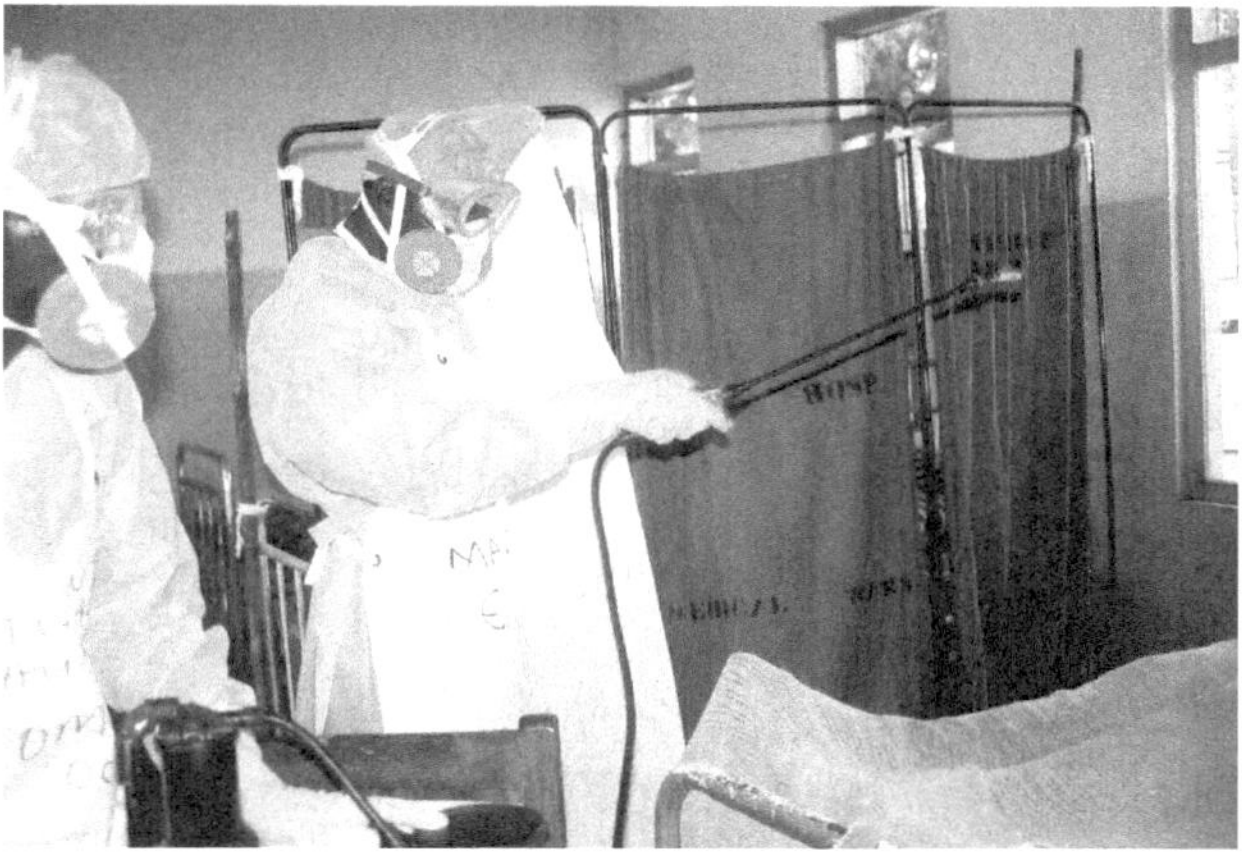

軍の兵士による遺体の消毒

ことになっていた。三十代の男性患者の遺体の首の皮膚にパンチバイオプシーを行うための器具を当て、バチッという音とともに飛び出す針先が組織を採取する。

首の皮膚から採取した組織の中には当然、エボラウイルスがある。生きたウイルスを持ち帰るのではなく、エボラ出血熱による組織の変化や病態の究明のために病変組織が必要であり、そのため高さ二、三センチ、直径一センチほどのホルマリンの小瓶に組織を入れた。ＣＤＣに持ち帰るのだろうが、組織の採取についてはウガンダ保健省は好意的には見ていなかった。エボラのアウトブレイクは名誉なことではないからだ。しかし、ＣＤＣとＷＨＯが感染確認のために必要であることを文書で強調したことで、ウガンダ保健省も折れ組織の検査に応じた。

パンチバイオプシーが終わると、顔にガスマスクにも似たフィルター付きのマスク、厚いゴム手袋をして防護服を着用した兵士が三人現れ、遺体処理に取り掛かる。消毒薬でもある次亜塩素酸溶液を毛布の上から噴霧し、遺体をシーツ、毛布と共にファスナー付きの白いビニール袋に詰め込み、ファスナーを閉じる。

「遺体処理はすべてこのように行う。次亜塩素酸を遺体に噴霧してから……」

とサイモンが説明する。遺体の埋葬地は、軍隊駐屯地の裏手に設定されていた。土の中にそのまま埋葬する。焼却処分するもの、と惠美子は思ったが、遺体を神聖視する土地柄では火葬は新たな偏見を生みかねない。ビニール製の袋の中で腐った遺体が、すんなり土中で土に還るかはわからないが、感染力は高くとも、消毒には弱いエボラウイルスは土の中では、炭疽菌のように何年どころか数日も生き続けることはないと考えられた。

埋葬への準備をする中で、惠美子が遺体を見た第一印象は、

〔出血がないけれど？　出血はすべて拭き取ってしまったのか？〕

という、世間一般にあるエボラ疑い病棟と似た造りであるが、ベッド数はこちらが多かった。

エボラ病棟も、エボラ出血熱のイメージと相違があることだった。

エボラ患者は十五人ほどいた。点滴を手に受けたまま発熱と衰弱から虚ろに横たわる青年、意識朦朧として、病棟内を下痢便を撒き散らしながら歩き回っている者もいる。衰弱したため、動くに動けず、ベッドの上から床に便を垂れ流す患者もいた。

惠美子は、ここでクリーナーが動き回っていたことがわかった。単なる掃除ではなく、

便、嘔吐、吐血をふき取るのがクリーナーの仕事なのだ。バリアーナーシングが実施される前には、クリーナーは素手で便や体液に触れた可能性が高い。

　エボラ患者を治療することはもちろん大切だ。しかし、エボラと判明されるまでの時間に確実に感染者は増えてゆく。これがエボラ対策では一番ともいうべきもので、どれだけバリアーナーシングを含めた医療体制が敷けるか、流行規模を大きくしないためにはどれだけエボラ患者の発見の体制が徹底されるかが肝要であることを恵美子は知った。

　患者の枕元には、ORS（経口補水塩＝Oral Rehydration Salts）が置かれている。五リットルの容器で下部にあるプラスチック製の蛇口をひねって、コップで飲む。

　通常、コレラなどの下痢症患者の脱水治療のために用いられるORSを、ここでも治療に使っていた。患者は自主的に飲むようにとのことだが、衰弱し、意識も朦朧として横たわる患者には酷、というよりも無理であった。ORSを飲めるか飲めないかは、患者が助かるか助からないかの一つの分かれ目にもなっていた。エボラ病棟を訪れたモニカが説明した。

「付き添う家族がいて積極的に飲ませられれば、患者は生存する確率は高くなり、予後もいいけれど、ほとんどは自力で飲むことはできない。だから、治療も難しくなってしまう」

「付き添う家族？　ここは隔離病棟ではないの？」

　恵美子がモニカに問う。この病棟の奥に、二十代の女性がいた。彼女は元エボラ患者だった。エボラが治って、体内に免疫ができたのでエボラ病棟の中で、エボラ患者の夫の世話をしている。エボラに対する免疫によって新たな感染はみられない。もはや感染しないのだから、エボラ病棟の中でも大切な労働力になっていた。彼女の手によるORSの補給によってか、彼女の夫は死亡を免れた。

一度の罹患で免疫ができることは、恵美子にとって初耳であり、おおいに意表を突かれた。

〔エボラのワクチンは開発可能だ！〕

エボラ病棟の中で恵美子は確信した。

患者はまず、エボラか否かの診断が行われるトリアージテントに来る。エボラかどうかの最終的な確定診断は、血液検査によるエボラウイルスの抗原検出で行われていた。

血液検査は、日本の病院で一般的な採血に広く使われている真空採血管と言われる注射器で行われる。針の着脱が片手で可能である理由によっていた。針を指先に刺すことによって発生する感染、すなわち「針刺し事故」には厳重な注意を要するためである。

病棟やトリアージテントでは、クリニカルオフィサーが甲斐甲斐しく医師を手伝っていた。専門学校を卒業したクリニカルオフィサーは、ウガンダで地域医療を担う準医師といった立場で仕事をしている。僻地の多いウガンダでは貴重な戦力である。十一月五日までクリニカルオフィサーは、グル病院で手伝う予定になっていた。

診断はモスグリーンのビニールテントの中で行われ、テントの中の気温は四十度近くまで上がっていてとにかく暑い。

防護服を身につけた恵美子らにとって、汗の流れはよりひどくなる。机に座っても、手袋をした手ではカルテも書きづらい。ゴーグルを着けているのが辛く、我慢できずに、良いことではないとわかってはいても外したりもした。

採血による診断の結果が出るのは翌日になる。診断は、もう一つの病院のセントメアリー病院にCDCが設けた特設の検査室で行われる。

サイモンがトリアージテントで、

「エボラでは、症状がない時点では抗原反応は陰性を示す。症状の出現と抗原の陽性がほぼ一致している」

と説明した。この説明が意味するところは、潜伏期のエボラ患者では、症状が出るまでは医師や看護婦がたとえ素手で接しても安心ということになる。

ランチタイムを前にして、更衣室で防護服を脱いだとき、防護服の下のTシャツ、下着は汗でぐっしょりだった。

恵美子はランチの後、再び、エボラ病棟に戻った。

「頑張るよ。頑張る」

衰弱の中でもスタッフが近づくと、身を起こして必死に、英語で愛嬌を振り撒いている気のよさそうな中年男性がいた。病院スタッフらはルテナントと呼んでいた。ルテナントとは軍曹の意で、彼はこの地域の名士らしかった。

エボラの恐ろしさは、彼も理解しているのだろうことは想像にかたくはなかった。愛嬌を見せる患者は、他には見られないことで、ルテナントはスタッフから親しまれていた。それだけに、何とかしてあげたい、とスタッフの気持ちも強いものがあった。

翌日十一月一日の午前は、セントメアリー病院を見学する。

セントメアリー病院は東アフリカ随一の施設を備えている、という事前の説明があったが、その説明に違わぬ陣容を誇る病院だった。

イタリア系のミッション病院であり、平屋建て六百床で設備などは日本の病院にすれば中程度のランクであるが、イタリア人の年輩院長、同じくイタリアから派遣されている医師、看護婦、シスターをはじめ、ウガンダ人医師のマティウスや、看護婦、看護学生が勤務していた。

マティウスは恰幅のよい体格であり、いかにも丈夫そうな印象を与えた。

セントメアリー病院には、CDCが設置したエボラウイルスの抗原抗体反応検査を行う検査室があり、グル病院での血液検査もここに運ばれて、患者は陽性か陰性か、の判断が行われていた。言うまでもなく、ウイルスを扱う研究者は、完全防護服姿である。

だが、マティウスが後日、エボラ出血熱の流行も終息しかけた頃にエボラに感染、死亡したと聞かされる。これだけの陣容とCDCが運営する実験室を誇りながらも、グル病院と比較すれば、バリアーナーシングは徹底されてはいなかったのである。

セントメアリー病院はミッション病院という宗教上の理由で、患者に接する場合は、自らを保護する手袋をつけずに、愛情を込めて素手で接する看護婦もいた。そんなわけで、マスクや帽子、ゴーグルなどの防護設備も不十分な人も多く見られた。防護服にしても、グル病院は使い捨てで焼却処分するが、ここでは資材を大切に使うことから使い捨てではなく、布製のものを使っていた。セントメアリー病院の廊下にも、手洗い用の消毒液が入ったホーロー製の洗面器が所々に置かれているが、これでは消毒の役目を果たせないことは明らかであった。

グル病院でサイモンがいかに院内感染対策と感染防御に力を入れているか、を恵美子は奇しくも、エボラ患者を収容するもうひとつの病院で見たのである。

ウガンダに到着してから、WHO関係者から今回のエボラの発生状況を聞いたわけだが、セントメアリー病院を訪れてから、さらに詳細に発生状況が把握できた。

今回のアウトブレイクのきっかけは、九月早々、グル近郊の村での葬儀であった。この葬儀に参加したセントメアリー病院の看護学生、その家族が病院に入院して死亡した。

エボラではあったが、当時はエボラの診断、エボラが発生したなどと考えられるわけがなかった。当然のように、治療にあたった医師も接触感染して死亡した、という。

午後、グル病院に戻り、患者を診た。滞在二日目であるが、腑に落ちないのは、エボラ患者に特有に見られると思った出血がまったく見られないことであった。

〔出血熱、の名前にふさわしくないじゃないの〕

恵美子は、この疑問を実際に患者を診ることで、確かめてゆくことになる。

グル病院のどこに何があるか、はおおよそ把握できてきた。サイモンのバリアーナーシングの徹底を語るには、病棟内の至るところに次亜塩素酸の消毒液のタンクが置かれていることに尽きた。患者に接触したら必ず消毒液で手洗いすること、汚物、血液に触れた機材や床、靴などでは、通常の消毒液より十倍の濃度を持つ消毒液で洗うことが義務づけられていた。

ゴーグルは曇り、見えなくなることもある。しかし、身を守るには重要なアイテムだった。日本から持ち込んだ段ボール十箱であるが、無情にも三分の二は使えなかった。現場で使えたのは、ガウン、マスク、帽子、ゴーグル、手袋、ゴム長靴、ディスポ聴診器、ビニール袋である。ホテルでは蚊取り線香や懐中電灯、石鹸液などが効果を発揮することになる。

主要スタッフの顔も把握できてきた。二人いる看護婦長のフローレンス、ジョセフィーンは行動のひとつひとつがテキパキし際立っていた。年の頃は四十代だろうが、途上国の病院に勤務する看護婦の社会的地位は、日本人が思う以上に高い。その中で婦長という仕事は社会的地位も高く、プライドを持つのも当たり前のことのようだ。洗練された動きは、プライドの高さゆえであり、エボラを目の前にしても怯む様子もない。

一方で、若い看護婦達はエボラの最前線にいながらも、愛くるしく笑ったりする明るさがあった。

回診の際、フローレンスも共に動いてくれたので、恵美子は彼女から患者の情報を求めたり、経過状況を積極的に聞いて、エボラ患者の概要をつかもうとしていた。

エボラ病棟の奥、子供を連れた母親の姿に近づいた。母親は衰弱しながらも、懸命に授乳していた。なぜ、子供を隔離しないのか？　と恵美子はたずねた。フローレンスは、

「この子の名前はケネスよ」

子供の名前をまず恵美子に教えてから言った。一歳二ヵ月だという。

「ケネス坊やの世話をする近い家族は、みんなエボラで死んでしまった。彼女の親戚は、エボラを恐れて近寄ってこない。だから……」

それでも、この病院に入院当時、病院側はケネス坊やを母親から引き離そうとした。母親は必死になって抵抗した。衰弱しているとはとても思えない力強さだったらしい。現在のところ、ケネス坊やにエボラ感染の兆候は見られない。だが、既に感染は疑いなかった。

一日の勤務を終えて、ホテルで佐多と夕食。テラピアのフライ、ローストチキンはこのホテルの定番であった。郷土料理もあるのだろうが、よくわからないし、メニュー自体がこのホテルのレストランにはない。

佐多とはグル病院で別々に活動しているが、この夜はケネス坊やのことが必然、話題になった。

十一月二日。グル病院にはサイモンの姿はなかった。二人いるはずのウガンダ人の医師の姿は一人しか見えない。病院のスタッフ内で意見がまとまったところは、こうだった。

「エボラが怖くなって逃げ出したに違いない」

トリアージテントではエボラ患者の診断もしているが、マラリアだろう、と思われる患者も多く来院する。ともに症状が似ていることもあるので、エボラウイルスが発見されるまではマラリアの治療薬を与え、エボラ疑い病棟で治療も行う。

モニカと共にエボラ病棟の回診。モニカと言葉を交わすルテナントの様子から、呼吸がおかしいのがわかった。

〔肺水腫(すいしゅ)を起こしている。今日がヤマかもしれない〕

衰弱も昨日より強い。嘔吐(おうと)と下痢の脱水症状が主症状で、特定の治療がエボラにはないだけに、糖分、塩分の電解質が十分に含まれた水分の補給が必要だ。モニカは言う。

「自力でORSが飲めるのだけれど、彼は点滴を希望している。昨日、点滴を二千cc入れたのに」

恵美子は点滴をするべきでは、と思った。が現在病院にある点滴用の薬剤では、十分な栄養を補給することができない。体内の電解質のバランスを崩し、細胞レベルでの活動を極度に鈍らせ、それが一層体力を消耗させる原因ともなりかねない。点滴が一番いいのはわかっているが、経験則上、モニカは助かる見込みがないことを知っており、そんな目でルテナントを見ているのかもしれなかった。

患者の生命を救いたい、というのは医師としての願いである。

だが、グル病院に集まった医師たちの経験は各人異なるだけに、統一した見解、治療方針を打ち出すのは難しかった。エボラ出血熱という世界的にも臨床例が少ない急性疾患のため、判断材料が少ない点もある。治療のための有効な薬剤もないから、医師は誰もが苛立った。

そのような状態で診断をしてもどのようにして治療していけばよいのか、が恵美子の悩みである。〝エボラ疑い病棟〟では、エボラに罹患していたが、軽症で全快した者もいる。だが、〝エボラ病棟〟では退院することは厳しかった。

この日、ケネス坊やの母親は死亡した。一歳二ヵ月のケネス坊やは、突如として襲ったエボラ出血熱のために、天涯孤独となってしまったのだった。母親が亡くなったことを理解しているのかどうか、はわからない。とりあえず、ケネス坊やは母親の亡くなったベッドに置かれていた。

十一月三日、朝、グル病院に行くと、ルテナントのベッドには白いビニール袋があった。その中にはルテナントの遺体があった。昨夜亡くなったという。夜に遺体埋葬することはできず、埋葬する軍関係者が来るのを待っていた。

エボラ患者の死亡は、どういうわけか夜間に集中していた。

また、朝、エボラ病棟に入ってから、

〔昨日の夕刻にはこの患者さん、いなかったけれど？〕

と新しい患者を目にすることもある。夜間は医師はおらず、当直は看護婦が務める。もちろん、何かの異常が発生した場合には、近くに住むウガンダ人医師が呼ばれることもあった。夜間になって、暗闇に乗じて、重症のエボラ患者がグル病院にやって来るのだ。狭い地域社会だけに、誰かに見られたくない、との意識が本人にも家族にもあった。

「晩に入院して、朝には死んでいた人も多かったです。トリアージテントに来る人は今は一日二十人ほどですが、一週間前までは、その倍はありました。エボラ病棟では、誰かが亡くなれば誰かが入るといった状態でしたが、今は少し落ち着きました」

　恵美子は婦長のジョセフィーンから教えられもした。

ルテナントのベッドの隣では、床にマットレスが置かれている。ベッドから、意識がなくなって落ちるのを防ぐためである。そこにはすっかり痩せこけた老女が横たわっていた。骨と皮ばかりという表現が適切であった。衰弱し、目は虚ろ。残念ながら、もう手の施しようはなかった。恵美子がエボラ病棟の回診中、彼女は間もなく、死亡した。

　CDCのダンが老女のマットレスに近づき、ひざまずいて老女の手を胸に乗せてから、毛布を頭まで被せた。その後、ダンは用意した器具を持って来て、肝臓と脾臓、首の皮膚にパンチバイオプシーを行い、標本を採取していた。

　十一月四日、朝。

　エプロンルームに入ると、床にはケネス坊やがいた。一人になってしまったケネス坊やを不憫に思ってか、見かねた看護婦が、マットレスを敷いてそこで面倒をみることにしたらしかった。トウモロコシの粉を蒸したウガンダのパンをケネスは食べていた。

「今はまだ症状は出ていないが、エボラに罹患しているのは間違いないのに、準清潔域であるエプロンルームに連れて来ては……。でも、エボラ病棟に一人残しておくのは可哀想。エボラ疑い病棟で経過を見るべきかもしれない〕

恵美子は複雑だった。三人の子供を育てた母親としての感覚も、このとき働いた。女性として、看護婦の気持ちもわからないわけではない。医師としてみれば、ケネス坊やが新たに院内感染を引き起こす原因にもなりかねない、と説明しなければならない。

エボラ病棟に入ると、今朝も二人、亡くなっていた。一人は床のマットレスの上に、もう一人は、既に白いビニール袋に入れられていた。

恵美子は白いビニール袋のファスナーを開けた。カルテと合わせると、八歳の男の子だった。シーツを開けてみると、顔が見えた。恵美子は、おや、と気づいた。

唇に凝結した血液が付着しているのである。

〔歯茎からの出血だな、おそらくは〕

恵美子が死亡者から出血を確認したのは、初めてのことだった。

エプロンルームでは、ケネス坊やの処遇がウガンダ人の医師と看護婦の間で、大論争となった。医師は看護婦を叱り付け、ケネス坊やをここから早急に追い出し、エボラ病棟に連れてゆくように命令した。

理由は明快だった。ケネス坊やが間違いなくエボラに罹患している、という判断である。ベッドでは転げ落ちてしまうと考えられ、床に敷いたマットレスの上にケネスを寝かせることにしたが、その周囲を遮るものは何もなかった。

ケネス坊やは母親を探してか、エボラ病棟に置かれてから、ハイハイしたり、つかまり立ちで看護婦の後を懸命に追い、病院内を動き回った。そのたびに、つかまえられてエボラ病棟に戻される。

クリーナーが朝、エボラ病棟内の床に飛散した下痢便や嘔吐した汚物を清掃するが、一、二時間もすると、再び撒き散らされてしまう。何も勝手がわからないケネス坊やは、汚物の中を裸足で動きまわっていた。直接接触が感染理由となるエボラ出血熱では、確実に感染していると推測された。

恵美子は、症状も出ていないケネス坊やをエボラ病棟に置くのは、心情的にはたまらないものがあった。だが、医師の個人的な意見はこうした場では通じるものではない。

〔せめて、子供用のベッドがあったら……〕

と思いながら、自分を納得させた。

午後、トリアージテントに二十六歳の女性患者が、ＷＨＯのモバイルチームによって連れてこられた。恵美子がモニカと共に診断した。動いているときは暑さを覚え、汗がとめどなく額や首に流れるが、暑さを一瞬でも忘れるのが、患者と向き合うときだった。

患者の名前はアイーダ。椅子に座っているのもやっと、というぐらいの倦怠感と衰弱がうかがえた。唇には時間が経過したのだろう、黒く乾いた血液が付着していた。目を見ると白目に滲んだ出血が確認できた。モニカがグル病院の先輩医師として、説明した。

「こうした出血の見られた患者の予後は、極めて悪い」

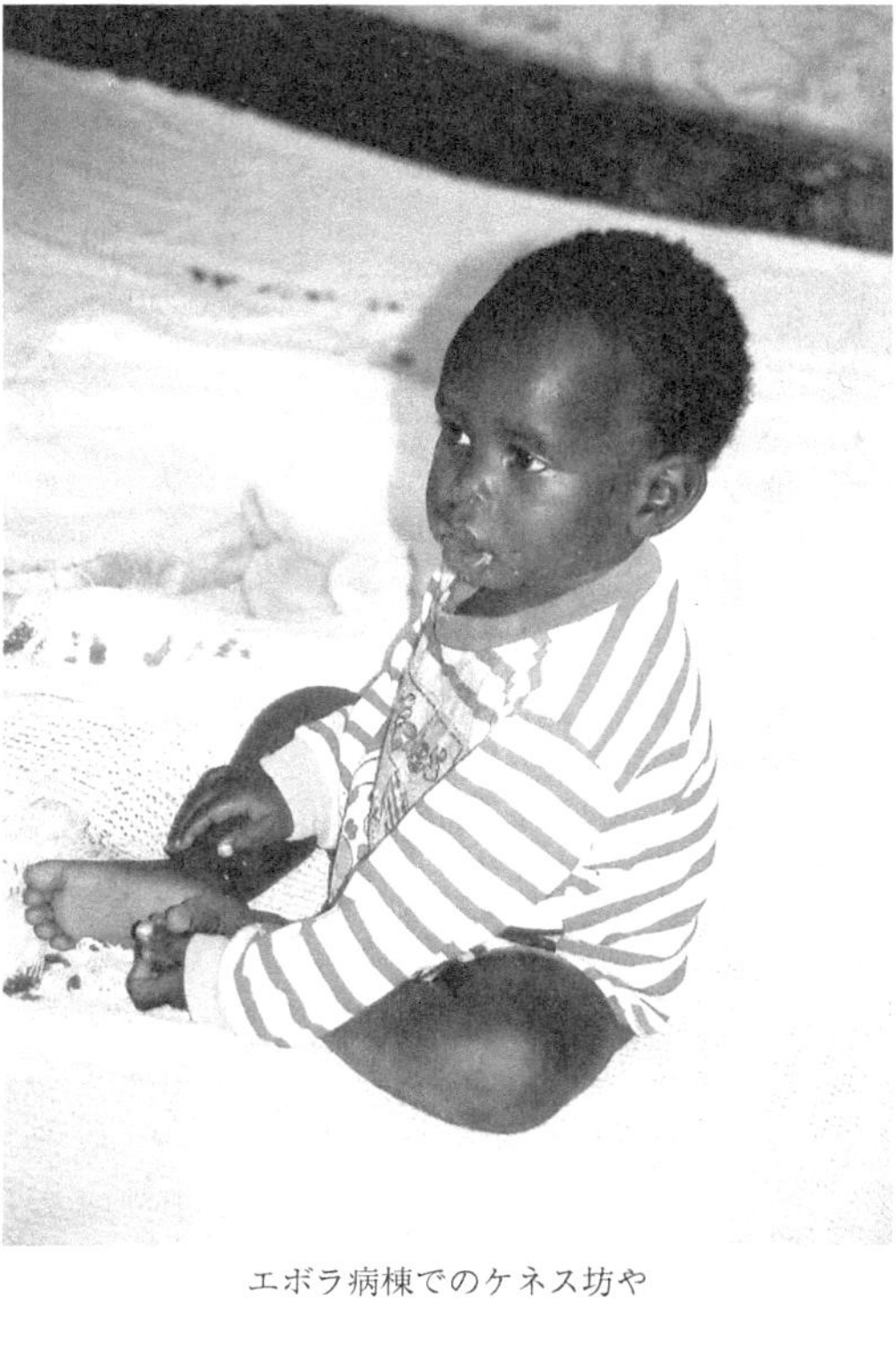

エボラ病棟でのケネス坊や

極めて悪い……とは、死亡の意味である。血液検査をするまでもなく、恵美子とモニカはエボラ出血熱患者と特定した。エボラ病棟に入院の手続きが取られた。

早くベッドに寝かしてあげたいが、疫学的なことは聞いておかねばならない。モニカは耳元で囁くようなか細い声で、

「アイーダはエボラで亡くなった人の葬儀に参列したことがあり、自分を除いて家族全員がエボラで既に亡くなった」

「熱と下痢が続いている」

と恵美子に伝えた。

胸部の診察をした。肝臓周辺を触診すると、アイーダは痛みのために顔をゆがめた。エボラ患者には肝臓周辺部の痛みがある、ということを恵美子はここに来て、エボラ患者を診て、知った。

一方で、エボラ疑い病棟の患者にはマラリアが多い。マラリアもエボラ出血熱も、共に高熱を示すことはもちろんであった。またマラリアの衰弱はエボラに比べれば、いささか軽いが体力と栄養状態によっては強く出ている患者もいた。それに肝臓が腫れる点や痛みは、エボラと似ていた。従って、血液検査の結果が出るまでは、この病棟に滞在する。

モニカとは連日、回診や診断が終わって控えの部屋であるナースステーションで、スペイン語交じりの英語で、どのように診断し、治療したらよいか、と相談していたが、モニカも恵美子もこれまでの医療経験から、治療については見解を異にすることも多かった。

夜、グル地区に設けられたWHOのオフィスで、グル病院とセントメアリー病院の関係者が集まっての疫学ミーティングが行われた。バリアーナーシングの相違も話し合いの一課題だったが、本題は多国籍の医療関係者がグル地区に集合したことによって発生する問題だった。患者の扱い方に関して、統一した判断ができない。経験や医療器具の不足もあって、こうするのがベストと思われても、ベターにも満たない対処方法になることもある。限られた中で行うにも、医師の判断はひとつにまとまることはなかった。それで救われるのならばいいが、致死性が高いエボラだけに助かる確率は低い。そうした点からも意見の調整が難しかった。

現場の混乱から、ミーティングの席上でも疫学上の統一した結論はでなかったのである。ミーティングのさ中、突然、雷鳴が響き、稲妻が夜空を切り裂いた。そして、激しいスコールが降り出すと、停電となった。停電は日常茶飯らしく、ミーティングはランプを灯して行われた。ホテルに戻ると、こちらも停電である。懐中電灯で手元を照らして、部屋の机の中にあるロウソクを取り出して、灯を灯した。

十一月五日の朝、六時に惠美子は起床した。停電はまだ復旧していなかった。

エボラ病棟では昨日、入院したアイーダの容体がさらに悪化していた。通路を隔てたベッドの上の患者は今朝方、息を引き取ったばかりである。

ダンがパンチバイオプシーを肝臓、脾臓、首の皮膚に通して組織片を採取し、その後軍隊が次亜塩素酸による噴霧消毒をして、白いビニール袋に収容していた。

虚ろに目を開けて肩で息をするアイーダの目に、白い袋の棺桶は見えているのかは、まったくわからない。ORSを自力で飲むことは不可能であり、アイーダは点滴を受けているが、容体が回復する見込みは薄かろうと、この点では惠美子とモニカの見解は合致していた。

アイーダの様子を深刻視しながら、同じエボラ病棟にいるケネス坊やについて、惠美子とモニカは意見を交わした。ケネス坊やはマットレスの上でじっとして、こちらを見ていた。

ひとつ気になったのは、ケネスが昨日から鼻水が出て、涙目になっていることだった。

「症状はまだ出ていないのに、エボラ病棟に入れておくのは、とても耐え切れない……」

惠美子は自らの胸中をモニカにぶつけた。モニカは冷静に惠美子の言葉を聞き、

「血液検査をしよう」

と言った。陽性ならばこのままに、陰性ならば疑い病棟に、とのモニカの判断だった。

採血のため、手袋越しに惠美子はケネスの体に触れた。

「熱いッ！」

思わず日本語が出た。惠美子の声に、異変を覚えたモニカが体に触れる。

エボラ出血熱の初期症状が始まっていたのである。

惠美子にすれば、エボラ出血熱の初期症状は涙目、鼻水、発熱が起こり、そして、倦怠感、衰弱、肝臓周辺部の痛みが起こるといった流れが、ここに至ってようやくわかったの

であった。

重篤なエボラ病棟ではあるが、軽症なエボラ患者もいる。初期症状の中で体力に合わせた対症療法で今日、エボラ疑い病棟に移った青年男性がいた。名前はわからない。

毎日毎日、亡くなる患者の姿に接すると、彼の回復は奇跡的と形容しても十分だと恵美子は思うのだった。細身だが、百八十センチを超える身の丈の彼に恵美子は慕われ、恵美子の姿をエボラ疑い病棟で見るや、ベッドの上から手招きしていた。

恵美子が近づくと、青年は恵美子の足元、白い長靴をさして、

「ドクター、ギブ・ミー、ガムブーツ、プリーズ。ガムブーツ、プリーズ」

と懇願する素振りを表した。

〔すっかり元気になって。本当によかった〕

回復したことに喜びを感じながら、恵美子はこれまでの途上国の経験を思い出した。

熱帯で暮らす一般住民にとって足元は素足、もしくはゴム草履が普通である。

履けば蒸れて暑かろうが、革靴、バスケットボールシューズやスニーカーなど靴を履くことは、平均的な生活をする住民にとって羨望（せんぼう）であった。靴を履いている人はお金持ち、立派な人というのが、住民の見方なのだった。

グル地区ではエボラ出血熱が流行してから、住民は病院、さらにはモバイルチームの医療スタッフの姿を見て、長靴、そして、手袋が憧（あこが）れになっていたのである。

彼は百八十センチはあるため足のサイズも必然的に大きい。二十三・五センチの足が収

まった恵美子の長靴が入るわけがない。

「私のじゃ、入らないわよ」

と笑うと、彼も笑う。何げないこんな会話も、隣の病棟では到底望めないのである。

この日は、トリアージテントを手伝う三人のクリニカルオフィサーが、今日で一通りの職務を終える。恵美子は佐多と共に、三人をねぎらうことにした。もちろん、ねぎらいかたがた、エボラに関する情報を仕入れる目的もあった。

宿泊している『アチョリ・イン』のレストランに案内し、食事を御馳走した。といっても、恵美子や佐多が毎晩のように食べているテラピアのフライ、堅いローストチキンと定番だったが、クリニカルオフィサーは喜んで食べてくれた。

このとき、ウガンダの郷土料理を食べたい旨を恵美子と佐多が伝えたところ、八日の夕刻に町のレストランに案内してもらう約束となった。

十一月六日は、恵美子が日本を出発して早くも十日目であった。

日本への連絡は毎日、恵美子、佐多が交代で衛星電話で逐一、厚生省に入れていた。

今日は朝六時過ぎ、恵美子が厚生省に連絡をした。

アウトブレイクもどうやらピークを過ぎた模様であり、外来を訪れる患者も一日二十人ほどと半分ぐらいになったこと、エボラ病棟とエボラ疑い病棟の様子を報告した。

電話を切った後、帰国後の報告はもちろんのこと、それ以上にエボラ出血熱の現場を知ってもらうためには、写真がないと説得力に欠けるのではないかと心配になりだした。患者のことを考えて今日までカメラを病院に持ち込んでいなかったのだ。滞在時間も残り少ない。

「佐多先生、写真を撮られましたか？」

「いいや、まだ」

「どうしましょうか？」

「うーん、どうしようか、岩崎さん。すすんで撮れる気持ちになれる？」

「いいえ、とても……」

双方、カメラをエボラウイルスの汚染からどう防げばよいのか、と困惑する点もあったが、痩せこけ、衰弱して死亡してゆくエボラ患者にカメラを向けることにためらいがあった。

臨床現場の写真は、学術的な意味はあるものの、人権という点では問題を持つものが必然的に多い。

ＷＨＯを通して厚生省から派遣された以上、エボラ出血熱の流行現場の実状を日本に帰ってから報告しなければならない。日本にはエボラの輸入感染者はこれまで入っていないが、日本での感染症対策やバリアーナーシングを進めるためにも日本の医療関係者に見せる必要があった。

とはいえ、簡単に割り切れるものではない。インドでの口腔ガン患者、タイでのエイズ患者、パラグアイでのリーシュマニア症患者の写真を撮影するとき、それぞれに感じたためらいが思い出される。撮影した患者は、全員、この世にはもういない。

〔持ち込んでいいものか？　患者のプライバシーもあるんじゃないか〕

自問自答を始めた恵美子、そして、佐多はこの日も、カメラを持参することはできなかった。

アイーダの具合はさらに悪化していた。目を虚ろにあけて、時折、苦しそうな息を吐く。活発だったケネス坊やもウイルスに蝕まれ、マットレスの上で動きがない。念のために、採血されたが、陽性か否かの結果はまだ出ていなかった。

こうした現実を見れば、彼らにカメラを向けることは恵美子にはできそうもなかった。

この日、サイモンが戦列に復帰した。病院を去ったウガンダ人医師の消息は、未だに不明であった。サイモンに恵美子は写真撮影の相談をした。

「構わないよ。でも」

サイモンは前置きしてから、こう言った。

「患者の許可を取ってね」

患者、と言ってもサイモンが言うのは、エボラ病棟なのか、エボラ疑い病棟なのかははっきりしなかった。患者の意識があるのはエボラ疑い病棟である。

〔患者の許可、と言っても、エボラ病棟ではほとんどの者が衰弱していて意識もない〕

罪悪感を覚えながらも恵美子は、十一月七日の朝、佐多と申し合わせて、カメラを遂に持参した。恵美子のカメラは一眼レフ、佐多はデジタルカメラだった。

「エボラのアウトブレイクを日本に伝える義務がある」

と、使命感から割り切るしかなかった。

カメラの汚染対策であるが、カメラをカバーするものは何も持参してはいない。カメラを使うときは、患者はもちろん他のものには一切、手を触れないようにして、シャッターを押してゆくしかなかった。取り敢えず、今日は三十六枚しかシャッターは切れない。自分の姿は佐多が、佐多の姿は恵美子がシャッターを押して収める。撮影後のカメラはアルコール綿で入念に拭いて、殺菌する。

病院の外観を収めてから、病院の中に入って着替え、エボラ病棟に入った。すると、サイモンも自らのカメラを持ってきた。

〔私たちより長くここにいても、サイモンも撮影できなかったんだ〕

サイモンが撮影できなかったのは、当初は患者が多く、それどころではなかったからでは、とも恵美子は推測したが、それ以上に、患者の撮影は気分的にできなかったのだろう。今朝もエボラ病棟では死亡者があった。通路を隔てての向かいのベッドにはアイーダが横たわっている。既に昏睡状態になりかけており、生きている証は細くなった肩が時折、揺れることだった。

軍兵士が訪れ、遺体搬送の作業を行い始めた。

患者の目を見ての撮影は気後れしてできなかった恵美子は、彼らの一挙手一投足にカメラを向けた。ベッドに横たわる死体に次亜塩素酸を噴霧し、シーツごとくるみ、ビニールの袋に入れてファスナーを閉める。

軍兵士は快くは思っていなかった。ゴーグルの中の視線が、恵美子を睨みつけているのは、撮影するときファインダー越しに一瞬、目線が合ったことでわかった。自分が医者だから、あえて注意はされないのだろう、と恵美子は感じていた。

恵美子は兵士に随行して、遺体埋葬の現場に向かい、その様子もカメラに収めようとした。その前に、実際のエボラ患者を撮影しておかねば、の気持ちが強くなった。

恵美子が最初に収めたエボラ患者は、上半身裸のまま横たわり、口をあけたまま点滴をしているアイーダだった。レンズをアイーダに向けたとき、

〔ごめんなさい！　写真を撮らせて！　お願い！〕

心の中で詫びながらシャッターを急いで切った。

病棟の奥には、同じく点滴を受けている危篤状態の三十代の男性患者がいた。

〔ごめんなさい！　許して！〕

詫びながら彼の姿も恵美子は写真に収めた。

その男性の向かいのマットレスにはケネス坊やがいた。慚愧に堪えないと思いながらも、恵美子の中には、幼い子供の患者として、

〔ケネス坊やを収めておかねば――〕

との意識があったのは隠せなかった。

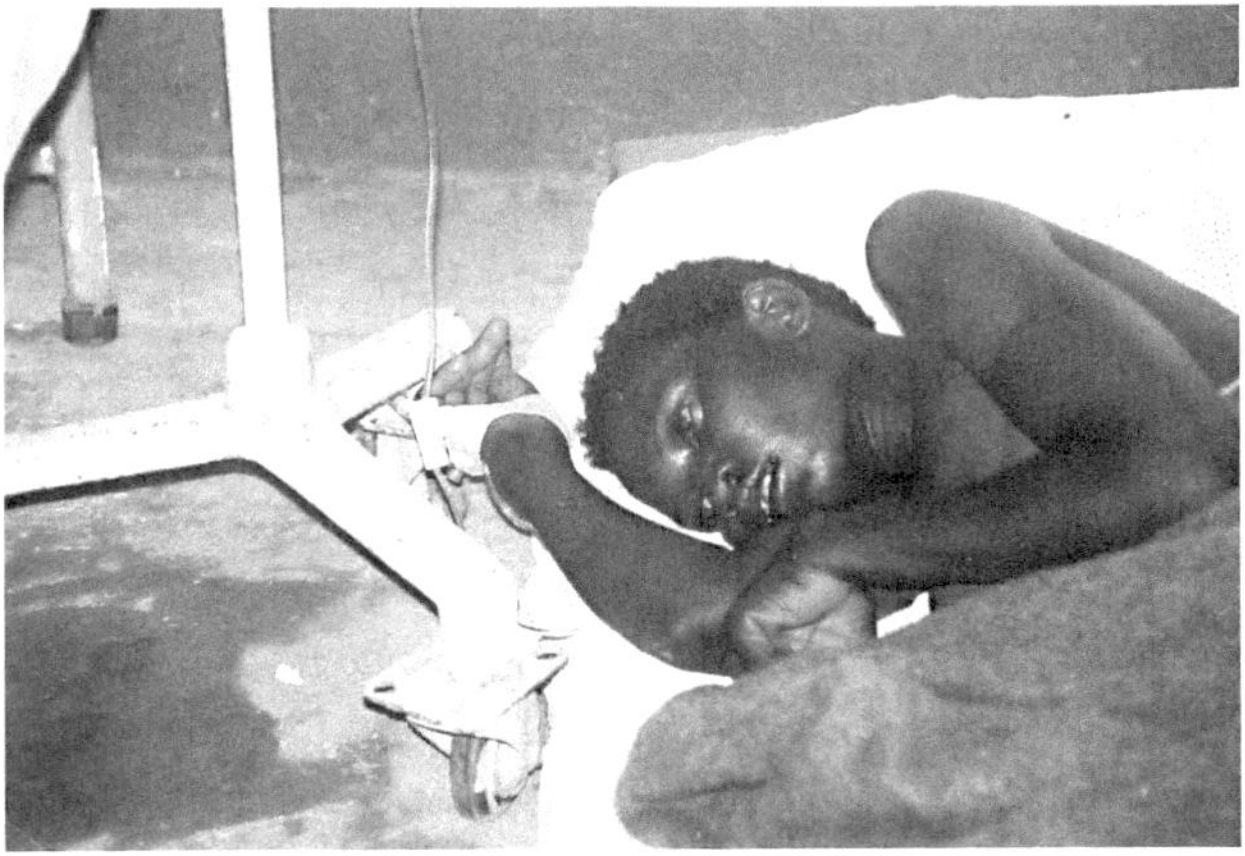

死を目の前にしたアイーダ

ケネス坊やは、今朝は幾分体調がよいのか、体を起こしてベッドの上にちょこんと座っている。人差し指を立てて何かしらポーズをつくったりしており、看護婦らが微笑ましくも悲しげに見ていた。

悪寒を考慮したのか、オレンジの縞模様が入った綿の長袖シャツを着ている。鼻水、涎が止まらず、シャツの胸部から腹部にかけては、これらが付着して、黒く汚れていた。

ケネス坊やが助かる見込みはまず、ない。ルテナント、アイーダ……診断はできても、助かる治療ができないことに、恵美子は無力感を覚えていた。

〔患者にしたら、治してくれると思っているだろう。ドクター、ドクターとよんでくれるが、内心では不満もあるに違いない〕

っている。このように思われているのではないか、の自己嫌悪が、惠美子自身、さらに強まってい
った。この日の夕刻、トリアージテントに二十代の青年が、家族の者、三人に引きずられ
るようにして連れられて来た。薄手の毛布を頭からすっぽり被っている。この姿に惠美子
は、
〔家族がエボラの接触感染を恐れているのだろうか?〕
と思った。どんな症状か、とたずねると、
「六月ぐらいから体調が悪い。下痢が続いて胸が痛い。鼻血もあります」
と付き添いの家族が答えた。毛布を被っていては、診察できない。毛布を取って下さい、
と頼んで、家族が毛布を取って青年の姿が現れた瞬間、惠美子は、
〔あっ、エイズだ〕
ためらいなく、診断できた。症状が進んでゆくと、拒食症をさらに悪化させたように極
度に痩せ細ってゆく、タイのマヒドン大学で学習した典型的なアフリカ型エイズの症状が
そこにはあった。ガイコツの面相であり、男か女かわからない。タイのアジア型とは異な
り、青年の皮膚にカビはまったくない。
ウガンダはエイズも深刻視されている。エボラは採血しての陽性検査が出てみなければ
わからないが、エイズ患者であることはまず間違いはないと思われた。助けを求めて来た
患者だろうが、ここまで症状が進んでは、まず助けることは無理である。患者、家族にす
れば藁をもつかむ思いできたのだろうが、エイズ専門の病院を紹介して、患者、家族がそ

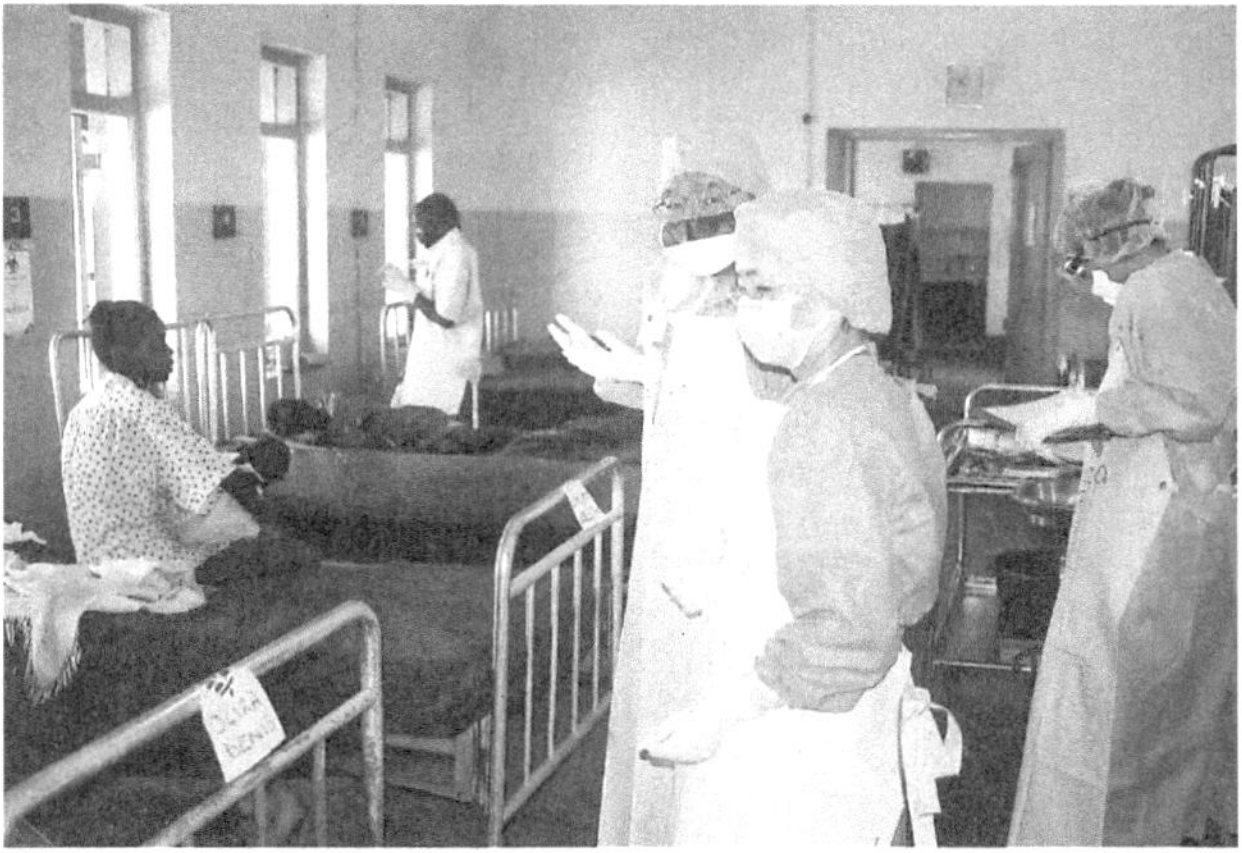

グル病院での回診（手前・恵美子）

ちらの方向へと歩いて行く後ろ姿を見送った。

自責の念は、ますます強くなり、翌十一月八日、さらにその気持ちを強くした。朝、エボラ病棟に入ると、アイーダは既に息を引き取っていた。死体埋葬の軍兵士が動き出し、やがてアイーダも搬送される。恵美子は遺体に手を合わせた。

〔ごめんなさい……〕

助けてあげられなかったこと、写真を撮ったことを、手を合わせる中で許しをこうていたとき、婦長のジョセフィーンがケネスについて恵美子に、

「血液検査の結果が出ました。ポジティブ（陽性）です」

とマスク越しに話した。

〔…………〕

ジョセフィーンが病棟奥のマットレス

にいるケネスの所に行く。恵美子は促されるように歩く。昨日とは違い、ケネスは荒い呼吸をしながら、横たわっていた。荒い呼吸はしているが、目を開けることもしなければ、泣くこともなかった。

〔ここ三、四日がヤマだろうか〕

エボラが発症してから三日目。グル病院では発症から死亡までの時間は二日から二十日であったが、体の小さな子供は抵抗力も弱く、死亡までの時間も短いのだろう、と推測するのは容易だ。

自ら診断したアイーダの死は、自分の中に無力感だけを残した。気持ちを切り替えられないまま、この日の職務をこなしたが、この日の夕刻、恵美子らはクリニカルオフィサーの学生三人と食事に行く約束を果たさねばならなかった。

町のレストランに行くが、恵美子は、

「ウガンダの郷土料理が食べたいから」

と、彼らに念押しした。

グルの町は活気があった。道路は舗装もされていないが、コンクリートで建てられた長屋風の店が並び、道路に看板が立てられ、露店も多い。

エボラ出血熱のアウトブレイクが起こり、感染に神経質になっているグル病院の静寂さとは見事なほど対照をなすものであった。

〔ルテナントも、アイーダも、ケネスも、ここが故郷なんだ〕

無機的な都会とは異なり、貧しくとも笑い声が溢れ、深刻そうな顔をしている者は見当たらない。

〔アフリカの大地に生まれて、大地に還ってゆく。それがたとえエボラに罹患したとしても、この人達は達観しているのだろうか？　死に対しての意識は日本人とは絶対に違うだろうな〕

恵美子は、インドでの言葉を思い出していた。

「人間の幸せはお金でも教育でも手に入れることはできない」

クリニカルオフィサーが連れて行ってくれたのは、地元の人々が使うホテルの中のレストランだった。メニューはすべて彼らにお任せである。

日本でタイで、インドで、パラグアイで積み上げた医師としての経験が通用しないという、自分の無力感を覚える中で、彼らと話していると、せめて気持ちが和らぐのだった。

外ではスコールが降り出していた。

食事が来るまで、恵美子、佐多は彼らとポーカーに興じた。クリニカルオフィサーの一人が、新しいトランプを購入してきたのだった。

そして、出て来たものは……。ピーナツバターを使った料理だった。ウガンダはピーナツを料理にふんだんに使う。ピーナツバターで煮込んだビーフシチュー、野菜のピーナツバター和え、パタタと呼ばれるサツマイモ、ウガンダのパンなど、すべてが新鮮で、土の香りのする料理だった。麦の味がことのほかに強い、ウガンダのビール『ナイルスペシャル』も、爽快な飲み心地だった。

食後は、スコールも止み、ホテルのオープンテラスで学生とあれこれ、しゃべった。マラリアについて、エイズについて、と医療関係の話題が多かったが、しゃべることがいかに気持ちの上で大きな支えになるのか、と恵美子は思うのであった。

クリニカルオフィサーの彼らは二十代前半である。戦前の日本では衛生兵、戦後の日本では医療の専門学校の卒業生にあたるわけだが、貧富の差が大きいウガンダにおいてはエリートに属する。彼らの夢はひとつである。

「医学部に進学して、医師になりたいのです」

と口を揃えた。

ウガンダで医学部というと、カンパラにあるマケレレ大学医学部になる。マケレレ大学は、ウガンダのみならず、ケニア、タンザニアの東アフリカ三カ国の中で最高学府である。高い教養と学識はもちろん、経済的にも恵まれていないと入学はできない。ケニアやタンザニアの医科大学に進学する手もあるが、それはさらに経済的負担を大きくする。

実現可能な夢なのか、無理と決めての憧れなのか、恵美子にはわかりかねたし、たずねることはためらわれた。

医師になったら、と強い使命感を裏付ける言葉を恵美子は佐多と共に聞き、自らの医学部受験よりも、娘の容子の医学部受験を思い出してもいた。

〔日本でも医学部に進学することは楽ではないけれど、この国で医学部に行くことはその

比ではないのだな。医療器材は日本に及ばないけれど、医学に携わる人々の知識は日本に十分に匹敵している〕
彼らが医学部に進学したら、
〔優秀な医師になることは絶対に間違いない〕
と恵美子は確信を持ったのでもあった。
佐多は当初、八時頃にホテルに戻ろうか、と恵美子に言っていたが、あっと言う間に九時を過ぎてしまった。
雨上がりのアフリカの空は、不思議にも星が見えない。夜道も真っ暗である。宿泊する『アチョリ・イン』までの道を、送ってくれるという学生らと恵美子はおしゃべりしながら、歩いて帰る。
歩く目の前を時折、ホタルが横切る。日本のホタルのように長くフワフワと空中で浮かんでいる。暗闇の中での一瞬の光に、歓声が上がった。フィラデルフィアでもワシントンでも、恵美子はホタルを見たことがある。清流があったかどうかは定かではないが、公園でよく見られた。アメリカのホタルの発光時間は短く、一瞬、草むらから沸いて出るようにして消えてしまう。
〔いつだったかな？　あれは〕
ホタルの光は亡くなった人の魂、と子供の頃、聞いたことがあった。
〔母の実家、長野の湯田中（ゆだなか）でホタルを見たときに、おばあちゃんが教えてくれたのかな〕

光っては消えてゆくホタルの光に、ルテナント、アイーダがアフリカの土に還ってゆくことに思いを馳せ、一瞬、合掌した。

食事とおしゃべりで気分が和らいだのは、夜だけのことだった。一夜明けた十一月九日、朝、エボラ疑い病棟に入ると、一人が遺体となって毛布にくるまれていた。

昨日、恵美子らが引き揚げた後、入院したばかりの患者が死亡していた。

〔入院するまで、相当無理していたのだろうな。家族も感染しているだろう〕

恵美子は考えながら、毛布をめくってみた。まず目に付いたのは、下痢便である。カルテを見ると、入院しベッドに入ってから他の医師が記載したデータがあった。

鼻血の既往あり、と書いてあるが、家族からさらに話を聞いたのか、こう書き加えられていた。

「家族が鼻を安全ピンで刺した、と言っている」

鼻に穴など見当たらない。これは嘘であった。エボラによる出血を家族は信じたくない故の嘘であった。エボラ＝死、のこの地域にとって、エボラ患者といえば偏見が注がれることから、入院も延ばしに延ばしたとしか恵美子には考えられなかった。

エボラ病棟での、ケネス坊やの具合は回復する兆候はなかった。

午前中は婦長のフローレンスと共に病棟を回診し、午後からトリアージテントでの診察をしたが、テントに入った恵美子は、顔なじみが待っていたことにドキリとする。

同じグル病院で働くクリーナーだった。十七歳の少女であった。名前はわからないが、防護服の顔でも、すっかりおなじみになっていた。

「ドクター、熱が出ています」

と彼女は話した。彼女は自らエボラに罹患しているのでは、と恐れていたのである。

クリーナーの診察には、ＣＤＣのダンも加わった。

マラリアの既往歴はあるという。だが、マラリアの熱と違い、彼女が同僚もエボラで亡くしているだけに、経験則から導き出す答えはひとつしかなかった。

「採血して結果が出るまでは、疑い病棟での入院をした方が」

恵美子は入院を勧めるしかなかった。彼女は静かに涙をポロポロと流した。入院は、エボラを意味し、それは、エボラ＝死を意味することも彼女はクリーナーの仕事を通じて知ってしまった。

ダンはグル病院ではなく、

「セントメアリー病院に入院させたら……」

現場の士気を考え、このように言った。

ダンは、グル病院内で好意的に受け入れられていなかった。ＣＤＣという世界を代表する感染症研究所の研究者である彼にとっては、患者の発生が一段落した中では、患者の診察よりも、パンチバイオプシーによる遺体からの採集に夢中になっている様子がうかがえた。それに、自分の方が格上である、という態度があちこちに見られ、人をあごで使うことにためらいは見られなかった。

ＢＳＬ４施設のない日本でエボラ出血熱の研究はできず、ＣＤＣの研究の成果に期待して、その成果を分けてもらうことにはなる。しかしながら、ダンの態度は露骨過ぎていた。婦長のフローレンスは、ダンに対して、

「グル病院で、私たちが看護します！」

と、少女の治療を譲らなかった。

結果的に、少女はグル病院のエボラ疑い病棟に入った。

十一月十日、彼女の診断結果が出た。陽性だった。結果を受けて、直ぐにエボラ病棟に彼女は移された。発熱、嘔吐を彼女は訴える。訴えるだけの気力があること自体、比較的元気な証拠ではある。だが、次々に亡くなる患者を目の当たりにしてきた彼女にすれば、自らがこの病棟に入ることをどのように思っているか、恵美子には気になった。

助かる可能性はある。しかし、死ぬ確率はそれ以上のものがある。

エボラ病棟では、モニカとダンが丁々発止でやり合っている。何か、と思えば、エボラ病棟で長期療養をしている患者の点滴をどうするか、という点で意見が分かれていた。

ダンは患者の体全体の浮腫みを考え、点滴を減らした方がいい、と考えていた。

一方でモニカは浮腫みはあっても、枕元のＯＲＳは減っていないことから、少しでも水分の補給をすべきだとの見方から点滴の継続を譲らなかった。恵美子はモニカの意見に賛成であった。

意見が対立する背景には、連日の仕事による疲労の蓄積と無縁ではなかった。

恵美子、佐多の任務は十四日まで、と日程が終わりに差しかかってきた。

恵美子は十四日の夕刻にウガンダを離れるが、佐多は恵美子よりも二日早い十二日にグルを発ち、帰国の途につく予定となった。

十三日に東京大学医科学研究所の岩本、名古屋市立大学の岡本の二名が後続部隊としてグル地区に入るが、引き継ぎは恵美子が行うことになった。

恵美子は十二日、半日休暇をもらい、佐多と共に首都カンパラの周囲を観光してみた。

「アフリカに来て十日も経つのに、ナイル川もまったく見てないとはね」

二人は笑い合って、ナイル川の源流を見た。

何の樹木かはわからないが、見上げるほどの木があった。三十メートルほど下からなければ、恵美子のカメラのレンズでは撮影できないほどの大きさである。枝々には黒い大きな実がぶら下がっている。果実とおぼしきものは長さ三十センチは優に超えて、四十センチあるものもある。植物かな、と思ったが、よく見ると、それはまったく間違いであった。コウモリが翼を丸めて寝ている姿だった。夜になると、鳥のごとく飛ぶコウモリは、グルではまったく珍しくない。吸血コウモリもいるとは聞いた。

自然界から人への感染経路が未だに不明となっている、マールブルグ病はコウモリの存在が疑われているが、特定には至っていなかった。文献で見たマールブルグ病を恵美子は想起して、漠然とだが、

〔これがエボラウイルスを持っている動物かもしれない〕

と、人間への伝播が今もって不明なエボラ出血熱のウイルスを体内に保有している動物を考えた。コウモリは狂犬病のウイルス、脳炎を引き起こすウイルスも媒介することでも知られており、エボラウイルスを擁していても不思議ではない。

十二日の夕刻、佐多は先に日本に向かう。カンパラのエンテベ国際空港まで佐多を見送りに出た際、南アフリカの国立ウイルス研究所の研究者三人が到着していた。恵美子は彼らと夕食を共にした。一人が主任研究員で、二人は若手の助手であった。彼らは自然界からエボラ出血熱が人にどのように感染するのか、自然界での宿主は何か、を調べるためにウガンダ入りしたのであった。

当然のように話題はその一点になった。恵美子は、何だと思うか？　と主任研究員にたずねると、

「おそらく、コウモリではないか、と思っている」

と答えが返ってきた。マラリアの感染地で、媒介するハマダラカすべてがマラリア原虫を保持するわけではない。百匹に二、三匹が一般的である。コウモリを捕獲して調査しても、エボラウイルスがあるかどうかを調べるのは、相当数のコウモリを捕らえなければならない。

十三日、岩本と岡本がグルに入った。両名は十日に厚生省で打ち合わせを行ったが、恵美子と佐多の情報が土台になっていたのは言うまでもない。成田空港から携行品を持参していたが、使えるものは恵美子らが連絡していたこともあって、今回は段ボール二個と最

小限で済んでいた。

十三日は『アチョリ・イン』で恵美子は二人に話をし、十四日の午前にグル病院での引き継ぎを行った。今日の夕刻、帰国の途につくと思えば、一抹の寂しさを恵美子は禁じ得なかった。

ケネスはカンパラに行っている間に亡くなっていた。死に目に立ち会えなかったことは悲しくなかった。立ち会っていた方が耐えられなかっただろう、と思ったからだ。クリーナーの女の子の様子を気にしながら、病院を去る。彼女の死は、岩本、岡本両氏の帰国の際に知らされた。

ホテルの精算は、クレジットカードではできず、ドルか現地の通貨が必要となることをグルに到着してから知った。恵美子は後続隊に現金を日本から持参してもらい、それでホテルの支払いを済ませた。現金をドルで持参してきたことから、日本円をドルに換金してもらった。

WHOのチャーター機でグルからエンテベ国際空港に向かったのは夕暮れ時であった。小型飛行機の窓からは眼下に蛇行するナイル川が見えた。ナイル川の周りを熱帯雨林が厚く覆っている。

熱帯雨林は多くの動植物の生命を育み、住民には肉や野菜、果実の恵みをもたらしている。が、一方でエボラ出血熱、黄熱、マラリアといった、さまざまな感染症の生命も宿しているのである。

わずか二週間の滞在ではあったが、アフリカは恵美子のこれまでの医療経験の中でも、際立った記憶を与えてくれたのだった。

〔おそらくはここに再び来ることはないだろうが……〕

機会があれば、いつかまたここに来たい、と恵美子は切に願うのであった。

恵美子の途上国、熱帯医学への憧憬は、五十二歳からスタートした。それから僅か四年。予期せぬ出会いは恵美子を日本人医師として、初めてエボラ出血熱患者を治療させるまで導いたのであった。

エンテベ国際空港から八時間の飛行で、明け方のロンドン・ガトウィック空港に到着するが、着陸態勢に入る前、スチュワーデスが殺虫剤を持って、機内の手荷物収容部の天井に向けて前から後ろに噴霧しながら通り過ぎて行った。

〔ここまでやるんだ……〕

恵美子は感心して見ていた。エンテベ国際空港に到着して乗客の乗り降りのとき、それも、夜中にドアが開け放たれていることを考えると、蚊が入ることは十分考えられる。蚊の中にマラリア原虫を持ったものがいて、それがガトウィック空港に到着してから逃げ出してマラリアを空港周辺で発生させる可能性も高いのである。

恵美子は検疫の視点からもこれは大切だな、と眺めていた。

イギリスの植民地だったオーストラリアでも、着陸する機内での殺虫が、厳格に行われているると聞いたことが惠美子にはあった。

十一月十六日の木曜日の早朝、成田空港に到着。その足で、厚生省に行き、エボラ出血熱について関係者に報告を行った。長期の国外旅行から帰って来たときにはいつもそうであるが、汁物が食べたくなる。厚生省を後にして、ラーメン屋に飛び込んだ。

翌十七日の夕刻、東京駅から上越新幹線で新潟市へ行き、約束していた所用をこなして、日曜日の十九日、新潟駅から大宮までは上越新幹線で、大宮からは東北新幹線に乗って仙台に戻り、多賀城市の〝わが家〟に戻った。

二十日、月曜日。秋から初冬に入る季節だ。ウガンダとの気温差は優に三十度はある。毎日毎日、汗が噴き出ていた状態も、肌寒い気候の中では懐かしさも覚える。久しぶりの仙台検疫所の勤務。無事に帰ってきた惠美子に対して職員は、

「お疲れさまでした」

「いかがでしたか？」

と明るく接してくれるが、親切にされるほどに惠美子は、

〔生きて帰って来たから、びっくりしているんだな。エボラに感染しているんじゃないのか、と思われているんじゃないのかな？〕

と苦笑いしてしまうのだった。

久しぶりのデスクワークを終えてから、ＪＲ本塩釜（ほんしおがま）駅前にある「しらはた」という、来客があった場合惠美子が個人的に連れてゆく寿司屋に立ち寄った。生のマグロの握り、ア

ラ汁と呼ばれる魚の味噌汁を飲んで、ようやく塩釜に戻ってきたなあ、という気持ちになれた。

ところが、その夜からだった——。

頭痛が始まり、それが次第にひどくなっていった。

惠美子は疲労からくる風邪か、温度差による風邪か、それとも、五十肩が頭痛を起こしているのか、と考えていた。

〔まあ、一晩寝れば治るでしょ〕

と思ったが、頭痛は寝ている間にもひどくなり、翌日の二十一日も同じような頭痛が続き、夕食時には悪寒が襲った。厚手の布団を二枚被っても、激しい震えは止まらない。

〔これは、マラリアにやられたのかな〕

小康状態にもなり、風邪のような気もした。たまった仕事を遂行する必要もあり、二十二日の水曜日は業務を行い、二十三日は「勤労感謝の日」で祝日である。惠美子はこの日、自宅で寝ていた。

二十四日の金曜日の朝、四十度近い高熱で足取りはおぼつかなくなっていた。その中でも検疫所に出向き、マラリア診断キットを用いて、自ら診断した。すると、診断キットはマラリアの罹患をはっきり示していた。しかも、致死性の高い熱帯熱マラリアであった。

結果的に、ウガンダで予防薬を飲みながら罹患したことは確実だが、予防薬のプログアニルのおかげで熱帯熱マラリアの進行は変則的になり、幾分かは発症の時期も遅くなっているようだった。

　とはいえ、熱帯熱マラリアでは治療をしなければ死亡する確率は高い。熱帯熱マラリアに有効な治療薬剤は検疫所にはもちろん、東北大学病院など仙台市の病院にもない。

　厚生省のマラリア研究班の班長である東京慈恵会医科大学教授の大友弘士に連絡を入れた。折悪く、大友が不在ならば、国立感染症研究所に連絡するつもりだった。

　運よく、大友はいた。理由を話すと、メフロキンとアーテスネートと二種類の治療薬剤を持参するという。

〔熱帯熱マラリアだから一刻も争う、という意味もあるのでしょうけど、大友先生、きっと私が熱帯熱マラリアに罹患している様子を見たいのね。まあ、立場が逆ならば、私もそうするけれど〕

　頭痛の中で恵美子がひとつ気にしていたのは、入院先であった。

　万一、重篤な感染症患者が発生した場合、入院治療の現場には院内感染の専門医師もいる東北大学の附属病院の隔離病棟で、と東北大学の医師と恵美子は双方で話し合いをしてきた。

　その万一を考慮して、これまで東北圏内での感染症対策の旗振り役をしてきたが、隔離病棟の入院適用第一号患者が旗振り役の恵美子自身になるとは、まったく思いもよらぬことであった。

　東北大学に行く用事が午後あるので、そのとき手続きをしてしまおう、とこの期に及んでも恵美子はタフだった。東北大学医学部での感染症の講義が一時間半あるのだ。高熱の中、恵美子は講義したが、一時間が限度だった。三十分早く授業を切り上げたが、自力での歩行ももはや困難になっていた。車椅子を用意してもらい、隔離病棟に入った。治療薬剤、入院の手続きをしてから、検疫所職員らがおそらくは気にしている一点について恵美子はどう証明するか、を思案した。

エボラ出血熱のアウトブレイクの最前線におり、診断、治療をしてみて、

〔自分はエボラに罹患はしていない〕

の確証はあった。鼻水もなかったし、歯茎からの出血などはもちろんない。それに、入院から三日で亡くなったアイーダのように、椅子に腰掛けるのもやっとというぐらいの極度の衰弱はない。今あるのは、ひどい頭痛と高熱である。グルで診てきた臨床経験から、

「私はエボラじゃありませんから、ご安心を」

と、自信を持って言えた。とはいえ、二週間もアフリカでエボラ患者に接していれば、疑われても仕方はない。

恵美子は採血して、国立感染症研究所にしっかりと梱包（こんぽう）して送付し、エボラ陽性か陰性かを診断してもらうことにした。いくら患者を診断、治療したからといっても、恵美子自身が自分で今、断言してもお墨つきにはならない。

陽性か陰性かの診断が下るまでは三日を要する。その間、恵美子の生活は不自由を強い

られた。万一の陽性を考慮して、隔離病棟からは外に出られず、おとなしくベッドに横たわっているしかなかったのだった。

大友には東北大学に来てもらった。持参した治療薬剤の効果は直ぐに現れた。まず、その日はぐっすりと眠れたのである。

尿意を催して、目を覚ますと熱は下がり、頭痛も和らいでいる。そして、トイレに入り、用を足した後に便器の中を見ると、尿がコーラ色に近い褐色になっているのである。

〈自分はエボラじゃない。百パーセントマラリアだ〉

と恵美子は確信した。血液の溶血が起こり、それが尿となって出たのだ。黒水熱と言われる理由を恵美子は納得した。

ウガンダでは患者の下痢便はみたものの、尿が茶色くなるのは一例も見たことがないことからも確信を強めた。

三日後、検査結果が出た。エボラ出血熱陰性、であった。

恵美子は延べ一週間、入院した。

仙台検疫所の入ってる港湾合同庁舎では、恵美子の入院に、

「マラリアではなくて、本当はエボラじゃないのか？」

との噂が出ていたのは言うまでもなかった。

日本からの第三陣には、再び佐多と関西空港検疫所長の上家（かみや）和子（かずこ）が十二月十三日、成田空港から派遣された。これも約二週間の滞在である。上家は恵美子に次ぐ二人目の女性検

疫所長である。

　マラリアに罹患して一ヵ月近くは、貧血気味になったり、体調が思わしくなかった。そんな中で、年末も押し迫った十二月二十日、孫が誕生した。男の子だった。長男・雅企が名付け親になって「太河(たいが)」と名付けられた。惠美子もおばあちゃんになったのである。

　雅企夫婦がどんな思いで太河と名付けたかはわからない。

〔新潟の誇りである大河の「信濃川(しなの)」のように雄々しくとの思いを重ねたのかな？　大河ではなく、大を太にしたのは、今時の親の工夫なのかな〕

　惠美子は考えたが、「太河」と聞いて、ウガンダで目の当たりにしたナイル川の源流を思い出した。

　新潟臨港病院に勤務時代、患者として惠美子のもとを訪れてから、親しくなった新潟の友人と電子メールでのやり取りで、マラリア罹患を報告すると、クリスマスソングの時節に引っかけて、

「貴殿には〝マライア・キャリー〟ならぬ〝マラリア・キャリー〟の称号をプレゼントします」

　と送られてきた。

「うまい！」

　と惠美子は口にした。惠美子の肝臓の中にいるマラリアの原虫が百パーセント駆逐された保証はどこにもない。駆逐されていなければ、マラリアが再発する恐れがある。マラリ

ア原虫の保持者（キャリアー）に惠美子はなったわけで、友人はそこから見事な駄洒落をつくったわけだった。

ウガンダでのアウトブレイクが終局を見せたのは、二〇〇一年の一月中旬だった。一月八日から一月十四日の間に発生したエボラ患者は一人で、これが最後の新規発生となった。WHOはこの二月、ウガンダでのエボラ出血熱のアウトブレイクの終息を公式に発表する。あわせて、エボラ患者の発生状況と臨床症状も発表したのだった。

患者数は総数四百二十五人で、女性は二百六十九人（六十三パーセント）、男性が百五十六人（三十七パーセント）であった。発生地域別ではグル地区が九十三パーセントであった。

死亡者数は二百二十五人で、死亡率は五十二・九パーセント。このうち医療関係者の感染者数は二十九人で、二十九人のうち二十二人はグル地区での感染者である。さらに、二十二人のうち十七人はバリアーナーシングを開始してからの感染者数であり、院内感染は結果的には防ぐことはできなかったことになる。

惠美子にすれば、エボラ出血熱に限らず、一類感染症が発生した場合、一刻も早く態勢を整えて、患者を収容するも院内感染、患者の搬送での感染を防ぐ態勢をこれから検疫所でどのように実践してゆくか、という課題を背負うことになった。

エボラ患者の主な臨床状況は、以下のようになっていた。当然、患者によって重複する症状がある。

下痢	六十六
全身衰弱	六十四
食欲減退	六十一
頭痛	六十三
悪寒、嘔吐	六十
腹痛	五十五
胸部痛	四十八
出血	二十

（単位はパーセント）

この他に咽頭痛、発疹、妊婦の流産なども見られた。

発症から治療開始まで平均日数は四・二日で、入院患者での死亡率は五十八パーセントであった。グル病院でのデータもここに含まれるが、グル病院だけのデータもある。期間は二〇〇一年十月五日から十一月二十七日までである。

全感染者は二百六人。平均年齢は三十歳で、最高齢は八十八歳で、最年少は生後三日であった。このうち、検査陽性例は六十二人で全体の三十パーセント。陽性例の平均年齢も三十歳で最年少が生後三日、最高齢は六十五歳だった。

全感染者と検査陽性例は同義と思われるが、ケネス坊ややアイーダのように、血液検査の結果が出る前からエボラ患者と認定された者が、全感染者には含まれる。

全感染者二百六人のうち百二十三人が女性と六十パーセントにものぼり、五十四人（二十六パーセント）が死亡した。六十二人の検査陽性例のうち四十五人（七十三パーセント）が女性で、三十六人（五十八パーセント）が死に至った。

同じグル病院のデータでは、以下のような興味深い、エボラ出血熱の特徴を示したデータもある。

	全感染者	検査陽性例
患者と接触歴のあった者	九十一人	四十九人
発症から死亡までの平均日数	七・六日（二―二十日）	八・〇日（二―二十日）
入院から死亡までの平均日数	三・八日（〇―十一日）	四・二日（〇―十一日）

恵美子がマラリアに罹患したことについて、厚生省はもちろん驚いた。専門家を派遣しておきながら、リスク管理の甘さを指摘されることがわかっていたので、公表せずに済ますことにした。

恵美子の方はアフリカでのマラリアを知っているゆえに予防薬も百パーセント確実ではないことを自覚しており、危機管理の甘さの問題ではないと思っていた。マラリアに罹ったことを隠そうとしなかった。

医師や市民を対象とした講演や学会で、自らの体験を語ることでマラリアの恐ろしさを詳細に伝えることを試みた。グル病院の様子、埋葬するチームの様子などをスライドで見せて、エボラ出血熱について解説し、聴衆が脅威を覚える中で、

「実は帰国してから、私はマラリアを発症しまして……」

と恵美子は講演の〝落ち〟として、マラリア体験を語り出す。会場は盛り上がる。恵美子に対して、親しみを覚える人がここで生まれる。

「黙っていてくださいね」

と恵美子は厚生省から念押しされていたが、そのうち厚生省は何も言わなくなった。

第五章　危機管理体制の構築

――数々の脅威との戦い

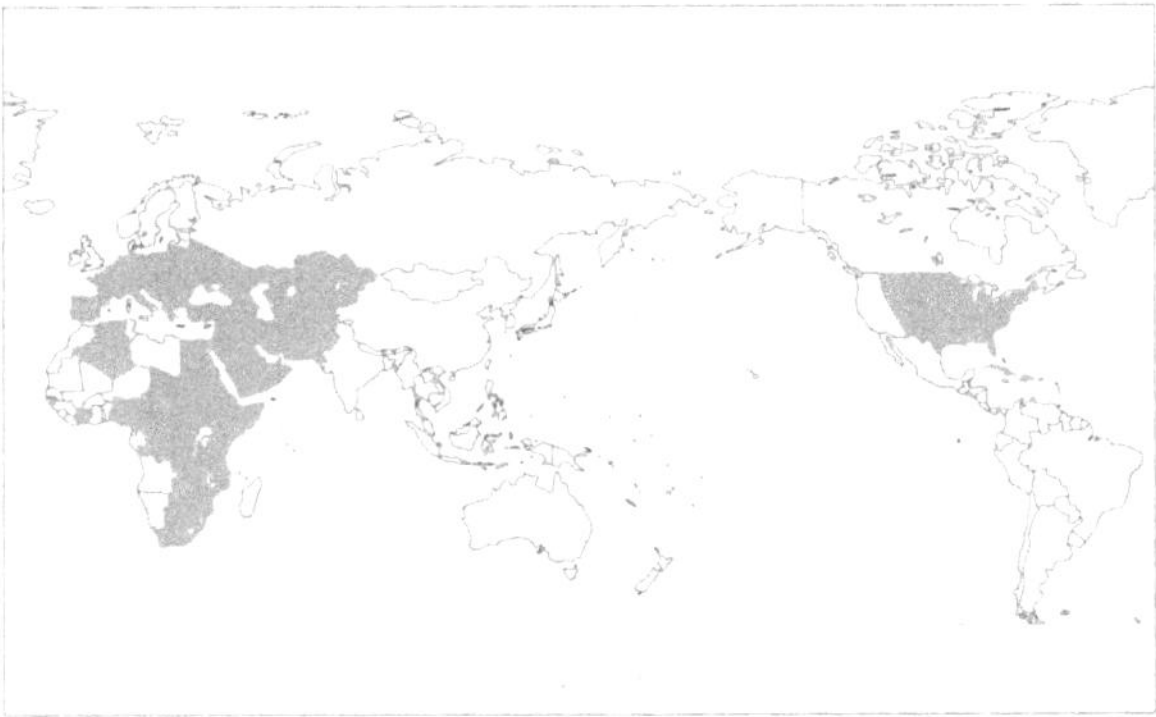

ウガンダでの現場経験によって、恵美子は講演をする機会が格段に増えた。

感染症の専門家の間では、恵美子をエボラのアウトブレイクを現地で見てきたことで、エボラ出血熱の〝専門家〟として認知した点が理由としてはあった。

全国各地で開催される医学関係の学会ではもちろん、仙台市や塩釜市での市民健康講座や医師会の会合などからの依頼もあり、恵美子はスライドを用いながら、エボラ出血熱について講演した。一歳二ヵ月で天涯孤独となり死んだケネス坊やのスライドの中の姿、死亡までの経過の話は聴衆の涙を誘いもした。

検疫所の役割、検疫所の仕事、予防接種について話をすることも忘れない。予防という点に関しては、自らのマラリア体験は欠かせなかった。

「今だから、笑って話せますが、治療が遅れていたら……」

恵美子は、熱帯熱マラリアの恐ろしさを自らの体験から語ってゆく。

マラリアを知り、エボラ出血熱を知っていたからこそ、マラリアと確信し、入院までの時間を何とか延ばしたこと、コーラ色をしたおしっこの話、成田空港で出会ったアフリカの放浪旅行からの青年の話にも言及した。具体的な症例を聞かされて初めて、日頃、マラリアを意識することのない一般聴衆はマラリアとはどんなものか、を理解する。

恵美子が検疫所で作成した資料のコピーは、あらかじめ配布してあるが、多くの参加者はこのときになって、その意味がわかった。

「海外に行く前、帰国後、健康で気になることがあったら、些細なことでもいいから仙台検疫所にお問い合わせください。ホームページも気軽にご覧ください」

と検疫所の積極的活用のピーアールを怠らなかった。講演後、恵美子に、

「マラリア、ってよく耳にしますけれど、何が恐ろしいのか初めてわかりました」

「新聞などでマラリア患者が出た、とかは見たことはありますが、どんな病気なのかようやくわかりました。怖い病気なんですね」

と声を掛ける市民は少なくなかった。年配者からもそんな声があった。恵美子は、

〔エボラは恐ろしい病気だ、と言っても具体的にウガンダで診るまでは、どんな症状を呈するのか、私にはわからなかった。文献ではやはり実感に乏しかった。市民の方が〝初めて知った〟〝ようやくわかった〟と言うのは、それと同義かもしれない〕

東北圏内で『感染症情報ネットワーク』を立ち上げ、ホームページを開設して、感染症の予防に関する情報提供のインフラ整備を行ってきたつもりだが、市民にまで情報がしっかりと行きわたるにはまだまだ時間を要する、と思ってしまう。

といっても、近道はない、が恵美子の実感だった。

〔私としても、さまざまな感染症の患者を海外の現場で、この目で診断しておかないと。いざ、というとき、診断が遅れて市中感染、院内感染を起こしたら意味はないのだから〕

医学会では、自ら演題を提出して発表するときもあった。講演では一時間、一時間半、

話すことができるが、学会での発表となれば、他の演者との兼ね合いもあって、時間は七分、十分と限られ、内容はかいつまんで話さなければならなかった。その後に、質疑応答が二、三分設けられる。

質疑応答では医療関係者からの話を耳にしたのか、こんな質問も出る。

「日本からウガンダに派遣された医師のチームは三チームあったと聞いております。その中に帰国後、熱帯熱マラリアに罹患した医師がいたと聞きましたが、それは本当なのでしょうか？」

恵美子は、

「実は私なんですが」

と打ちあける。会場からは笑い声も出て、自らの経過について具体的に話すが、質問する者がマラリアの専門家、特に斯界でも大御所と言われる者であったときは厄介であった。

私が罹患しました、と言えば、ここぞとばかり、

「感染症の予防の専門家たる者がマラリアにかかるとは何事ですか！　恥ずかしいことだと思わないのですか！」

と責められるのだ。会場からは、

「○×先生、蚊に刺されることまでは予防できませんよ、そこまで言わなくても」

と、とりなす声が上がる。

「プログアニルを毎日、二錠ずつ飲んでいたので、マラリアの進行を若干は遅らせること

はできた、と思っていますが」

　恵美子はこのように説明して、無防備でなかったことを伝えてゆく。学会において、マラリアという苦い経験がある。恵美子にしても、そこまで言われる理由の背景は承知であった。

　マラリアと診断はできたが、治療薬の投与が遅れて死亡した例が日本にはあるからである。一九九四年九月二十三日付の『朝日新聞』の朝刊、社会面の死亡記事は、マラリアに関心のある医療関係者を震撼させた。

「小林央往氏（こばやし・ひさお＝山口大農学部教授・資源植物開発学、栽培植物起源学）22日午前10時35分、マラリアのため、山口県宇部市の病院で死去、47歳。（中略）山口県への届けによると、8月7日から1カ月間、植物採取のためアフリカ・マリ共和国を訪れている間に感染、帰国後発病したという」

　小林教授の死後、山口県立大学国際文化学部の教授二人が『海外学術調査ニュースレター』（文部省科学研究費・国際学術研究総括班事務局・東京外国語大学）に寄稿した。ここにはしかるべき予防を心掛けながらも、マラリアで死亡した教授の無念が内包され、現代医学の盲点が露呈されていた。

「国際学術研究のために、西アフリカ・マリ共和国での1カ月の滞在を終え、（中略）帰国1週間後に体調が悪化し、ただちに入院された。そして、入院4日目、脳波がほとんど停止する状態となり、集中治療室での治療も空しく入院8日目の9月22日に死亡された」

「マリで現地調査に同行した他の隊員や御遺族によると、小林氏は、病気の予防に関しては神経質といってもよいほど注意深く行動する研究者であった。例えば、飲み水は煮沸したものを用い、マラリア感染の予防薬であるクロロキン（商品名ニバキン等）を毎日服用し、首都のホテルで寝るときも蚊帳を吊り、さらに蚊取り線香を用いるという徹底ぶりであった。しかし、入院後、小林氏が言っていたように、食事の時などに多少の蚊に刺されることまでは防ぎようがなく、近年西アフリカにも増えてきたというクロロキンに耐性をもつマラリア原虫の犠牲者になったと考えられる」

「帰国後1週間はきわめて元気であった小林氏は、8日目の朝から肩こりと疲労を訴え、勤務のあと、山口市内の時間外診療の病院に訪れた。幸いにも当番病院が規模の大きな総合病院であったので、マラリアを疑う医師がいて、ただちに血液検査の結果、原虫が観察された。初期の段階で迅速な診断ができたのである。担当医師は入院決定にあたって、家族に対し、脳マラリアで死亡したという事例もあるので設備のよく整った大学病院（山口大学医学部附属病院）への転院を検討中であると告げた」

「小林氏は、入院の翌々日の昼すぎに宇部市内の大学病院に転院した。ところが、入院の翌日が祝日（敬老の日）だったこともあってか、治療薬の手配に手間取り、山口市内での入院からマラリア治療薬の投与開始までにほぼ48時間を費やしてしまった。選択された薬はファンシダールで、すでにこの薬への耐性マラリアが知られており、この時点ではやや旧世代に属する薬であった。そして、転院翌日の午後、突然の昏睡が訪れた。集中治療室に移されたが、すでに脳波がほとんど認められない最悪の状態に陥っていることがわかった」

「ちょうどその時、同じ集中治療室では、夏期休暇のインド旅行の後でマラリアを発病し、診断が遅れて多臓器障害に陥った高校教諭が治療を受けていた。それまでマラリアの治療経験もまったくなかった大学病院では、この青年の治療のため、医師の言葉によれば『教科書を読みながら』の診断と治療にあたっていたのである。そこへ昏睡状態の小林氏が運ばれてきた。夜を徹しての検査と補助人工呼吸などの救命のための治療が試みられたが、時既に遅く、小林氏の意識は二度と回復することなく、こうして発病から8日目には不帰の客となったのである」

「この大学病院は当初他大学の医師たちに助言を求めたのだが、その医師たちにはマラリアの臨床経験がなかったという。また、ラリアム、ハルファン等の最新のマラリア治療薬はわが国では入手するすべがない。そして、古くからの薬剤であるが耐性を生じていないキニーネ注射液も用いられなかった」

学界ではマラリアに敏感になっていた。年間百人以上、海外からの帰国後、マラリアを発症していることに加えて、二〇〇二年の五月三十一日から六月三十日まで開催される日本と韓国が共催し、三十二カ国が参加する『2002　FIFAワールドカップ』によって、世界各国からサポーターらが訪れることで、輸入感染症も大量に持ち込まれるのではないか、との懸念が働いたのである。

恵美子にしても、ワールドカップ開催にあたってまず考えたことは、感染症の日本への輸入だった。感染症も含めて病原体は必ず、人や物と一緒に動く。病原体単独では動かない。人や物と共に遠く離れた地域に移動するのである。

ただし、物よりも人が動くことこそが感染症の病原体を運び、感染の拡大には最も有効である、と結論づけてもいい、と恵美子はふたつの好例から考えていた。

ひとつは、マレーシアのボルネオ島で行われた耐久レースによる感染症の集団感染である。二〇〇〇年の八月十六日から九月四日まで、ボルネオ島のサバ州で「エコチャレンジ2000冒険レース」が行われた。参加国は二十六カ国で四人で一チームをつくって、ジャングルトレッキング、カヌー、カヤック、スキューバダイビング、マウンテンバイクの競技を行い、時間を競う耐久レースだった。

レースが終了してから、各国に戻った参加者の一部に、発熱、頭痛、筋肉痛など、体調の変化が見られるようになったのは九月七日からであった。

各国の参加者が同じ症状を呈していることが、インターネットでの海外からの感染症の流行情報により報じられ、原因はすぐに判明する。レプトスピラ症、またはワイル病とも言われる感染症が原因であった。ネズミの尿や糞の中に排泄された菌が水中で増殖して、その水に触れた人の皮膚の毛穴や口を通じて感染する。ちなみにネズミの尿や糞に排泄された菌で食品が汚染されて繁殖し、それを食しての食中毒がサルモネラ症である。

日本では二人、アメリカでは三十七人、イギリスは九人、フランスは四人、オーストラリアは四人、ブラジルは一人、ウルグアイ一人の患者が報告された。

日本での発生はまず見られない感染症であっても、海外からの情報提供により、患者の診断が付くことを教えた例ではあった。

抗生物質の投与でレプトスピラ症は回復するので、大事には至らなかった。耐久レースでの感染は、レプトスピラ症の菌を持ったネズミの尿や糞で汚染された土壌が、大雨で増水した川の中に没したため、川の水が汚染されて、参加者はそこで泳いだために感染したと考えられた。

二〇〇一年に入り、三月初めを中心にしてサウジアラビアのハジ巡礼のため、世界各国から多くのイスラム教徒がサウジアラビアを訪問した。イスラム教徒の帰国後、イギリス、フランス、ドイツ、オランダ、ノルウェー、シンガポール、中央アフリカ共和国、西アフリカのブルキナファソなど各国で髄膜炎菌性髄膜炎が流行し、三十五人の死亡を含めた百九人の感染患者がWHOやユーロのサーベイランス（調査機関）から報告された。

接触感染で感染が成立する髄膜炎菌性髄膜炎は、中近東、アフリカ中央部に見られる。発熱、頭痛、痙攣、皮下出血が症状だが、軽症のものでは自然治癒する。抗生物質による治療がない場合には二日から一週間で血圧低下、昏睡を呈して死亡する。五歳以下の幼児では五パーセント、成人では十―十五パーセントの死亡率と言われる。

サウジアラビアで感染した巡礼者が帰国後、家族と暮らす環境下で咳をしたり、生活用具を共用する中で家族も感染する。この感染者を「濃厚接触者」と称する。感染して帰国した巡礼者、濃厚接触者が町で活動したりすることで、新たな感染者、新たな濃厚接触者を生み出す。

五月までに報告された、各国の状況は以下の通りになった。


イギリス……十一人の死亡者を含む四十一人の患者の報告。八人は巡礼者で、十九人が濃厚接触者と判明。残りは詳細不明。

フランス……二人の患者の報告。死亡なし。一人は巡礼者、一人は濃厚接触者。

ドイツ　……四人の患者の報告。死亡なし。二人は巡礼者、二人は濃厚接触者。

オランダ……一人の患者の報告。死亡なし。空港で巡礼者との接触があった。

ノルウェー……四人の患者の報告。死亡なし。二人は巡礼者との濃厚接触者。

シンガポール……四人の患者の報告。死亡なし。一人はサウジアラビアへの巡礼者、三人は巡礼者との濃厚接触者。

中央アフリカ共和国……三人の患者の報告。死亡なし。三人とも巡礼者。

ブルキナファソ……四人の患者の報告。死亡なし。詳細は不明。


日本でこの疾病は、流行性髄膜炎とも呼ばれ、一九四五年だけでも四千八百三十四人の患者数を記録したが、一九六九年以後は延べでも百人以下となった。

飛行機による交通機関の発達によって、海外からの輸入感染症の発生が懸念され、『感染症新法』では四類感染症として位置付けていた。

　ハジ巡礼に伴う、世界各国での髄膜炎菌性髄膜炎の流行が示すように、大量の人間が短期間で移動するワールドカップは、まさしく病原体にとってこれ以上はない好機である。

　感染症のある地域に入って滞在し帰国して発症、が前述の例ではあるが、感染症のない地域に感染症を持った人間が入り込んで、土着させる可能性がワールドカップでは懸念される。

　問題となるのは、まず、マラリアだ。日本国内には、土着のマラリアはない。これはマラリアの原虫を体内に保持した蚊はいない、ということである。

だが、マラリアの原虫を保持する能力を持つマラリア媒介蚊となるハマダラカは、日本にごく普通に生息している。

　詳細に記せば、マラリア媒介蚊は、学術的にはハマダラカ属（学名　アノフェレス）に入り、世界に三百八十種が知られる。このうち、人間にマラリアを媒介する能力を持つのは約七十種だ。蚊によって血液の嗜好性があって、哺乳類でも豚を好むものがあれば、人畜と哺乳類全般を好むもの、両生類のみ、鳥類のみの吸血性もある。人間にマラリアを媒介する能力を持つ蚊は、必然的に人間の血液を好むわけである。

　マラリアの次に問題となるのは、デング熱だ。東南アジア、アフリカ、中南米と広くこの病気は見られる。発熱が一週間ほど続き、関節や背中の痛みを生じて熱が落ちつけば、麻疹（はしか）に似た発疹が出てくる。大人では致命的ではないが、デング熱が分布する現地に住む子供の場合には肝臓など臓器からの出血を伴う出血熱を引き起こす致命的な例もある。

日本に生息する疾病を媒介する、医学的に重要な蚊を簡単に分類すると、シナハマダラカ、コガタハマダラカ、アカイエカ類、コガタイエカ、トウゴウヤブカ、ヒトスジシマカ、ネッタイシマカの七種類になる。各種の性質は次の通りである。

シナハマダラカ……日本全土に分布し、三日熱マラリアを媒介する。名前のごとく羽に斑紋（はんもん）がある。牛や馬の血液を特に好み、水田、池、沼と比較的きれいな水に発生する。近似種のオオツルハマダラカは、北海道でも沖縄でも普通に見られ、熱帯熱マラリアも媒介する能力を持つ。

コガタハマダラカ……沖縄県の八重山（やえやま）諸島に分布する小型のハマダラカ。東南アジアに広く生息し、三日熱、四日熱、熱帯熱マラリアを媒介する。きれいな小川の水溜（みずたま）りで発生する。

アカイエカ類……日本では九州以北にはアカイエカ、チカイエカがおり、奄美（あまみ）・沖縄地方にはネッタイイエカが分布する。日本脳炎、人間の陰嚢（いんのう）を巨大化させ、足を醜く太くする象皮病をもたらすフィラリア、犬のフィラリアを媒介する。汚水に発生する。

コガタイエカ……アカイエカよりも小型で、牛、豚、馬の血液を好み、日本脳炎を媒介する。水田、湿地で発生し、七月から八月にかけて特に多く発生する。

トウゴウヤブカ……日本全土の海岸地帯に生息し、岩穴の潮溜りで多く発生する。人間のフィラリアを媒介する。

ヒトスジシマカ……関東以西に普通に多く、小型で黒色。東南アジアではデング熱の媒介を行う。昼間に吸血嗜好があり、家屋への侵入も多い。墓地や竹筒のわずかな水溜りでも発生する。行動範囲は百メートル範囲と狭いと考えられるが、人や物、物流での移動は十分に考えられる。

ネッタイシマカ……熱帯地に広く分布する。日本では沖縄に分布している。家屋近くの壺や桶でも発生する。デング熱、黄熱の媒介蚊として著名である。

こうした蚊の分布を考えるだけでも、実のところ、日本がマラリア、デング熱、黄熱といった各種感染症とは、けして無縁でないことはわかる。

マラリアに感染しているが、未だ発症していない外国人が国内に滞在すれば、マラリアが日本国内で流行する可能性は極めて高い、との見通しは当然あった。

中南米、アフリカのサポーターらが物価の高い日本での経費を節約するために、野宿でもすれば、マラリアに感染する蚊が増えて、日本にマラリアが土着する可能性もあることが懸念された。ワールドカップは日本で十都市と韓国で十都市と、両国内で分散して開催されるが、韓国ではマラリアは土着しており、輸入感染症ではないことも、案じられる条件になっていた。

韓国におけるマラリアの土着地域は、北朝鮮と国境をなす北緯三十八度線を中心に、仁川(インチョン)などで一九九三年から三日熱マラリアが再流行するようになっていた。仁川には国際空港もあり、マラリアの原虫を持った蚊が機内に入り込み、乗客を刺す場合も考えられる。ソウルからも近い仁川だけに、感染の危険性が叫ばれる必要はあった。

世界からサポーターが入る日本での開催時期は、五月末から六月末にかけてと、蚊が多く発生してくる時期に重なる。

マラリアだけでなく、デング熱の土着の可能性を恵美子は考えてもいた。デング熱は、都市部では主にネッタイシマカが、農村部ではヒトスジシマカが媒介する。ヒトスジシマカの北限は日本では岩手県、秋田県ぐらいであり、それより南の宮城県でもワールドカップは開催されるだけに、けして無縁とは言えないのだ。

二〇〇〇年七月に開催された九州・沖縄サミットにおける沖縄県企画調整室の発表では、海外からの参加者は五千人、日本からは二千人であった。VIPが来日するとあって、生物テロ、化学テロを想定しての警備や対策は行われたが、厳重警戒の中では一般の観光客は締め出され、感染症についての対策もワールドカップとは異なっていた。

国立感染症研究所がサミット対策として行ったのは、九州・沖縄サミットに参加する人が持ち込む健康問題の地域への影響より、開催地域で感染症のアウトブレイクがあった場合に、サミット参加者の健康を害さないか、の問題であった。もちろん、晩餐(ばんさん)会での食事、関係者への弁当などの食中毒対策も行われた。

　かつて、マラリア、フィラリア、日本脳炎など蚊が媒介する感染症に日本も悩んでいたが、河川整備や殺虫剤などにより、環境が衛生的になり、世界でも有数の衛生環境に恵まれた国となった今、感染症に対する一般の意識は低い。

　デング熱ひとつとっても、温帯地域の住民の免疫がないため、熱帯圏のウイルスが入り込んで大流行したことは過去にはある。古いデータだが、一九二二年には米国南部で百万人―二百万人の患者が、一九二五年から一九二六年、一九四五年にはオーストラリアで、一九二七年から一九二八年にはギリシアで大流行を引き起こした。

　第二次世界大戦中の話だが、日本も一九四二年から一九四五年にかけて、神戸、横浜、長崎の港を中心に、毎年、デング熱の流行があった。患者の総数は百万人と言われている。また、アジア・太平洋地域で日本軍は米国相手に奮戦していたが、多くの兵士が栄養失調に加えて、デング熱やマラリアに罹患(りかん)して戦闘意欲が失われていたのは、よく知られた話である。

　マラリア、と診断できる医師は少なく、診断が遅れての危険な状況になったり、山口大学教授の例のように診断がついても治療薬の投与が遅れるミスなどが発生してのパニックも起こる可能性はある。

　マラリアの土着の条件は揃っている。マラリアへの懸念は、ワールドカップの開催中だけでなく、開催後もある。

二〇〇一年一月六日、厚生省は省庁再編により、厚生労働省となり、運輸省、建設省は国土交通省と生まれ変わった。その国土交通省は、ワールドカップ開催を一年半後に控え、ワールドカップの開催中、各国のサポーター、マスコミなどに日本へ入国する関係者は約四十三万人と発表した。

入場券の総販売数は約六十四万枚で、日韓と非開催国で半々。非開催国の三十二万枚がすべて購入されて来日し、残りの十一万人はワールドカップに伴う日本人の移動や帰国として、合計四十三万人と推測されたのである。

これに加えて、観光やビジネスで六月の日本に入国する平均入国者数は四十万人であり、単純合計で六月の日本に延べで八十万人以上が滞在する、と想定された。

この数字を受け、あらゆる試算を加えて、国立感染症研究所の研究者七人が、二〇〇一年十一月までに『サッカーワールドカップ２００２に伴う輸入感染症の発生予測』と題した論文をまとめ、日本感染症学会が発行する『感染症学雑誌』に寄稿した（掲載は二〇〇二年二月号）。

まず、試算は、一九九九年四月から二〇〇一年三月末までの二年間における、『感染症新法』に基づいたマラリア（四類感染症）、流行性脳脊髄膜炎（四類感染症）、赤痢（二類感染症）、コレラ（二類感染症）、チフス性疾患（二類感染症）などを、帰国して発症した日本人（空港検疫所での健康相談室での発見も含めて）、来日して発症した外国人（同）を出発地、居住地別に調査する。これを「感染症発生動向調査」という。

それを日本国内における、同疾患の総報告数における割合（パーセント）を出した。

輸入感染症としての各感染症は、マラリアは二百八十八件（百パーセント）、流行性脳脊髄膜炎は二十八件（四パーセント）、赤痢千六百三十六件（七十四パーセント）、コレラ百九件（八十二パーセント）、チフス性疾患百九十一件（八十三パーセント）だった。

マラリアと赤痢に関して、表に直すと以下のようになる。

	マラリア			赤痢		
出発地または居住地	日本人	外国人	計	日本人	外国人	計
アフリカ	七十三	四十三	百十六	七十二	二	七十四
東南アジア	七十七	十一	八十八	五百五	二十一	五百二十六
西南アジア	二十四	十九	四十三	三百六十	十二	三百七十二
オセアニア	十四	十四	二十八	九		九
南アメリカ	六	三	九	三十	五	三十五
東アジア	一		一	九十一	三	九十四
中近東				五	一	六
ヨーロッパ				八	一	九
北アメリカ				二	一	三

他地域				五	一	六
不明	三		三	六十二	十七	七十九
合計	百九十八	九十	二百八十八	千百四十九	六十四	千二百十三
国内要因の対象疾患数	〇	〇	〇	四百十九	四	四百二十三
総合計	百九十八	九十	二百八十八	千五百六十八	六十八	千六百三十六

一九九九年から二〇〇〇年の出入国統計による正規の外国人入国者の千四十万四千人、正規の日本人帰国者の三千四百九万八千人を参考として、これらを踏まえ、数学的な試算を加えて、ワールドカップ２００２の期間中に発生する日本における各種の疾患数は、赤痢は五・八八件、マラリアは三・四一件、チフス性疾患は一・四〇件、コレラは〇・四二件、流行性脳脊髄膜炎は〇・〇〇三二件であった。

エボラ出血熱、ラッサ熱などのウイルス性出血熱の一類感染症の発生頻度については、日本では一九八七年のラッサ熱の輸入症例以来、十五年余ないことをひとつの目安とした。アフリカからの輸入マラリアが年間に八百七十件あれば一類感染症が一件発生すると考えられた。

ワールドカップ２００２開催中のアフリカ由来のマラリアは三・四一件の中で一・五六件（日本人〇・二四件　外国人一・三二件）とされ、一類感染症の発生予測は〇・〇〇一八件となった。この数字は、ワールドカップ２００２を実に五百五十六回開催して一件発生する、という意味でもある。

統計結果では、ワールドカップ2002の開催中に、日本国内においては輸入感染症が増える可能性は高くはない、となった。

これはこれまでの資料に基づいてのものであって、開催時期に韓国でマラリアが大流行したり、日本国内で何かしら感染症の大流行があれば、統計結果はおのずと変わってくる。

二〇〇一年の八月から九月には、ワールドカップの開催地にもなっている韓国東南部の蔚山市と蔚州で百人を超えるコレラの集団発生が報告されてもいた。

学会や医療関係者が輸入感染症対策をどう行っていくべきかは、本番の一年前、一年を切っても厚生労働省をはじめとして、ＦＩＦＡ、ＪＡＷＯＣをはじめ開催県なども具体的に特別な対策は行う見通しはなかった。どのようにやればよいか、と頭を悩ましていたが、二〇〇一年九月十一日の米国同時多発テロによって誘発された、炭疽菌パニックによってワールドカップの会場における生物テロ、化学テロの可能性がマスコミ報道でも扱われて、急に現実味を帯びてゆくようになったのである。

仙台検疫所には、炭疽菌についての問い合わせが一般市民はもとより、役所関係からも殺到し、恵美子は対応に追われた。

〔松本サリン事件、地下鉄サリン事件を起こしてしまった国なのに、生物テロ、化学テロには無防備のままで今日まで来たことには変わりない〕

外国の学者、特にアメリカの研究者は、戦場でも使うことは避けられてきたサリンを市民を抹殺するテロに使った非人道的な暴挙を、広島、長崎の原爆投下と同等の意識でとらえていたことを思い出した。

学会などを通じて、アメリカの学者と懇談するとき、たびたびサリン事件への驚嘆が話題に上り、恵美子の中で事の重大性が芽生えてきた。

恵美子が忘れられないのは、一九九九年の夏、アメリカはサンフランシスコで行われた「国際微生物及び化学療法学会」に参加したときだった。

この学会は大規模で世界各国からウイルス学専門の医師、薬学の研究者が集まり、参加者は延べで一万人を超えたと恵美子は伝え聞いた。この学会で恵美子は発表するわけでもなく、一傍聴者としての参加であったが、どうしても聞きたいシンポジウムがあり、はるばるアメリカに渡った。それは、

「生物テロ、化学テロに対して、どのように対処するべきか」であった。テロが発生、被害者の除染、医療機関との連携、医療機関に収容しての治療、マスコミとの対応などが話し合われたが、シンポジウムの前提として、

「日本における松本、地下鉄の両サリン事件は、もはや化学テロ、バイオテロが市民生活と無縁ではなく、我々が想像する以上の脅威が迫っていることを証明した。化学兵器、生物兵器は戦場でのみ使われるという認識はもはや通用しない」

という声明があった。

炭疽菌、天然痘、エボラ出血熱など生物兵器の候補もあげられ、それぞれ対処法も検討

されたが、百パーセント完璧という防御対策はさすがにあげられなかった。

恵美子は面くらった。炭疽菌とかエボラ出血熱が、まさかテロ対策の中で出て来るとは思わなかったからである。同時に検疫所長を務めながらも、そうした認識を持っていなかった自分の認識不足を思い知らされたのである。

シンポジウムに夢中になり、三百人ほどのホールを見渡すのを忘れたが、終了後に、

〔日本人の医師や医療関係者がどの程度、会場にいたのかな？〕

と恵美子はふと思った。アメリカがことさらエボラを強調していたのは、

〔アメリカ本土でエボラを使ったバイオテロが発生したらどうするか？　現実問題としての危機意識があるからなんだろうな〕

とも感じたのだった。

この学会で、恵美子は「確証はないけれども、もしかしたらその見方はあるだろうな」と考えたことがあった。朝鮮半島では国境をなす北緯三十八度線になぜ、マラリアが常在しているのか？　という点である。戦略ミサイル「テポドン」が日本列島を跨いだばかりであり、学会に参加しているアメリカの研究者は、アメリカ本土とて、いつ「テポドン」が飛んでくるかという危機感があるのか、こう言っていた。

「〝まさか、こんなことはしないだろうな〟と思っても、それをやるのが北朝鮮というテロ国家の本質だ。三十八度線のマラリアは北朝鮮が韓国側を牽制するために行っている、バイオテロと考えてもいい。それを裏付ける確かな情報はもちろんないが、そのように考

えれば妙に納得できるから不思議じゃないか」

この意見に、恵美子は妙な説得力を覚えたのである。

その学会から二年余。日本はもちろん、恵美子にしても対策らしいことはまだ、確立できていなかったことを、炭疽菌パニックは突き付けた。

ここに至って恵美子は悟った。

〔ワールドカップが行われるのにあたって、東北圏内の感染症に対するネットワークを強固に、かつ確実なものにしなければいけない。ワールドカップに関連して感染症対策を進めることは、一番よい機会だ。行政機関もマスコミも、必要性を自覚するときだから〕

炭疽菌パニックと同時に、国民の関心が集まり、マスコミが躍起になっていたのは、日本で初めての狂牛病（ＢＳＥ）に罹患した食肉牛の発見に伴う狂牛病問題、そして、狂牛病発生後の雪印食品の偽装表示事件であった。国民の食品に対する安全性がかつてないほど高まり、厚生労働省の対応の不手際を問うマスコミの批判が集中した。

イギリスで十二人が狂牛病で死亡し、日本でも週刊誌やスポーツ紙、ワイドショーが十代の女性が一人、狂牛病に罹患し入院と報道したことで、狂牛病に関するマスコミの報道は過熱し、厚生労働省を徹底批判した。それにより、国民の牛肉消費は激減し、焼き肉屋の中には経営に行き詰まり、閉店に追い込まれた店もあり、二〇〇二年と年が改まっても、消費者の牛肉離れはなかなか戻らなかった。

仙台は牛タンが名産として、全国的に知られる。戦後、仙台の進駐軍が牛肉を加工するとき、舌を捨てていたことに目を付けた者が「牛タン」を食して、味の良さを広く知らしめたことで牛タンは名物となった。仙台の牛タンの主要供給源はアメリカ。アメリカ産ゆえ安全、を牛タン専門店や土産品店はアピールした。観光客に人気ということもあってか、他地域ほど大きな顧客離れはなかったように、恵美子には映った。かくいう恵美子自身は、

〔今さら牛肉を食べるのをやめたところで、これまでたくさん食べて来たのだから〕

と割り切り、牛肉を遠ざけることはしなかった。

むしろ、この頃、恵美子が狂牛病よりも気になったのは、十二月中旬、西日本を中心に赤痢患者が多く発生し、年明けには福井県で赤痢の集団感染が見られたことだった。

十二月二十七日までに三十都府県で百五十九人の赤痢患者が発生した。

宮城県もこれに含まれた。各地で患者の便から検出された赤痢菌の遺伝子を調べたところ、この赤痢は十一月に輸入された韓国産の牡蠣と判明した。発達した交通と流通によって、日本全国に発生したわけである。その後、各県の保健所などの調査では、生牡蠣を食べて赤痢となったのは半数以下であり、後の半数は赤痢に感染した人が手洗いも不十分なまま調理したりすることなどで発生したと判明する。

牡蠣を輸出した韓国では、日本の赤痢の発生に合わせるように、十二月にはソウル市内を中心に二百人を超える大規模な赤痢の集団感染が起こった。弁当業者のずさんな衛生管理が原因であった。下痢のある調理師にも仕事をさせ、汚染された地下水で野菜や調理器

具を洗浄し、飲用水に使っていたのである。

これに先駆けては、八月末に韓国では韓国東南部の永川(ヨンチヨン)市で、コノシロの刺し身や海産物の生食によってコレラ患者が発生し、九月末までに韓国全土で百三十九人の患者が確認されるコレラ流行となった。韓国でのコレラの流行は、十年ぶりだった。

ワールドカップの開催まで半年足らずと迫っていた。日本と韓国を関係者やサポーターが往復する中で、赤痢やコレラの大流行が懸念された。単にワールドカップだけでなく、日本からの観光客、仕事で頻繁に往復する人、在日韓国人が韓国で罹患してくれば日本で大流行する可能性は高い。韓国での感染症の流行は地理的にも近い日本でも流行する、と考えてよい。

それに、大会場における生物・化学テロ対策がある。感染症対策と危機管理対策という二大事項は急を要した。

宮城での開催も迫って来る中、宮城県や東北六県の医療業務を管轄する東北厚生局からは、何の対策への提言も、要請もなかった。

具体的に行動する必要性を恵美子は、強く感じていた。そんな折である。宮城県庁で知事の浅野史郎と面会する時間があった。浅野は知事の立場から、ワールドカップ宮城会場の総責任者である。もし、このワールドカップ宮城会場で、生物・化学テロも含めた感染症患者が発生した場合の責任も名目上は知事にある、ということになる。

恵美子はワールドカップ宮城会場での生物・化学テロ対策はどうなっているのかと聞く

と、やはり具体的にはないのか、

「岩崎さん、あなたが必要だと思う範囲での対策をやってください。私としてもできる限りのことは支援しますから」

と言ってくれた。恵美子は、

「炭疽菌や狂牛病などは、宮城にとって対岸の火事ではありません。各感染症や生物テロによる感染症対策として、早期診断、早期治療、感染拡大の防止を目的に地域を支援すべく、組織、機関の壁を越えた専門家チームの必要性を感じます。短期間に県内に多くの人が集中するワールドカップのときだけではなくて、ずっとやっていかなければなりません。それについて、考えていることは二つあります。知事にも協力をお願いすることになりますが」

と説明すると、

「岩崎さん、やりたいようにやってください」

浅野は全面支援を約束する。

恵美子が考えていたことのひとつは、まず『感染症情報ネットワーク』に属する医師や関係者との連携を強化して、『感染症対策専門家チーム』を一月に編成する。東北大学医学部の感染症専門の教授と話し合ってきたことである。恵美子はその旨を確認し、二〇〇二年一月二十二日に東北大学医学部附属病院で発足会を開催した。

仙台検疫所と東北大学医学部に事務局を置く、『感染症対策専門家チーム』は、次の四つから構成される。

国際感染症相談窓口……医療関係者からの国際感染症の症状、診断、治療等に関する一般的な相談に対して指導、助言を行う。

疫学調査サポートグループ……国際感染症の発生にあたり、地方自治体が実施する疫学調査について、必要に応じ専門的な指導、助言をする。

患者搬送サポートチーム……国際感染症に罹患した患者（疑似患者を含め）の医療機関への搬送にあたり、必要に応じ専門的な指導、助言をする。

医療機関サポートチーム……国際感染症に罹患した患者（疑似患者を含め）を収容した医療機関における、その感染症に対する検査、治療及び院内感染対策について、必要に応じ専門的な指導、助言を行う。

宮城県内の主要医療機関の協力をもらう中、各チームに代表を二人ずつ置くが、国際感染症相談窓口の一人は惠美子である。

ときに『感染症対策専門家チーム』の発足で話題になっていたのは、二〇〇二年と年が改まっても、赤痢の猛威が続いていることだった。輸入牡蠣による赤痢の流行は一応、終息はしたが、再び新たな赤痢が発生するようになっていた。

惠美子は、輸入牡蠣の赤痢流行によって赤痢菌が土着定着したのか、韓国、中国、東南アジアなどで赤痢が著しく増加しているゆえに旅行者が帰国後に発症しているのでは、と思ったが、そうとは言い切れないケースも現れた。

一月十七日に福井県鯖江市で保育園の園児から赤痢菌が検出され、保育士全員と、赤痢が発見されたクラスの園児二十九人に検便検査を実施した。結果、保育士二人、園児一人に赤痢菌が検出された。園児全員に検査を拡大すると、十人に赤痢菌が見つかった。日本国内で十人を超える赤痢患者の集団発生は二十二年ぶりであったが、原因は特定できなかった。

こうした事例が今後、宮城県内はもちろん、東北圏内でいつ起きるとも限らない。その試金石ともなる活動が、開催まで半年足らずと迫るワールドカップでの対策である。

そして遂に、浅野知事の後押しのもと、恵美子が名付け親になった『２００２　ＦＩＦＡワールドカップ宮城開催　感染症危機管理プロジェクト』が発足する。

二月一日、宮城県庁で同プロジェクトが始動した。プロジェクトの「代表者」は三人、宮城県知事の浅野、東北厚生局の曽根啓一、そして、恵美子である。

組織としては、「代表者」の下に「感染症対策専門チーム」がある。「感染症対策専門チーム」には東北厚生局、東北大学医学部、国立仙台病院、仙台検疫所が支援機関となる。「感染症対策専門チーム」の下には以下の機関が名を連ねた。

ワールドカップの企画と運営を行っているＪＡＷＯＣ宮城支部と宮城県企画部ワールドカップサッカー推進局、感染症対策を行う宮城県保健福祉部健康対策課、仙台市健康福祉局保健衛生部保健医療課、塩釜保健所、バイオテロに対するノウハウや集団災害時の機動力を有する陸上自衛隊東北方面総監部、患者の搬送やバイオテロの発生時に対応する宮城県警察、患者の救援活動の最前線に立つことになる仙台市消防局と塩釜地区消防事務組合消防本部、開催会場の宮城スタジアムを有する利府町の町民健康課、である。

　事務局は、プロジェクトを率いる恵美子の仙台検疫所が行う。

　恵美子は発足に至る挨拶の中で、

「オリンピックを凌ぐ世界的なビッグイベントであるワールドカップは、宮城県内で多数の関係機関が取り組んできました。関係各位がこれだけの規模のビッグイベントを手掛けるのは初めての体験ですが、二〇〇一年九月のアメリカでの同時多発テロ、その後の生物テロの炭疽菌パニックが、今回のワールドカップの運営や危機管理など、すべてを一層複雑にしたわけです」

　と強調し、プロジェクトの基本的な対応として、次の三つを確認した。

①大会開催当日の会場での感染症対策
②大会開催期間を含めた長期間（二月一日―七月三十一日）の感染症発生動向の監視
③生物テロに際しての感染症対策

同時にホームページを立ち上げて、一般にもわかりやすく、プロジェクトの必要性を広報するのも忘れなかった。「なぜ、ワールドカップと感染症が関係あるのか？」を日本はもちろん、韓国の感染症の情報も毎月、「感染症ニュースレター」と題して更新し、告知してゆく。

席上、関係者との懇談では韓国牡蠣（かき）からの赤痢感染、福井県の赤痢が話題になった。

「今後も全国あちこちで見られるのではないでしょうかね」

と医療関係者のカンから話していたが、そのカンは当たってしまう。

二月には静岡県と熊本県で赤痢発生となった。静岡県では二月十二日に腹痛を訴えた四歳の女児から赤痢菌が検出され、女児の通っていた保育園で健康診断を早速、管轄保健所が行ったところ、十九日までに新たに九人が赤痢患者と診断された。熊本県では、二月十八日から二十五日にかけて児童二十一人を含む二十三人の赤痢感染が確認された。

静岡、熊本とも福井同様、原因の特定には至らなかったが、幼児、児童が教室内でこらえ切れず嘔吐（おうと）や下痢をすれば、それを処理する保母や教師らはまさか赤痢と思わず、素手で処理していたことは十分に考えられる。幼児、児童が雑巾（ぞうきん）やティッシュで処理を手伝いもしたであろう。処理後、石鹸（せっけん）で十分に手を洗ったつもりでも、赤痢菌は残っており、その手で給食のパンや果物を食べて経口感染が成立することは容易に想像ができるのである。

さて、炭疽菌パニックで「生物テロ」という名称は知られるようになったが、一般はもちろん、警察、消防関係者、そして、選手や関係者が利用する仙台空港に勤務する職員らは関連する知識を持ってはいない。

そこで恵美子は、テロ対策の先進国であるアメリカから専門家を二人招き、一般にも公開する講演会とシンポジウムを三月二十六日に仙台市で開催した。

アメリカ・ロードアイランド大学の媒介性疾病センター長とアメリカ陸軍の生物テロ対策のダグウェイ実験場所属の博士を招いて講演をしてもらう。昆虫学者の前者の演題は「流行性媒介性疾病からの公衆防御：監視及び診断の基幹施設開発」、微生物学、空中生物学が専門の後者は「アメリカの生物テロのための国内災害準備態勢、習得した教訓および将来の計画」である。

ここにロードアイランド大学媒介性疾病センターで一緒に仕事をしている日本人の専門家、東京・立川市にある国立病院東京災害医療センターの医師らと恵美子が加わってのシンポジウムを行った。

これに先立ち、恵美子は「生物・化学テロ災害に対する基礎知識」と題した私製のテキストを使って、三月十七日、十八日に宮城スタジアムを管轄し、会場内で防災警備を行う消防組織である塩釜地区消防事務組合職員の約百五十人を対象に教育講演を行った。四月五日には、宮城スタジアム現地、宮城スタジアムの周囲で試合当日、宮城大会開催中に警戒活動を行う警察官を対象に東北管区警察学校で、四月二十五日には仙台空港関係者に教育講演を行った。生物兵器については、『感染症新法』に基づき、一類感染症から四類感染症を説明して、恵美子は生物兵器として使用される細菌やウイルスの可能性のあるものを、炭疽菌、天然痘、肺ペスト、ボツリヌス菌と特定した。エボラについては、兵器開発のためのウイルス入手が困難であり、開発者も感染する危険が高いことから、可能性としては限りなく低い、と説明した。

恵美子が作成したテキストには、生物兵器としての炭疽菌、天然痘、肺ペスト、ボツリヌス菌はこのようにまとめられていた。

	炭疽菌	天然痘	肺ペスト	ボツリヌス菌
感染経路	芽胞の吸引	飛沫、接触	飛沫	噴霧されたものを吸引するか食べ物での経口
潜伏期間	一―七日	約十二日	二―三日	一―三日
初期症状	風邪症状	発熱、筋肉痛	高熱、気管支炎	視覚障害
その他の症状	呼吸困難 血圧低下	顔、手足に発疹	呼吸困難	腕、足の麻痺、息切れ
その他	熱や消毒剤に抵抗性	感染力が強い	八十度、十分の熱水で死滅	八十度、三十分の熱で毒性は消滅
二次感染の有無	無し	有り	有り	無し

生物兵器と化学兵器の違いを恵美子は強調した。

	化学兵器	生物兵器
影響	即効性（秒、分—時間単位）	潜伏期あり（時間—日単位）
性状	有臭が多い、揮発性	無味無臭、揮発性なし
露見性	露見的	隠蔽的、自然感染との区別困難
被害者の発生	局所的	分散
除染の必要性	必須	場合により必要
開発コスト	中価格	低価格

（核兵器開発との比較）

「化学兵器が使用された場合は、四つの特徴、兆候があると松本、地下鉄のサリン事件は示していました」

こう言ってから、テキストに書いてある、

化学兵器の特徴		具体的な兆候
一ヵ所で多くの被害者が同時に発生する	→	室内、密閉空間で使用される
被害者は同じ症状を呈している	→	何人も倒れている。うずくまっている
症状は重い	→	意識がない。痙攣、嘔吐している
異常な匂い、霧が見られることがある	→	気体（匂い、霧）、液体（水滴）が見られる

を説明する。

それから、各化学兵器について特徴を記したページに進む。恵美子も化学テロの被害患者を診たことはないし、文献を参考としたものだが、何とかわかりやすく説明をしていくのだった。

化学兵器物質	臭い	発症時間	痙攣・意識障害の有無
神経剤……サリン、VX	無臭	秒―分	有
血液剤……シアン	アーモンド臭	秒―分	有
びらん剤……マスタードガス	ニンニク臭	数時間	無
ルイサイト	無臭	数時間	無
窒息剤……ホスゲン	青草臭	秒―分	無
塩素	刺激臭	秒―分	無
催涙剤……CSガス	胡椒(こしょう)臭	秒―分	無
催吐剤……アダムサイト	石炭火のような臭い	秒―分	無

具体的な症状は以下の通りである。

神経剤　瞳孔が収縮し、鼻汁や唾液の異常な分泌が見られる
血液剤　皮膚の鮮紅色、呼気のアーモンド臭
びらん剤　流涙、皮膚の赤斑やただれ（数時間後）
窒息剤　咳、呼吸困難、眼や皮膚の刺激
催涙剤　眼灼熱感、流涙、咳、息切れ
催吐剤　くしゃみ、咳、鼻汁、嘔吐

災害現場における対応と除染については、

「災害現場における対応では、ゾーニングの実施をする必要があります。災害が発生した現場では、被災者や病院を危険な物質から遠ざけるために、事故現場の周囲に『ホットゾーン』と〝最危険地帯〟を設定して、人の自由な行き来を禁止しなければいけません。さらに、ホットゾーンの周囲に『ウォームゾーン』と〝準危険地帯〟を設定して、基本的な救命救急処置を優先しながらも、風上に設置した出入口に検問を置いた『除染ゾーン』に移ってから、その後で医療機関に搬送されて、治療を受けることになります。トリアージ（患者の識別）は各ゾーンで行うのはもちろんのことです」

恵美子は、自ら体験したエボラ出血熱のトリアージを例に、現場での対応をくどいほど、説いた。

こうしたことを踏まえた上で、ふたつの実地訓練が実施された。

まず、四月二十四日の午後二時から約一時間にわたって行われた、宮城スタジアムにおける各関係機関連携の危機管理総合訓練である。

宮城県警、消防、ＪＡＷＯＣ宮城支部、感染症危機管理プロジェクトチーム、関係自治体、市民ボランティアら約三百人が参加した。試合開催中の宮城スタジアムの一階の正面スタンド席中央で、サリンを使ったと思われる化学テロが発生、スタンド席で激しい咳や痙攣を起こしており、客席はパニック状態となり、動揺する観客が出口に急ぐ階段で次々と転倒して顔や足を切り、骨折するなど、重軽傷者八十五人が出たと想定した。

災害発生直後、警察が立入り禁止地区を設定し、自主警備隊が周辺の観客を避難誘導した。

最大八時間の連続作業ができる空気ボンベを背負った、化学防護服着用の宮城県警や仙台市消防局のＮＢＣ（核・生物・化学）テロ対策部隊が、放射能、生物剤及び化学剤の検知作業を行い、サリンと判明する。

自主警備隊が誘導した観客に対しては、消防機関が脱衣、ならびに皮膚の露出部分を拭き取ることで汚染の除去を指導した。ここで宮城県の現地本部が、感染症危機管理プロジェクトチームに「ホットゾーンで濃厚汚染者の除去作業への協力を」と要請を出す。

感染症危機管理プロジェクトチームは、試合場の北口に二ヵ所、南口に一ヵ所、体温に近い温水シャワーを備えた「除染テント」を用意し、防護服を着用した仙台検疫所職員らが待機していた。

「除染テント」の設営場所に、警察・消防が搬送してきた自力歩行困難な被汚染者の引き渡しを受けて、「除染テント」の中で温水と洗剤を用いて身体を洗浄する作業を行った。除染後の被災者はコールドゾーン側で待機する医療班に引き継いだ。同時に、重症患者を救急車、ヘリコプターを実際に動かして、古川市（現・大崎市）内の病院に搬送もした。

訓練に参加し、被災者役となった市民ボランティアは、

「助けてくれっ、骨が折れてる！」

「こっちを早くしろ！　こっちが重傷なんだ！」

といった叫び声や救助隊を一喝する、見事な演技をした。宮城県副知事は、

「迫力ある、きびきびとした訓練だった」

参加者をねぎらう意味も含めて評価したが、問題点や本番への不安もつまびらかになった。負傷者の搬送ではまず担架が不足した。

被災者役のボランティアは、こう吐露した。

「私は右腕を骨折し、救助隊にその旨を伝えて搬送される役目だったが、救助隊の方は訓練といえども焦っていたのか、骨折しているはずの右腕をいきなりつかんだ。もし、本当に大会中に起こったらどうなるのか」

恵美子は現場で、負傷者の把握と関係機関の連絡の意思の疎通がうまく行われていないように感じられた。携帯電話は通じない場所も多く、無線も所によっては通信が途絶えてしまう問題も露呈した。宮城スタジアムが五万人近く収容できる巨大スタジアムという物

理的な問題があり、現場を即時に移動して状況を確かめられないのだ。

〔三百人の訓練で、これだけの問題がある。満員の本番になったら、どうなるのか。医療班との事前検討の話し合いの場を設けなければ〕

恵美子がこのように感じるのは、訓練結果のためばかりではない。大会の当日、恵美子らの感染症危機管理プロジェクトチームは、宮城スタジアムに隣接する宮城県総合プールの会議室で待機しなければならないことが、ＪＡＷＯＣ宮城支部、宮城県ワールドカップ推進局などの判断から決められていた。

確かに会議では除染の一つの方法として、プールを使用したいと話したが、そこで待機をしていては、感染症対策を遂行する上で、いち早く情報を入手して迅速かつ正確な判断を行えないと思われた。

今回の訓練では必要な資材は除染テントに置けたが、大会当日は必要な資材を携えて、除染テントや現場に直行しなければならず、携帯方法を考察せねばならなくなった。

プールの会議場から一番近い除染テントまでは、約二百メートル。傾斜があり、防護服を着用し、資材を携えて動くとなると、迅速な対応をするのは極めて難しいことも恵美子は予想した。恵美子は大会当日はリアルタイムで情報収集をしなければならない。

〔いくらプールの会議場で待機していても、試合当日は自分も会議室とスタジアムを自由に行き来できるはずだ〕

だが、スタジアムの中には入れず、スタジアムの中の状況把握は、消防・救急を担当していた消防警備本部から好意の連絡報告のみ、であった……。

〔本番でも、連絡はこうなるのか？〕

大会当日は首にJAWOC発行のパスをぶら下げることで、会議室とスタジアムを自由に行き来できるはず、と恵美子はこのとき、疑ってはいなかったが……。

四月末には恵美子は韓国に行き、最新の感染症情報を仕入れ、五月の大型連休にはタイのマヒドン大学に仙台検疫所の職員を一人連れて、マラリアやデング熱の患者を附属病院で見せ、研修させた。恵美子が在籍していたときにはマヒドン大学医学部には、留学生を対象とした格安で宿泊できるゲストハウスはなかったが、今回の滞在はそこを利用した。

五十歳から恵美子は自分の足で歩き始めた、と思う。人生の転機となったのは、五十二歳で入学したここマヒドン大学からだった。記憶力の減退を嘆いたのも、今では懐かしい。

〔アリはどうしているかな？〕

恵美子はふと思い出す。

「タイに来たら連絡してくれ、マレーシアから駆けつけるから」

卒業式のとき、アリは恵美子に言ったが、マヒドン大学を卒業後は、それぞれの道を歩んでいるだけに、ごく自然な恰好（かっこう）で音信不通となっていた。

ここにいるときは素人であったが、六年の時間の経過は恵美子に責任ある仕事を持たせることにもなった。

生物・化学テロ対策に力がおかれる中で、恵美子としてはマラリアやデング熱の土着も気掛かりであった。

五月九日、恵美子ら感染症危機管理プロジェクトチームは宮城県消防防災課と宮城スタジアムを改めて視察し、作業の確認を行った。

ＪＡＷＯＣ宮城支部の案内で、宮城スタジアム、周辺の学校や福祉施設、住宅地の周辺全域の視察をしてゆく。除染テントの設置場所の確認の検討、除染テントの搬送と設営は消防広域応援部隊が行うことを確認した。

「患者が何千人も発生した場合には、スタジアム横の総合体育館、周辺の学校の体育館も借用できるようにしてほしい」

恵美子は提案もした。宮城スタジアムを管轄する塩釜消防本部は、スタジアムの六階に警備本部を設置して、当日はそこで待機となった。スタジアム内、周辺で塩釜消防本部のみで対応が困難な事態が発生した場合には、仙台市消防局に設置した消防調整本部を経由して、消防広域応援部隊に応援要請を行うことになった。消防広域応援部隊は、スタジアム隣接のサブトラック内の仮設テントで待機する。

感染症危機管理プロジェクトに出動の命令が出るのは、塩釜消防本部からの要請が行われたときになる。恵美子ら仙台検疫所職員五人のチーム、東北大学の医師らの感染症危機管理プロジェクトのメンバーは、要請を受けてからプールの会議場から除染テントの設営場所に急行し、除染作業を行う。除染作業に必要な資材・器材は感染症危機管理プロジェクト側が携行するが、除染後の被災者の体温を下げぬための毛布類は、日本赤十字社宮城県支部が準備する。

これだけで本番は迎えられない。船舶における災害を想定しての訓練も、恵美子ら仙台検疫所は検討しなければならなかった。仙台検疫所は第二管区海上保安部とワールドカップに向けた対応を検討する中で、観戦客が仙台港から塩釜港に入ってスタジアムの最寄り駅に移動することも想定した。

仙台検疫所と第二管区海上保安部は、日頃から業務の情報交換は行っているが、連携しての作業は特になかった。

第二管区海上保安部は、ワールドカップ期間中は海上保安官を船舶に乗船させるが、船舶で生物・化学テロが発生した場合は、海上保安部だけの対処では無理だ。海上保安部には感染症の専門家がおらず、仙台検疫所との連携はいよいよ必須（ひっす）になった。

訓練は、宮城スタジアム同様、シナリオに基づいて行われた。

五月二十七日、午後一時三十分から訓練は開始された。

仙台市沖を航行中の内航客船のロビーにおいて、白い粉末状の物質が散布されているのを乗組員が発見した。海上を警備中の海上保安官は、炭疽菌（たんそきん）による生物テロの可能性を強め、直ちに乗組員と協力して、船内の立入り禁止地区を設定した。船内放送で移動を禁止し、汚染の恐れのある乗客と、汚染されていない乗客を分離して船内に待機させた。

応援の要請を受けた仙台検疫所は、塩釜港に停泊中の船舶に医師を含めた医療・除染・

消毒作業要員八人を必要な資材・器材と共に派遣した。チームは陸路で向かい、到着後、わかれて行動する。

医療班は、乗客に対して、衣服の脱衣と露出した肌の清拭による汚染の除去を指導し、カルテ代わりに被災者の氏名、連絡先、現在の症状を記す問診票「集団災害チェックシート」を記してゆく。異常がなければ、「お知らせ」と銘打ったチラシを配布する。そこには、生物テロの可能性があり、うがい、手洗いの励行、体調の変化があったときの連絡先などが書かれていた。仙台検疫所では二十四時間健康相談を実施している、ことを赤文字で強調しておいた。

除染・消毒班は生物・化学対応防護服を装着して、不審物質が発見されたロビーで、不審物質の飛散を防止するため、布で現場を覆う。鑑定のため、消毒作業の前に白い粉を採集しておく。そして、布の上から噴霧器で次亜塩素酸の消毒薬をたっぷりと噴霧した。船内の立入り禁止地区ももちろん消毒する。

この訓練でも反省材料が出た。塩釜港に停泊中であったため、陸路で仙台検疫所から駆けつけたが、海上で突然の災害が起こった場合を想定すれば、どのように派遣すべきかは要考慮だ。第二管区海上保安部の航空基地のヘリコプターや巡視船の利用も考える必要が出てきた。ヘリコプターでは、搭乗定員の制限があるため、最悪の場合、医療班のみしか派遣できないことも推察された。

〔突発的に起こるものだから、緊急の場合のシナリオをいくつも考えておかないと〕

恵美子は、起こるか起こらないかわからないものに対して、万全の備えをすることがいかに苛酷かを思い知ったが、

〔検疫所と第二管区と非常時におけるシミュレーションができたことは大きな収穫。それを通常業務に反映させていかないと〕

と、メリットも感じてはいた。

ワールドカップ対策と共に、恵美子は通常業務での感染症対策も忙しさを増していた。恵美子にとって嬉しかったことがふたつあった。ひとつは『感染症危機管理プロジェクト』を立ち上げてから三カ月目に入った四月から、東北圏内では仙台検疫所のみでしか接種できなかった予防接種が、毎週水曜日の午後二時から国立仙台病院で予約制で遂に行われるようになったのである。遂に、というのも、当初の計画から二年間、さまざまな折衝を経ての産物であったからだ。病院での予防接種は関西空港検疫所が既に行っていたが、外来を設けて、相談に応じながら予防接種を試みるのは、日本検疫史上、初めてのことで、恵美子の「検疫所改革」はまた一つの実を結んだ。

もうひとつは、全国のパスポートセンターで手の平大の二十余ページの冊子「トラベルメイト」が配布されるようになったことである。予防接種と健康記録を記載して身につけて持ち歩き、国外で万一倒れたとき、事故にあったときに、治療の一助とするものである。この冊子のアイデアは恵美子であった。

同じ四月にはこんなこともあった。

ある日、仙台検疫所に宮城県内のある総合病院の内科医師から電話相談があった。

恵美子が感染症対策に力を入れていることが認知されての電話のようだった。

「インドネシアから帰国した高校生が、手足に発疹ができて、肝臓の機能が悪化しているのですが。感染症でしょうか？　とすれば、どんな病気を考えたらいいのでしょうか？」

この高校生は春休みを利用して、インドネシアのバリ島に出掛けた。バリ島でサーフィンを楽しみ、帰国。帰国してから四、五日後、発熱が生じて、下痢、全身の筋肉痛、関節痛が現れた。

近くの開業医で治療を受けたが、症状が少しも改善しないため、総合病院へ転院する。転院して一日は三十八度の高熱があったが、熱は下がり、元気になったように思われたが、手足に発疹が現れ、肝臓の機能が低下してきたのである。

これは何らかの感染症ではないか、と疑い、恵美子に問い合わせたのだ。

恵美子はこの報告を聞くや、何のためらいもなく、

「デング熱です、それは。蚊が媒介するウイルスの病気です」

と言い切った。

「発熱が一週間ほど続いて、関節や背中がひどく痛みます。そのため〝ブレークボーン・フィーバー〟、骨折熱という名前すらあります。それから、頭痛がして、麻疹に似た発疹が出てきます。一度罹患すると、一年以内に二度目に罹患しても軽症で済む免疫がつきます。デング熱は肝機能の低下があります。それで出血性素因が出て来て出血熱を引き起こ

す、致命的な症例も報告されています。出血熱は東南アジアの現地の子供に見られ、旅行者はよほどのことがなければかかりません。高校生とのことですし、まず出血熱ではないでしょう」

マヒドン大学での授業を思い出せば、東南アジアでデング熱は常在してはいても、患者が頻発する流行時期がある。

「熱帯や亜熱帯地域で、ごく日常的に見られる風邪のようなものが、デング熱です。日本の冬に風邪が流行するようなものなの。それから考えても、デング熱が真っ先に疑われますね。南米でも今年に入ってから、ブラジルで大流行しましたし」

説明した恵美子はすぐに患者を診察したかったが、このとき、検疫所での業務が何かと詰まっており、離れるわけにいかなかった。デング熱の検査ができる所員を、その病院に即座に派遣させた。デング熱そのものであった。

サッカーの本場であり、今回のワールドカップの優勝候補の筆頭であるブラジルでは、二〇〇二年になるや、デング熱が大流行し、サッカー関係者を驚かせた。関係者が驚いたのは、日本とも縁が深く、二〇〇二年のワールドカップ後に日本代表監督に就任したジーコや、代表選手であるロマーリオが感染したからだった。サッカー関係者が感染した、というのは都市部でも流行した、と同義だ。デング熱を媒介するヒトスジシマカ、ネッタイシマカは家の中の植木鉢の受け皿の水でも発生することを考えれば、不思議ではない。職員を連れてマヒドン大学に行ったのには、こうした背景もあったのである。

それと……。恵美子が早期に解決しなければならない問題があった。搬送の問題である。宮城県、仙台市内のみならず、感染症の患者は救急車では搬送できない。これは消防庁の取り決めである。感染症ではない、と偽れば搬送できるが、救急士らの安全を優先して、一類感染症患者や感染症の患者が発生したときに病院に運ぶのは、県や市が委託する民間のタクシー会社である。

一番重要なことを民間任せにするのは、一類感染症は発生しない、という想定の何よりもの証左であった。ワールドカップではタクシー会社に出陣は願わないが、平時に起きることをどの程度、想定しているのか、恵美子は宮城県、仙台市が委託するタクシー会社を訪問して話を聞いた。

厚生労働省がやって来る、とのことでタクシー会社は緊張していた。夫婦で社長、副社長を務める会社だった。感染症搬送の専用車は、走行距離が二十万キロを超えた古いワゴン車だった。

ワゴン車の後方座席を改造して、車付きの担架であるストレッチャーが設置されていた。いつ患者が出るかはわからないため、車庫にいつも置き、時折、エンジンを動かしているが、県、市の指定を受けて二十年近くになるものの、車検代、ガソリン代などの維持費は一切、下りていないという。提供されるものはアルコール消毒綿や消毒用の次亜塩素酸溶液、防護用の白衣や手袋、マスク、ガーゼなどの備品のみである。

タダで仕事を押し付けているのに等しい。

「ここ十年ほど、搬送はしていません。十年以上前に、軽症の結核の患者さんを運びましたが」

運んだ後で、アルコール綿や次亜塩素酸で車内を拭いて消毒するが、空気感染する結核にもかかわらず、搬送者の安全を軽視していることに恵美子は県や市に憤りを覚えたが、仙台検疫所に赴任してからこれまで、このタクシー会社に来なかったことは自分の責任でもあるのだ、と冷静にもなった。もし、市中でエボラやペスト患者が発生した場合、このタクシー会社が搬送するのはあまりにも無理がある。

一類感染症や重篤な感染症患者をどのように搬送するか？

そのとき、搬送担当者の着脱も含めた装備、消毒はどうするか？

といった問題点が何も検討されていないのだ。

「車の維持費については、県や市に働きかけます。感染症対策については、仙台検疫所から職員を派遣して対策を練りたいと思いますので、運転手の方を全員、集めて頂き、意見交換をしたいと思いますが」

恵美子がこう述べると、先方は歓迎したが、

「運転手全員集めるのは難しいです。うちは二十四時間営業です。夜勤、昼勤、そのあいだとローテーションが組まれているし、お客様を乗せて走っている者もいますし」

恵美子の気を悪くしたかな、と気まずそうな表情をして社長は答えた。

「ワールドカップが終わりましたら、対策を考えたく思いますので、よろしく」

恵美子は、この日はこれ以上、対策については言えなかった。

〔感染症対策はキメ細かくやらなければいけないんだな。つい搬送先の病院のことばかり考えがちだけれど、感染症と判明した後では救急車は使えない。タクシー会社が搬送するシステムを真剣に考えていかなければ〕

ワールドカップ後の感染症対策についても、考えねばならなかったが、恵美子は仙台検疫所で担当者と早速、「感染症患者搬送マニュアル」の作成に着手した。一類感染症や重篤な感染症患者をどのように搬送するか、を職員をモデルに、写真を見るだけで「搬送担当者の着脱も含めた装備」「感染者の搬送方法」「搬送後の搬送者の消毒」などがわかるようにまとめていった。写真説明は専門用語はできる限り抑えて、平易な一般の言葉でまとめた。

一目でわかりやすく、実用的なマニュアルの作成である。搬送担当となる者は定期の予防接種の完了が望まれ、ツベルクリン反応の陰性者にはBCG接種が必要、とも断ってある。

二〇〇二年の十一月には関係機関、搬送担当のタクシー会社にマニュアルが渡され、タクシー会社と仙台検疫所の担当者が密な連絡を取り合うことになった。

厚生労働省の結核感染症課は、一類感染症の搬送マニュアルを高く評価し、十二月に各都道府県の感染症対策の担当者に配布した。さらに、同課は恵美子に「天然痘での搬送マニュアルを作成して欲しい」と依頼してきた。

表面上は何事もなく、宮城でのワールドカップは終了した。

日本対トルコ戦が行われた翌十九日は、雲一つない、爽やかな青空となった。十九日の朝、恵美子の職員への「おはよう」の登庁の挨拶は、この日は「お疲れさま」「ご苦労さま」であった。

六月十九日、水曜日。午前中は仙台検疫所でまずデスクワークをし、訪ねてくる東北大学医学部六年生の学生数名に感染症について一時間ほど講義する。午後一時過ぎに、国立仙台病院に出発。二時からの黄熱、破傷風などの海外旅行の予防接種に立ち会い、接種者に渡航先、目的を聞き、必要と思えば簡単にアドバイスをする。

六月三十日、ワールドカップはブラジルの優勝で幕を閉じた。

「感染症危機管理プロジェクト」の経過観察は、あと一カ月ある。

〔ワールドカップでの感染症対策は、これまでの感染症対策では対応できなかった。ワールドカップという、具体的な危機管理のシミュレーションを考える機会を得たのは、大きなことだった。体制の構築や組織を超えた連携は、うまくいかなかったところもあったけれど、今後に生かさないと〕

七月二十六日の金曜日には、ワールドカップの危機管理プロジェクトの総括を兼ねて、感染症情報ネットワークを新たに発展させる組織「第一回東北ブロック感染症危機管理会議」が開かれた。

七月十六日から三日間、恵美子は長野県松本市で開催された『日米医学協力研究会ウイルス部会』に参加した。エボラについて発表するわけでなく、情報交換の場に一聴衆として参加した。長野県北部の湯田中温泉郷は母の郷里であり、また、友人・知人も多く、夜は彼らとの飲み会、学会最終日の午後は息抜きの観光予定で松本入りした。

十六日の朝、仙台駅から新幹線で大宮駅に出て、長野新幹線に乗り換えて長野駅から中央本線の特急「しなの」に乗り換えて、松本に入った。松本は初めての土地ではない。アルプス散策にかつて来たことはあるが、何年ぶりの松本訪問か、恵美子は思い出せなかった。ワールドカップでの生物・化学テロ対策に神経を使った後で、人類初の化学テロが起こった松本市を訪れることに恵美子は、何かしらの妙な縁を感じた。

松本駅に近い、市内を代表するホテルで学会は行われ、そのまま恵美子は宿を取った。窓からはアルプスの山なみの威容がはっきりと見られる。ホテルから歩いて十五分ほどで国宝・松本城にも行け、ホテルの部屋からも眺められた。

〔こんなきれいな町で、サリンが撒(ま)かれたなんて……〕

松本サリン事件後、日本のウイルス、感染症の研究機関は世界の研究機関から白い目で見られ、研究試料としても、日本にはない危険なウイルスをわけてもらえなくなった。

松本市に非はない。残虐無比なオウム真理教の暴挙ではあるが、再発防止のために日本という国家は、いつ何時起こるかもしれないBCテロに対して対策らしいことを、これまでやって来たのか？　という苦言が呈されても仕方はないのである。

限られた発表時間では本音は言えないのは洋の東西問わずで、懇親会、昼食のとき、恵美子は面識のあるアメリカの学者と、自らのワールドカップの除染対策を話もした。

話はやはりというべきか、サリンが挨拶代わりとなった。

「ここがマツモトなんだな。あのサリン事件の……」

「ビューティフルなタウンだ。とても、人類初の化学テロのタウンとは思えない」

と異口同音に彼らは発した。海外の研究者たちにとってマツモトはヒロシマ、ナガサキに匹敵する町なのだ。

〔彼らが、そう思うのも無理はないこと。日本はNBC兵器、すべて被った唯一の国なのだから〕

Nはニュークリアーの略で核兵器。広島、長崎である。

Bはバイオテロの生物兵器で、東京・亀戸でのオウム真理教のボツリヌス菌の散布だ。幸いにして、サリン事件のように死亡者を出すことはなかったが。

Cはケミカルテロの化学兵器で、松本、地下鉄のサリン事件、そして、同じくオウム真理教のVXガスの使用である。

そして、九月十一日のテロ以後のアメリカの動向について、

「ブッシュは必ず、イラクに戦争を挑む。そのとき、アメリカはイラクと化学兵器、生物兵器合戦をするのは間違いない」

とも口を揃えた。

〔そうなったら、また、炭疽菌パニックのような騒動が世界で起こるに違いないな〕

戦場で「何が使われるのか」という予想はみな意識してか、言わなかった。恵美子はサリンを意識していた。周りが言わないのも、恵美子はこう考えていた。

〔サリン事件が起こった町に対して気を遣っているのだろうし、テロにおいては当たり前にサリンが使われるだろう、の認識を口に出したくはないからだろう。日本人が松本を広島、長崎と同等に考えるぐらいの認識を持つことができれば、着々と対策も進むのだろうけれど〕

大規模な戦争が起こった場合には、化学兵器、生物兵器、そして、核兵器、と、もはやモラルの歯止めもない、何でもアリの泥沼状態は必至、と容易に推測される時代になってしまった。

学会の三日目を早々に切り上げ、長野の友人に出してもらった車で、高速道路を北上して、母の郷里である湯田中温泉郷に向かう。

ホテルで冷房の中に居続けたためか、疲労のためか、少し頭と肩が痛く、体はだるい。それながらも、今日は公務もなくゆっくりできる安らぎから、湯田中行きは楽しみである。子供の頃、夏休みになると湯田中の祖父母宅へ遊びに行ったが、高校生以後は湯田中を訪れることもなかった。

信州蕎麦の本場である戸隠にまずは行き、戸隠そばで昼食をしてから、湯田中に行く。

四十年余の時間を経て訪ねた湯田中の風景は当然ながら、子供の頃とは隔世の感があった。旅館、ホテルがひしめきあっていた。さぞ賑わっているのね、と恵美子は思ったが、運転手役の友人は、長野五輪後は湯田中温泉の景気もよくない、という。

「長野オリンピックの頃はパラグアイにいたわね」

恵美子がこう言うと、

「エボラにワールドカップと大変だよね。不思議な人生だよね」

とからかわれた。

まったく、人生とはわからぬものだな、と恵美子も思う。今日の宿泊は長野市はJR長野駅前のホテルである。折角、湯田中まで来たのだから、と恵美子は日帰り入浴ができる宿を観光案内所で教えてもらった。

「松本を出るときは、〝頭痛が少しする、少しだるい〟と言っていたけれど、大丈夫？」

とたずねると、

「湯田中に来たら治ったみたい」

恵美子は笑った。友人を外で待たせて、タオルやら何やら込みの千円の入浴料で、小一時間ほど湯舟を楽しんだ。不景気というのはまんざらでもなく、恵美子が入っているとき、大浴場には一人も入って来ることなく、貸し切り状態になっていた。

さっぱりして長野市に向かう車中、恵美子の携帯電話が鳴った。仙台検疫所からだった。宮城県内のとある高校が、中国からの修学旅行の帰国後、生徒の数名に〇―一五七と思われる食中毒の症状あり、との連絡である。

「それで、引率した旅行会社はどこ？」

「――です」

「また、そこなの。一般対象の中国旅行でも、グルメ珍味のツアーで食中毒を起こしたたし。衛生意識はどうなっているかを、添乗員か担当者から聞いて。明日の午後、私が検疫所に戻ったら報告して」

「仕事からは完全に解放されないね」

こう友人が言うと、恵美子も、

「まったくそう。最近、多いのよ。食中毒がね。食材や食品の多くを日本は輸入に頼らないとやっていけない国内事情はあるにしてもね。去年の暮れに全国で見られた牡蠣の赤痢がいい例よ」

恵美子は、輸入食品の感染症対策も本腰を入れなければ、と思案していた。

〔食品由来の感染症のネットワークも構築しないと。東北圏内で食品由来の感染症の病原体サーベイランスのネットワークを〝フードネット〟と名付けて積極的に活動しよう、と岩手大学の農学部の先生と話してはいるけれど、まあ、来週の二十六日の会議で、「ワールドカップ感染症危機管理プロジェクト」を発展解消して、総合的な感染症対策のプロジェクトの「東北ブロック感染症危機管理会議」を発足させる中でやっていかないと〕

いろいろと考える中、思考力はやや鈍くなっていた。頭痛と寒気がする。

「お風呂に入ったら、ぶり返しちゃったみたい。冷房、止めてくれる？」

　恵美子は友人に言う。窓を開けて入ってくる夕刻の信州の風は、少しひんやりとして心地よい。長野市のホテルに荷物を置くや、市販の頭痛薬を飲んでおいた。信州の郷土料理をメインにした長野駅前の居酒屋で食事をした。

　郷土食の「おやき」や「そばがき」を食べる中、どうにも頭痛は収まらない。

「駄目みたい。よけいひどくなってきた」

「大丈夫？」

「なんか、この頭痛は、あのときに似ている」

「何に？」

「二年前、ウガンダから帰国したときのマラリアよ。間違いない。再発よ」

「二年近く経ってもそんなことあるの？」

「珍しくないわよ。肝臓の中にいるマラリア原虫が完全に駆逐されていなければ、再発するのはよくあること。二年以内にね」

　恵美子のこの話には少し説明が必要だった。二年前、恵美子は熱帯熱マラリアに罹患し、その治療をした。だが、このときのマラリアは熱帯熱マラリアの特徴が顕著であったが、三日熱マラリア、ないし四日熱マラリアも同時に患う「混合感染」の可能性もあった。

　肝臓内で暴れ狂う熱帯熱マラリアの原虫を殺したものの、熱帯熱マラリアの原虫が治療薬で駆逐されるのを見てとばっちりは受けたくないと、三日熱マラリアの原虫が当分は静観することを決めたようだった。それが、二年近い時間を経て暴れ出したのである。

「今日は悪寒が来るわね。冷房止めて、毛布を三枚ぐらい掛けて寝ないと。強い頭痛で、熟睡はできないけれど」

「明日、仙台に帰れる？」

「この前の経験だと一晩悪寒が来れば、翌日は治ったかのような小康状態になる。明日の昼間はそんな感じだから帰れる。大丈夫」

早々と切り上げて、惠美子は休んだ。その晩は、惠美子の予想通りとなった。朦朧とする頭の中で、マラリアキットでの血液検査をしてみなければわからないが、

〔三日熱マラリアだな〕

惠美子は分析していた。

翌日の昼過ぎに仙台検疫所のマラリアキットで調べたところ、三日熱マラリアは陰性であった。とはいっても、経験上、症状はまったくマラリアと同じであったことから、解熱作用のある「メファキン」を服用した。頭痛も取れはじめ、解熱し、二日後には一応の元気を取り戻したものの、どことなく体調は不良の日々が続くことになる。

前日に連絡を受けた修学旅行の食中毒の報告を聞き、来週七月二十六日の会議の進行を再度、練り直した。ぼんやりとした頭で惠美子は、不思議なものだな、と感じていた。

エボラなど一類感染症の対策を考えて、万一のときのための隔離病棟を準備していたところ、自分が適用第一号となり、ワールドカップによる輸入感染症への対策を声高に叫んだ自分がマラリアを再発してダウンしかけた。自分の血液をマラリアを媒介するハマダラ

カが吸って、他人に感染させるという確率は百パーセントないとは断言はできないが、
〔自分が肝心なときにいつも病原体になっているなんて……〕
と苦笑いしてしまうのだ。
〔まあ、だからこそ、マラリアについても恐ろしさを人様に説明できるのだから〕
恵美子はそう思って、自分を慰め？　もした。
風邪のようにすっきりと体調が回復しないのが、恵美子にとってのマラリアの予後の特徴でもある。
七月二十六日、仙台市内で「第一回東北ブロック感染症危機管理会議」が約六十人の関係者を集めて行われたが、恵美子の体はだるかった。しかし、大切な会議を前にして、頭はさえていた。
恵美子が検疫所長に赴任してから着手した「感染症情報ネットワーク」の関係者が、今日集まった六十人とほぼ合致するわけでもあり、感染症に関する対策、情報提供をさらに強化するものだった。
三時間の会議は、前半に「２００２　ＦＩＦＡワールドカップ宮城開催　感染症危機管理プロジェクトの総括」と「東北ブロック感染症危機管理会議の発足について」の議事を行い、後半は恵美子が司会進行して、厚生労働省の医薬局食品保健部監視安全課長から「食品由来の感染症の危機管理について」、同じく厚生労働省は健康局結核感染症課国際感染症情報専門官から「国際感染症の動向と危機管理について」、東北大学の医学部教授か

ら「感染症対策における行政と感染症専門家の連携について」の講演があった。

同会議の本会議は年に一回、開催することにし、招集と庶務は、仙台検疫所と東北厚生局が行うことにした。

恵美子は「2002　FIFAワールドカップ宮城開催　感染症危機管理プロジェクトの総括」として、簡潔にこう述べた。

「ワールドカップでは、アフリカや南米などの国から、人々と共に入ってくる馴染みのない感染症、日韓共催のための両国間の人の往来によって流行する感染症、さらにはバイオテロによって発生する感染症など、さまざまな感染症対策を考える必要がありました。

ウガンダでのエボラ出血熱流行時の経験から、感染症の危機管理では、危機を察知する敏感なアンテナの数をできるだけ多くし、さらにはそこでキャッチした情報を必ず、一カ所に集約することが重要であることを学びました。

これは、バイオテロを含めたすべての感染症対策に当てはまります。すなわち、アンテナや情報集約は現在のサーベイランス（調査機関）に相当するもので、その体制の充実が感染症対策では大きな鍵となります。

感染症危機管理プロジェクトでは、感染症をひとつのキーワードとして、警察、自衛隊、消防の方々にも参加して頂き、その連携の中でワールドカップの感染症対策を行うことにしました。バイオテロ対策では、第二管区海上保安部と合同で行った洋上訓練でのシミュレーションが実際の細かな点を知る上で役に立ちました。

また、感染症対策には〝除染〟が必要であることも明らかになり、〝除染テント〟などの準備も必要となりました。実際に宮城大会では〝除染〟に関する設備は十分とはいえず、プールを〝除染〟に使用することとし、プール脇で待機しました。もちろん、対策を行う側の安全のため、防護服の着用も重要でした。

今回のプロジェクトの中で、従来の感染症対策とは違った〝除染〟や感染者の収容先の検討、それは病院ではなく体育館などを念頭においた対策の必要性も学び、また、さまざまな組織が連携して活動する経験も得ることができました。

このような感染症対策を東北に広めていきたい、と考えております」

また、講演会終了後の質疑応答の中で恵美子は、

「感染症の患者は、救急車では運ばないことになっていますが、診断の前に搬送しなければならない場合もあって、消防の方々にとっても感染症の知識が大切になります。一類感染症の患者搬送は民間のタクシー会社に外注している県や市が多く、十分な知識がないために、非常に危険な部分を抱えています。東北六県では、一類感染症の収容先は山形県立中央病院につくられていますが、搬送の問題ではバイオテロや一類感染症が起こらないという前提で対応しています。これを真剣に考える必要があります」

一類感染症への取り組みを強化すべきこと、また、感染症の患者の搬送の問題についてはっきりと意見を言い、タクシー会社を訪問し、意見を聞いてきたことも報告した。

こうしたことをはっきりと、関係者を前にして述べる機会がこれまではなかった。恵美

子のこの意見を受けて宮城県保健福祉部の関係者の一人は、

「宮城県でワールドカップがあり、当該プロジェクトが立ち上がりました。東北大学を中心に感染コントロールの研究会もあります。行政は、法律の枠内で物事を進めようとしがちですが、仙台検疫所や東北大学と共に動くことができました。一類感染症に対する相談窓口が仙台検疫所、東北大学にあって、心強かったです」

恵美子はまとめとして、

「このように一堂に会することのできる意味は、専門家の先生方や他の自治体の方々と面識を持つことができることにあります。今後は皆様と共に、この会を育てていくことになります」

このように結ぼうとしたところ、東北厚生局長が続けた。

「問い合わせるべき専門家がどこにいるか、を知っていることが大事なことではないか、と思います。東北各県、市、厚生労働省、東北厚生局、仙台検疫所とのネットワークをつくって、迅速、的確に情報を共有することが大切でありましょう」

恵美子が検疫所長に赴任して、はや四年になる。ようやく行政側の意識もここまできたのだった。

マラリアの再発とおぼしき体調の不安定は、八月の下旬まで続いた。

〔やはりマラリアは体力を奪う、衰弱をもたらす〝消耗性疾患〟だなあ〕

恵美子は改めて体感した。

九月十一日、炭疽菌（たんそきん）パニックも誘発した、米国同時多発テロから一年が経過した。アメリカでは、大統領のブッシュが、テロを根絶する戦いの継続を確認した。二〇〇二年一月のブッシュ大統領の一般教書演説では、イラク、イラン、北朝鮮の三ヵ国を「悪の枢軸」と名指しして、テロ国家と断じた。

アメリカとイラクの関係は微妙なもので、十月イラクは国連の核査察を快諾したものの、それで開戦が回避されたと見るのは早計の域を出なかった。

炭疽菌パニックから一年ということで、炭疽菌に関連した危険な感染症の問い合わせが来るのかな、と恵美子は思ったが、そうした問い合わせは検疫所にはなかった。

それよりも、恵美子は食中毒発生の報告に対処する時間に追われたのである。山形県の中学校での食中毒であった。家庭科の調理実習による集団食中毒の発生だった。食中毒の検査の管轄は各地域の保健所であるが、食中毒も感染症であり、広域連携を取る必要があると考え、去る七月二十六日に「東北ブロック感染症危機管理会議」の発足では、食品関係も会議のメンバーに入ったことから、できるだけ彼らとの連結を持つ必要性を感じ、進んで地方へも出向いて行ったために知り得た情報であった。

感染症というくくりでは、家庭科の調理実習の食中毒も、エボラも同じである。

身近なところで感染症をしっかりコントロールして、一般の人に認識させることが、エボラや各種の感染症対策につながるはず。やることはたくさんある。いつまで仙台検疫所にいられるかは、本省次第だけれど、途上国で働くのも、ここで働くのも、公の健康を守るのには何ら変わりない。頑張らなくちゃ」

そう思うに足る材料が次から次へと出てくる。

冷え込んできた十月末には、甲子園の常連校である仙台育英学園高校の野球部員五人が食中毒と思われる下痢や腹痛を訴え、一人が病院で手当てを受けていたことが十月三十日に明らかになった。管轄の塩釜保健所の検査の結果、五人は二十四日頃から症状を訴え、一人から食中毒の菌が検出され、三十日までに全員が練習に復帰したが、原因は調査中となっていた。

恵美子は輸入された食品によるものなのか、高濃度の農薬が問題となっている野菜の摂取の蓄積による腸内細菌の活動の低下が原因なのか、調理する人に問題があったのか、などあれこれと考えていた。調理する白衣を着たまま調理場を離れて用便に行ったり、下痢の症状などがある場合、十分な手洗いが行われていないことで感染が生じることはあり得るのだ。

十月末ともなると、牡蠣（かき）のシーズンの到来である。

牡蠣を気軽に食べられるシーズンにおいて、恵美子にとって気になるのは、貝を食しての食中毒の主要原因になっている小型球形ウィルス（ＳＲＳＶ）である。一九九七年から食中毒起因物質に指定されている。

牡蠣やアサリ、シジミなどの二枚貝の生食、加熱が不十分なまま食することで食中毒が発生する。巻き貝やアワビやトコブシの一枚貝で問題になっていないのは、二枚貝の多くが砂地を生息場所としているからと思われるが、養殖される牡蠣を考えれば、砂地が原因とは一概に言えそうもなかった。

——二日ほどの潜伏期の後、激しい嘔吐や腹痛、下痢、発熱が三日ほど続く。インフルエンザの流行時期に重なるため、小型球形ウィルスの感染は見過ごされることも多いのが恵美子には心配だ。二〇〇一年度、判明している日本の食中毒患者、二万五千八百六十二人のうち約三割が小型球形ウィルスによるものであり、食中毒の原因のトップであった。

〔この冬も、食中毒が多く発生するのかな〕

恵美子は心配を始めていた。

日本時間の十月二十四日、モスクワにおいて、チェチェン独立武装グループが人気ミュージカルが上演されている劇場に潜入し、約八百人の市民を人質にして占拠した。二十六日、ロシア政府は特殊部隊を突入させたが、人質百人以上に犠牲者が出た。特殊部隊が使用したのは、無力化ガスと言われ、一時的に中枢神経を麻痺させ、殺傷も後遺症もなく、一時的に運動神経を麻痺させるガスであった。化学兵器のひとつでもある。

相当な高濃度で使われたことで、百人以上が犠牲になったのでは、と軍事評論家は推測した。テロの制圧のために化学兵器が人類史上初めて使われたのであった。

秋、アメリカ、カナダで流行している「西ナイル熱」の報道が日本でも多く取り沙汰され、日本にも上陸してくるか、と報じられた。「西ナイル熱」は、自然界ではカラスなどの鳥類、イエカとのあいだで感染のサイクルが成立している。ウィルスは鳥の腸内で増殖して、感染した鳥の血液を吸った蚊が別の鳥を吸血したときに、新たな感染が起こる。

ウイルスを持ったイエカに人や馬が吸血されれば、それも感染が成立する。

「西ナイル熱」は、日本脳炎に近い症状を呈する。潜伏期間は二〜六日で、軽い風邪のような症状から始まり、発熱、頭痛、筋力低下が現れ、幼児や高齢者が感染すると重篤になりやすく、死亡率も高い。感染は真夏に集中するのではなく、夏の終わり、秋の始まりの「ラスト・サマー」に感染が多く見られる。

「西ナイル熱」は、一九九九年にアメリカ・ニューヨーク市周辺部で流行が確認されて以来、米国全土に広がった。

二〇〇二年十月二十五日までにCDC（米国疾病対策センター）がまとめた統計は、アメリカでの患者の総数は首都ワシントンを含めて三十七州で三千三百九十一人にものぼり、死亡者は百八十八人である。十月二十五日までにカナダでは、オンタリオ州で百三人の患者が発生し一人が死亡、ケベック州では四人の患者が報告されていた。

臓器移植、輸血、血液製剤、さらには母乳からもウイルスが確認されており、蚊による感染がすべてではないのが厄介である。

「西ナイル熱」が、最初に確認されたのは一九五〇年から一九五四年にかけて流行した西アジアのイスラエルであった。同じく一九五〇年代には、アフリカのエジプトでカラスと子供からウイルスが検出された。

「西ナイル熱」の名前のごとく、西アジア、ナイル川のあるアフリカの風土病であったが、一九六二年にはフランスのローヌ河のデルタ地帯、一九七四年には南アフリカでアウトブレイクがあった。一九九〇年代に入っては、一九九三年にはチェコ共和国、一九九四年にアルジェリア、一九九六年にはルーマニア、一九九八年にはコンゴ共和国、一九九九年にはロシアで流行があった。

アメリカでは一九九九年から流行が継続しているが、他国との流行の相違は死亡者が多く、重篤な脳炎患者が発生していることに特徴がある。一部の地域の風土病が三年余にわたって、アメリカで流行していることは異常事態ではある。

恵美子は毎日、インターネットでCDC、WHOが発表する「西ナイル熱」の統計を眺めながら、

〔これは、もしかしたら……〕

と考えたことがあった。北緯三十八度線のマラリアが北朝鮮のバイオテロではないか、という研究者の推測を思い起こし、これも確たる証拠はないが「西ナイル熱」もバイオテロの可能性を否定できないのでは、と思ったのだ。

ハジの巡礼によって世界で髄膜炎菌の感染流行があったが、航空機による人の移動が感染症の拡大に大きく寄与していることは明らかである。

アメリカが敵対視するイラクやイランの中近東諸国は、「西ナイル熱」の本場だ。一九九九年から感染者がアメリカ本土に乗り込み、着々と二〇〇一年九月十一日の同時多発テロの準備をしていた、との仮定も成り立つのである。

日本では感染者の報告はこれまでのところない。だが、対岸の火事ではないことは、当然のように恵美子は自覚していた。

ペットとして輸入される鳥類がこのウイルスに感染している可能性は高いこと、航空機に紛れ込んだ蚊によって日本に入り込む恐れがあり、日本に土着しているコガタアカイエカとヤマトヤブカなどが媒介蚊となる可能性が高いことも懸念した。

「西ナイル熱」を媒介する蚊は何百匹に一匹、と言われるほどの低確率である。刺されたからといって、百パーセント発症するとは限らない。発症しても百五十人に一人が死ぬ程度、とも言われていた。感冒症状で治ることが多いわけだが、感染者が三百人、四百人、五百人と拡大すると流行になり、感染者はさらに増えて死亡率も高くなってくる危険性をもっている。

水際で感染症を防ぐ、検疫所の役割が試される機会とも言える。帰国して発熱した人からの献血は拒否すること、ウマやペットとして輸入される鳥の輸入時の検疫の強化、カラスの捕獲検査の対策を行わねばならない。同時に、航空機内や空港、海港での蚊の生息状況調査も遂行する必要がある。

「西ナイル熱」対策ではないが、厚生労働省は十月十八日、可愛らしいペットとして人気のある北米産のプレーリードッグの輸入を、二〇〇三年三月から原則的に禁止すると発表した。『感染症新法』に基づく措置ではサルに続くものである。

一頭あたり二万円と手頃なプレーリードッグは、二〇〇一年には一万三千二百六十七頭が輸入されていた。だが、プレーリードッグは高熱、頭痛をもたらす野兎病、プレーリードッグに寄生するダニによって一類感染症のペストを感染させることもあり、輸入禁止の措置となったのである。感染症を水際で食い止めるにはこうした手段もあるのだ。

成田空港検疫所では、十月末までに海外で蚊に刺されて帰国し、発熱状態にあった帰国者十五人を検査したところ、幸いにも「西ナイル熱」は陰性であった。成田空港検疫所の衛生課の職員二人が空港内の蚊の検査を捕虫網を用いて調べているものの、広大な成田空港すべてに目を光らせることは難しく、人員の拡大が求められた。

西ナイル熱の流行がマスコミ報道されてから、仙台検疫所には地元放送局や新聞記者が恵美子を訪ねてきた。東北地方では西ナイル熱は大丈夫か？　との質問をぶつけ、

「東北地方は冬は凍てつく寒さです。だから、蚊が媒介するマラリアとか西ナイル熱を含めて、感染症については安心できる地域ですよね」

そのように恵美子に確認しようとする者もいる。

恵美子はそれに対して、

「いいえ、そんなことはありません」

と首を強く振る。

「冬でも感染症は暴れますよ。今、冬とおっしゃいましたが、インフルエンザは空気の乾燥する冬が一番好適な季節ですよ。小型球形ウイルスがクローズアップされて、夏より冬の方が食中毒が多い、とすら言われています。季節は関係なく、地域も関係なく、感染症

は手ぐすねひいて、私たちの生活を襲おうとしています。それにかつて、北海道でマラリアが流行したこともありましたよ」

一九四七年、海外に渡航歴のない北海道の住民が熱帯熱マラリアで死亡したのは、感染症の専門家にはよく知られた話だ。外国の戦地からの引揚者がハマダラカに吸血されて、小規模の流行を引き起こしたわけである。

そして、プレーリードッグの輸入禁止を話して、野兎病について触れ、

「真冬にハンティングをする人やトラップ（罠）をかける人が、野兎に触れて野兎病に罹患したことが報告されています。酷寒の中でも直接、動物を触る人に感染は珍しくもないわけです。仙台も含めて、暖房施設や地下街が充実した現在の日本では、蚊は一年中発生していると考えてもいいですよね。地下街に見られるイエカの仲間のチカイエカは西ナイル熱を媒介する能力があると考えられています。高度経済成長でアルミサッシや網戸の使用で、蚊に刺される機会は激減しても、野外での蚊の数が激減したという統計は何もありません。西ナイル熱は無縁、とは言い切れませんよ」

口ではこう言いながら、対策に頭の痛い恵美子であった。西ナイル熱は二〇〇二年十一月に、「四類感染症」に指定された。日本に上陸してからのことを考えておく必要が迫られている段階となったのだ。

厚生労働省は十二月二日までに、各都道府県に「国内でのテロ事件発生に備えたテロ対策の再点検等について」を通知した。

米国の同時多発テロに続き、二〇〇二年十月にはイエメン沖でアデン・アビアン・イスラム軍を名乗る団体によるフランス国籍のタンカーの爆破、インドネシアのリゾートのバリ島での爆弾テロなど、テロ事件が相次ぐ世界情勢の中で、日本国内の対策の強化を求める閣議決定が行われたのだった。日本国内での生物テロ、化学テロの発生の可能性に備え、次の三つが対策の趣旨となっていた。

①医師の災害化学研修の実施
②保健所への化学防護服を整備
③炭疽菌、天然痘に罹患した患者の診断、治療ガイドの周知徹底

化学防護服は一人では着脱できない。職員の誰が着るのか、の人選も難しい。炎天下では着用して動ける時間は二十分がせいぜい。整備しただけでは問題は解決しない。
〔こうした点をどうするか、を論じて問題視していかねば〕
恵美子は通知を見て、宮城スタジアムでの体験を思い起こしていた。
五十歳から始まった恵美子の新しい出発は、本人が想像する以上の展開で、責任感を持たせるものとなっていた。

第六章　ＳＡＲＳ、新型インフルエンザの最前線に

――「仙台方式」への模索

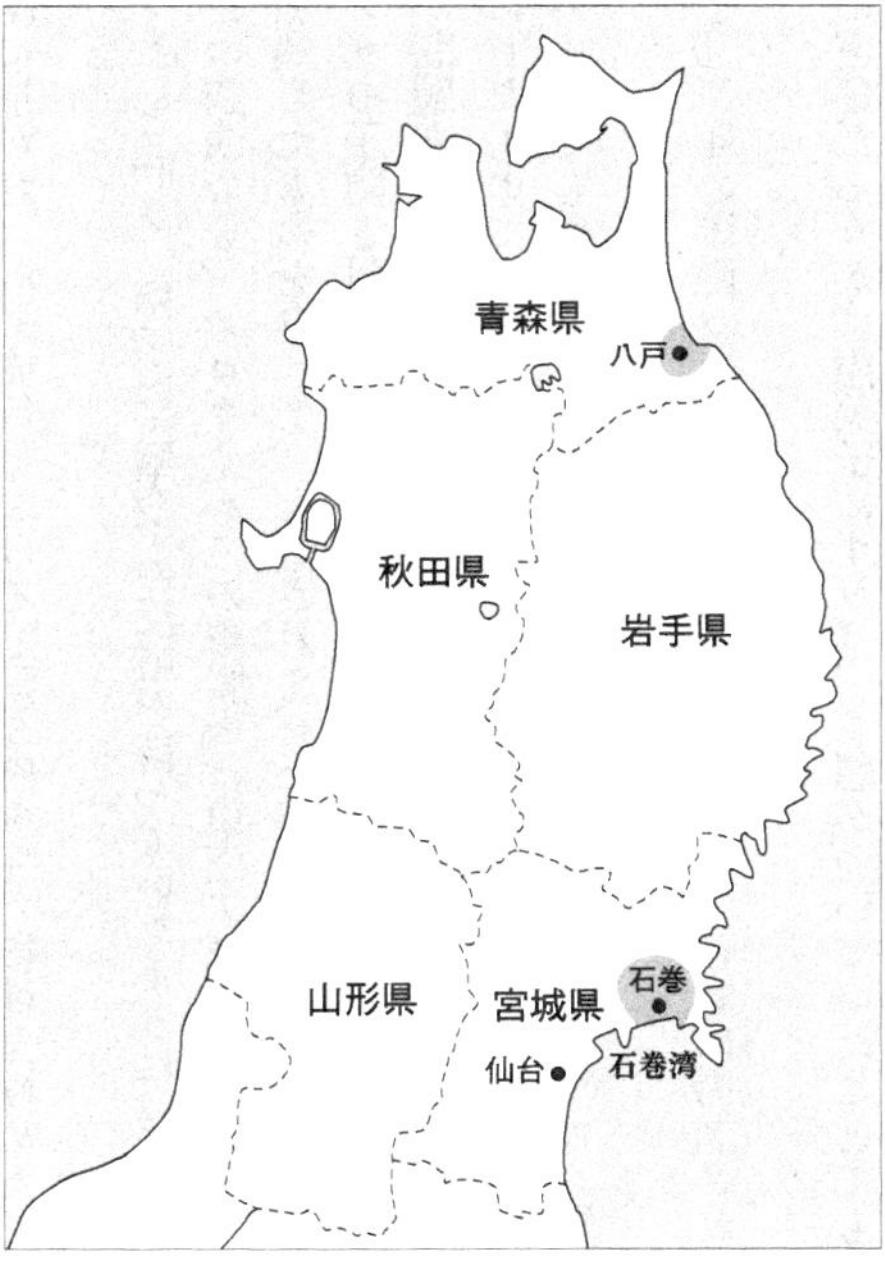

「岩崎先生のおっしゃった通りになりましたね」

惠美子は講演後、主催者の一人にこう声を掛けられた。

二〇〇六年の四月、インフルエンザの流行も終息し、ゴールデンウィークを控える中、惠美子は宮城県内の市民講座に招かれ、海外旅行における危険な感染症、接種を勧めるワクチンについて講演した。

反射的に惠美子は、「何が?」と問う。相手は惠美子の反応を待っていたように言った。

「ノロウイルスですよ。今日の講演でも、ノロウイルスの胃腸炎は東南アジアでは年間を通じて発生している、十分加熱したものを食べて、と話されましたが、二〇〇二年頃、岩崎先生は既に、インフルエンザの予防と対策をテーマにした市民講座の中で『これから日本では冬場、ノロウイルスが問題となります』と具体的に話されていた。私らはノロウイルスと聞いても、初めて耳にしたものですから、フーンという感じでしたが、ここ一、二年でノロウイルスは新聞やテレビでもすっかりおなじみになって、見聞きするたびに、岩崎先生を思い出します」

小型球形ウイルスは、二〇〇二年の国際ウイルス学会でノロウイルスと正式に命名されていた。

おっしゃった通り、は褒め言葉だろうが、惠美子にすれば、予想がついていたことでもあった。同時に、対策の難しさも感じざるを得なかった。

冬場の老人ホーム内でノロウイルスと診断される集団感染の例が起こるたびに一般紙の社会面、テレビのニュースは大々的に取り上げた。ノロウイルスは、「冬に食中毒が発生！」と社会に大きなインパクトを与えたのである。

二〇〇三年三月には東京の一流人気レストランで、二〇〇四年十二月には大阪の一流ホテルの宴会で出された食事を摂った人が体調を崩し、ノロウイルスが検便から検出された例が相次ぎ、「冬に食中毒が発生！」と社会を驚かせたからである。

中でも二〇〇四年十二月、香川県高松市の『モスバーガー』屋島西町店の例は、その象徴的な例だった。同店で百四十八人ものノロウイルスの患者が発生。衛生管理に定評があった一九七二年創業の同社初の食中毒となり、同店は十二月二十一日より五日間営業を停止し、そのまま店舗を閉鎖した。

「私がノロウイルスの流行を懸念してきたのは、宮城県が広島県に次ぐ全国第二位のカキの生産地でもあるからですよ」

恵美子は主催者に伝え、

〔市民向けの講演会でも、『ノロウイルスが各地で流行するようになったら、食中毒という社会的概念も変わるのではないか、と私は思います』と話してきた。確かにその通りだったとは思う〕

と振り返り、本省と対策で論議したことも思い出しもした。

ノロウイルスによる胃腸炎は、海外旅行でも対策を考えるべき感染症だ。カキやアサリ、シジミなどの二枚貝の生食、もしくは、加熱が不十分なまま食することで発生する。これらの貝は陸から近い海や湖で養殖され、あるいは採取される。日本ではトイレの水洗化が進んでいるものの、東南アジアではノロウイルスが含まれる人糞の下水処理が十分ではなく、垂れ流しによる海水汚染に原因がある、と考えられていた。

日本を含めた温帯の先進国では冬季に患者の発生が顕著で、カキが原因、とされるが、これはカキが一日に二百リットルもの海水を吸い込んで、プランクトンを摂取することに起因するようだった。海水を通じて、カキの中腸腺にノロウイルスが入り込み、蓄積される。

［ノロウイルスはカキに蓄積されても増殖はしない。人間の腸の中で増殖する。でも、貝を食べなくても、ノロウイルスに感染する機会はある］

恵美子はこの学術的見解から、職員に対策を論じるとき、一般向けの啓蒙の講演では次のように話してきた。

「カキやアサリなどの貝を調理した後、包丁やまな板を洗わず、調理する人も手を洗わなかったら、包丁やまな板、手にノロウイルスが付着することは容易に考えられます。十分な加熱後に貝を食べたとしても、野菜やお漬物から感染する場合だってあり得る。もうひとつは〝二次感染〟です。ノロウイルスに感染した患者の典型的な症状は嘔吐と下痢。家庭や老人ホーム、保育園や学校などで、嘔吐や下痢があったら、家族や職員、クラスメイトがそれらを反射的に素手で処理してしまうもの。その場合、処理後に石鹸(せっけん)で十分な手洗いをすることが肝要です。手洗いが不十分なまま、お煎餅(せんべい)やみかん、給食やらを食すれば、そこからの感染もあります。水道の蛇口やドアノブにノロウイルスが付着することも考えられますから、処理をしなかった人でも感染する可能性はある。食前やトイレ後の手洗いは、ノロウイルス、インフルエンザのみならずあらゆる感染症を防ぐ手段です」

さらに、自らの意見を伝えることも忘れなかった。

「ノロウイルスが各地で流行するようになったら、食中毒という社会的な概念も変わるのではないか、と私は思います。食中毒とは食品中毒という言葉の略で、特定の飲食物を摂取することで起こる中毒のことです。ですが、飲食物を直接的に摂取しなくても、人から人を通じて感染する可能性が十分あるわけです。健康保菌者という言葉があります。体内にノロウイルスがいて、感染していても、嘔吐や下痢を発症していない場合がそれです。ある場所で集団感染が発生して、食事に原因があっても、同じ食事を食べていながらも症状が出ていないという人がそれです。健康保菌者といえども、糞便にはウイルスを宿していますので、トイレでの排便後に十分手洗いをしなければ手に付けて他の場所、人へ運ぶことにもなります」

人前でノロウイルスについて話してゆくうちに、恵美子の対策への思考はさらに深まってゆく。

ノロウイルスによる胃腸炎が発生した場合、カキを食べて発生したのか、二次感染で発生したのか、の判断は難しい。

「ノロウイルスはカキの内臓で蓄積されているので、カキの検査でのノロウイルス検出は難しい。むき身のカキは海水と共にパック詰めされて販売ルートに乗る。では、パック商品の海水を調べれば、と思えても、ノロウイルスが海水に出てくるのはパックされた後だから、これも難しい。ノロウイルス感染はカキを食べてから、症状が出てこなければ、ウイルスを確認できない厄介さがある。食品由来の感染症の病原体を突き止めるのは大変だ」

大変だ、と言っても何とかするのが、恵美子の仕事だ。

ノロウイルス、サルモネラ菌などが原因で食中毒が発生した場合、食中毒に関係した店や食品会社を管轄する保健所は、中毒を起こした店舗にまず営業停止の措置を講じ、営業停止期間を設け、各種の指導を行う。検便や患者発生数を調べ、どういう料理を提供したか、料理の残りからウイルスは検出できるか、といった疫学調査を行い、消毒や予防への指導などを実施する。

問題となったカキや卵の購入ルート、店舗に卸した商社や商店、産地はどこで、生産者は誰か、同じ商品を購入した他店舗から同様の症状は見られないのか、といった点まで調査するのは「時間がかかる、仕事が増える、他県に調査に行く必要性も出てくる」などで食品由来感染症の病原体の追跡は難しい。

歴史的に日本では感染症に関する法律は医師の専門領域、食品衛生に関する法律は獣医師の専門領域と分けられている。互いに互いの領域を侵さない配慮は、日本での食品衛生と医療との歩調が揃わない一因になっていた。

アメリカでは『フードネット』と称する、十三州のデータを集め、全米の食品由来感染症の種類、患者数を特定する体制があることを恵美子は知っていた。

食品由来の感染症を患者の側から原因病原菌を調査し、その結果から、現在のアメリカで腸管感染症を起こす原因食品を推測し、その上で注意すべき食品を明らかにし、それを食品衛生に生かすというシステムである。

〈ならば、アメリカの『フードネット』を参考にして、日本でも同様のシステムを構築するのはどうだろうか？〉

日本に十三ある検疫所は、感染症を水際で防ぐのと同時に、輸入食品の安全を見守る立場にもある、だからこそ、輸入食品が増えている現在では検疫所がそのシステムを構築する先導役にふさわしい、という意識を恵美子は持っていた。

だが、各検疫所から賛成は得られなかった。新しい試みは手間も要するからでもある。孤立無援の恵美子は、思案の末、宮城県内だけで『フードネット』を構築しようと照準を変え、二〇〇二年内に全国で唯一、『下痢症病原体サーベイランス（サーベイランス＝監視システムの意）』なるシステムを稼働させた。

宮城県内で下痢症患者が発生すると、患者の下痢便は各医療機関から、宮城県医師会検査センターなどに送られてくる。同センターなどでの検査結果は医療機関に伝えられ、主治医は重篤な場合に限り、保健所に連絡するが、恵美子は同センターでの検査結果をすべて仙台検疫所に送付してもらい、下痢症患者の病原体をチェックする監視体制を築いたのである。

食品は地域を越え、さらには国境も越えて動く。それを食べるのは一地域の人々ではなく、全国や世界の人々であることから、下痢症患者は一つの食品が原因となっていても、一地域に限定されない場合も多くなった。

『下痢症病原体サーベイランス』を構築することで、現在の食生活の中で、どのような食品に注意をする必要があり、食品加工、流通のどこに問題があるか、と食品衛生を考える上での食品由来感染症の発生を防ぐ手掛かりになる。

また、輸入食品が増える中、輸入元の衛生状態の監視ポイントを知る上でも、新しい食品由来感染症を監視する上でも大切な役割を果たしつつあった。

市民講座に招かれ、ノロウイルスについて指摘をされてから四ヵ月後だった。

恵美子は仙台検疫所に出勤するや、

「検疫に携わる者にすれば、なじみ深い検疫錨地の言葉も、一般の報道に載った機会なんて、これが初めてかもしれないわね」

と言い、今朝二〇〇六年七月五日付の朝日新聞を見せ、その文面のある記事を指した。

《厚生労働省新潟検疫所によると、万景峰号は検疫前の船が停泊する「検疫錨地」にい

る。》

七月五日、北朝鮮はミサイルを発射した。午前三時半頃から断続的にミサイルを合計六発発射し、いずれもロシア沿海州南部の日本海に着弾した。

くしくも、この五日は北朝鮮の貨客船である万景峰号が午前八時半頃、新潟港に到着（着岸）する予定であった。日本政府は制裁措置を取り決め、万景峰号の半年間の入港停止を決定する。そのため、万景峰号は午前七時、停泊を命じられ、新潟港の沖合約三キロの検疫錨地で連絡待ちとなった。

検疫錨地、とはその名の通り、入港する船が検疫を受けるため、錨を降ろす場所を意味し、正式には検疫区域とよぶ。前述の記事は「万景峰号は検疫区域での停泊を命じられた」と記す方が適切ではある。

一般にはほとんどなじみはないが、海図を閲覧すれば、各港の沖合には検疫区域が記載されているのが一目瞭然でわかる。縦六百メートル、横三千メートルの長方形、半径六百メートル以内の円、半径五百メートル以内の円など、港の規模、入港する船舶数の多い少ないによって検疫区域の大きさは異なっている。

検疫区域に停泊した船に、検疫所の職員である検疫官が乗り込み、コレラやペストといった重篤な感染症に罹患している患者はいないか、感染症を媒介する恐れのあるネズミ類がいないか、といった定められた要件をチェックする。それらを満たせば、検疫錨地から錨を上げて、港に着岸でき、貨客を陸に降ろすことが許される。この検疫方法が「臨船検疫」である。

しかしながら、臨船検疫は検疫の比率から言えば、「今や昔」となっていた。それは、無線検疫が一般化しているからだ。

船舶が着岸して、貨物を陸揚げして運送する運送会社は、検疫、入管、税関などの入国手続き全般の代理をするケースが多い。こうした民間会社は船舶代理店、通称、代理店とよばれる。入港する船舶は、どこの代理店と取引するか、を本国を出る前に決めて出港しており、入港直前に船長が船舶の乗員数（乗客を乗せていれば乗客数も）、乗員に患者や死者がいるか、ネズミ族の駆除免除証明書、検疫区域に到着する予定時間、積み荷の種類、といった事項を連絡する。

日本での無線検疫は、諸外国に遅れて、一九七〇年から港湾における検疫方式として導入された。諸外国で無線検疫の導入当時はテレックスだったが、Eメールやファックスを中心に連絡方法が普及していた。

代理店は、船舶からの連絡を管轄の検疫所に伝える。病人や死者が発生していない、コレラやペスト汚染地を経由しておらず、検疫感染症が国内に侵入する可能性がないと判断されれば、入港の許可が下りる。入港後に必要な書類の提出を受けて、検疫所長は検疫済証を交付する。

コレラやペスト汚染地を経由し、「船内に病人がいる。それも何らかの感染症が疑われる」という場合には、検疫所長は入港を許可せず、検疫区域に船舶を入れて、検疫錨地に錨を降ろさせ、臨船検疫を行う。

無線検疫は「船内に病人もいないし、ペストやコレラの発生地に寄港もしていないのに、日本の港で毎度毎度、検疫官の検査を受けることは面倒臭い」「国際港では年々、入港する船が増える中、このままでは臨船検疫が渋滞や事故を引き起こしかねない」といった不満や意見を受けて、実施された経緯がある。

〔地道な臨船検疫の実施で、水際から感染症を守ってきた検疫関係者にすれば、効率面から考えれば無線検疫がいいとわかっていても、国民の健康の死活問題として導入に踏み切るかどうかは相当に悩んだに違いない〕

恵美子は、当事者意識で考えたこともあった。

臨船検疫は危険を伴う。何よりも、検疫官の身に危険が発生する。危険な感染症が発生しているかもしれない船舶に乗り込む点もあるが、沖合は波も高い。時化（しけ）ているとき、風雨が強いとき、台風が接近しているといった悪天候のときは、まさに命懸けの行動となる。

岸壁から数キロと離れた沖合に船で出向き、波が高い場合には、船舶のタラップを下ろしての乗船は検疫官の乗った船との衝突の可能性もある。そのため、船舶から降ろされる縄梯子（なわばしご）で検疫に必要な器材を背負って昇ることになっていた。

「悪天候だから、検疫は天気が良くなってから」と先延ばししようものなら、国際港では次々と入港してくるだけに、海域は大混雑に陥る危険性がある。各船舶にしても、次の寄港地に向から予定に支障をきたすし、貨物を受け入れる商社の予定も狂う。

ただし、検疫は夜間に行われることはなかった。検疫所の業務は、日の出から日没までと検疫法で定められている。夜中に寄港した船は検疫区域で待った時代があったわけだ。見慣れた新潟港に停泊する万景峰号の写真が掲載された朝日新聞を見ながら、恵美子は二つのことを考えていた。

ひとつは、恵美子が卒業した新潟市立寄居中学校は、北朝鮮に拉致された横田めぐみさんと同じ中学という事実。

もうひとつは、恵美子本人も検疫所長として二度、臨船検疫に立ち会った経験である。二〇〇三年と二〇〇五年のことだった。

日韓ワールドカップの宮城会場で生物・化学テロ対策に取り組んだ恵美子に、「何から何まで準備して警戒を怠らない岩崎所長は神経質過ぎる」「準備しても、何も起こらなかったじゃないか」という声も各方面から上がっていた。「何かおかしいぞ、という現象があったら、検疫所に必ず連絡して下さい」と関係者に口うるさいほど伝えている恵美子の姿勢に、快く思わない面々もいた。

しかし、結果的に「岩崎所長が言っていたことは、こういうことだったのか」と、関係者がようやく納得する機会が図らずも到来する。

新型肺炎とも称された「ＳＡＲＳ」こと、重症急性呼吸器症候群の発生であった。

二〇〇二年十一月、中国・広東省でＳＡＲＳが発生し、北京、上海、香港、台湾などに広まった。二〇〇三年二月から七月にかけて、ＳＡＲＳは世界各地で発生した。ＷＨＯ

（世界保健機構）は同年四月、ＳＡＲＳの震源地となった広東省や香港などへの渡航延期勧告を出した。これにより海外旅行者も激減し、航空会社は莫大な損害を被った。

ＳＡＲＳの患者数は世界で八千九十八人、死亡者は七百七十四人だった。アジアにおける被害額だけで実に六百億ドル、五百万人以上が失業した、と考えられた。

世界がＳＡＲＳに震撼していた真っただ中の二〇〇三年五月、恵美子はＳＡＲＳの最前線に身を置いた。

五月二十一日水曜日、恵美子は霞が関の厚生労働省での緊急検疫所長会議を終えた。本省の担当者から「検疫所はしっかり仕事をしろ」と絞り上げられた会議だった。

五月二十日、台湾の衛生所は「今月十三日、関西国際空港から台北に戻った二十六歳の台湾人の医師がＳＡＲＳの症状を示し、現在隔離治療を受けている」と発表した。

この台湾人医師は、ＳＡＲＳの集団院内感染が起きた台北市内の病院に勤務し、救急部門で治療にあたっていたが、直接、ＳＡＲＳ患者の診療はしていなかった。八日に来日し、関西や四国を観光ツアーでまわった。大阪市内のホテルに二泊中の九日の夕食後に発熱し、自ら投薬した。その後、熱は下がり、京都、小豆島、淡路島などを観光し、十三日に台北に戻った。

この発表だけでも日本を驚かせたが、この話には重大な問題点が浮かびあがった。台湾の衛生所が発表する五日前の十五日の夜、大阪市内の六十代の開業医から関西空港内の厚生労働省関西空港検疫所に「五月、関西空港から入出国した台湾人医師が、ＳＡＲＳ疑いの症状を示し、台湾の病院に隔離されている」と電話があった。だが、電話を受けた職員は、この情報を所長のみならず、職員の誰にも伝えなかった。

新聞報道では《電話を受けた当時、海外から到着便が相次いだうえ、機内でSARS感染の疑いがある旅客が出たという情報の確認に人手を取られ、日常の半分の職員2人で旅客の検疫作業に追われたため、情報を見逃すことになったと釈明している。その後、17日になって外部から検疫所に「情報が入っていたのではないか」との指摘があり、内部調査した。今後、勤務時間外でも課長補佐級の職員などが携帯電話で連絡を受けられるよう所内の連絡体制を見直した。》と報じられたが、これが明らかになったのは、翌日午前、台湾の衛生当局ルートで事実を把握した日本アジア航空（現・日本航空インターナショナル）関西空港支店より関空検疫所に連絡があったからだった。関空検疫所は本省の厚生労働省に報告し、事実確認を急いだ。

台湾人医師の足取りが洗われ、潜伏期間である十日間の自宅待機と保健所の職員による毎日の健康状態の調査が、各地で台湾人医師と接触した者を対象に行われることにもなった。「関空の検疫所職員、台湾人医師の隔離情報を得ながら放置」と大きくマスメディアが報じる中、恵美子ら全国十三カ所の検疫所長は二十一日に臨時招集されたのだった。

その会議を終え、夜、ホテルにチェックインしたばかりの恵美子に仙台検疫所から連絡が入った。

「仙台検疫所八戸出張所からの連絡によると、二十日から八戸港沖に停泊しているシンガポール国籍の貨物船『ＡＳＥＡＮ　ＥＸＰＲＥＳＳ』の乗組員一人が、三十八度から三十九度の発熱、首の痛みなどＳＡＲＳに似た症状を訴えている様子です。『ＡＳＥＡＮ　ＥＸＰＲＥＳＳ』は一万七二七トンの貨物船で、乗組員は二十二人です。ＳＡＲＳの流行がみられた中国・上海近郊に二日間停泊して、乗組員が上陸していたことも明らかになっています」

職員の声が緊張を帯びていた。その緊張は、今、自分のものにもなった。日本国内でＳＡＲＳは一例も発生していない。ＳＡＲＳであった場合、寄港させるべきか否か。そのときのマスコミの反応は……恵美子は数秒の間に考えた。

停泊したのが二十日で、恵美子に連絡があったのは二十一日と、一日の差は報告が遅れたわけではない。今、恵美子に連絡が届いたのは、無線検疫でしかるべき手順が取られた事実を踏まえていた。

「今から戻るから。臨船検疫の準備を進めて。仙台駅での待ち合わせで」

恵美子は、臨船検疫の経験がある職員でのチーム編成を命じた。恵美子自らが件の貨物船に乗り込み、ＳＡＲＳ疑いのある患者を責任をもって診察することになった。

チェックインしたばかりのホテルを恵美子はチェックアウトし、東京駅から仙台行きの最終新幹線に飛び乗った。ＳＡＲＳ患者であった場合の搬送先、厚生労働省、国土交通省への連絡について思案している間に仙台駅に到着した。

間もなく日付が変わろうとする中、恵美子は防護服や消毒薬など感染拡大を防御する機材が入った検疫所所有のワゴン車に乗り込んだ。恵美子を含めた五人の検疫官が東北自動車道を北上し、八戸港に向かった。検疫業務は夜明けからゆえ、夜明けまでに八戸港到着を目指す。

「午前五時過ぎ、八戸海上保安部所属の巡視船で沖合約六キロに停泊中の船舶に向かう。乗組員二十二人全員を診察し、もしSARS患者がいたら、八戸市民病院に搬送。この車で八戸港から同病院へ搬送する」

車中で、恵美子は職員と作戦会議を行った。

八戸港で臨船検疫を実施する、という連絡は厚生労働省と国土交通省に伝えた。結果が出るまで、二つの省庁が記者会見をすることもないと恵美子は思った。しかし、恵美子からの連絡を受けて、官邸では「現在、八戸港に仙台検疫所の所長が向かっている」と記者会見したのだった。台湾人医師問題があっただけに、の対応とも言えた。

午前四時前に八戸港に到着したが、官邸での会見を受け、新聞、テレビはじめ多くのマスコミ陣が当然のように待ち構え、ライトを煌々と照らし、取材態勢に万全の様子を示していた。

〔この二日間の台湾人医師問題で、SARSに対する国民の関心と想像は大きく膨らんでいる。SARS患者と診断とした場合、どれだけの風評被害を八戸は受けるのだろうか〕

と否応なく考えた。

テレビカメラは地元ローカル局のものだろう。診断結果がどちらであっても、全国ネットの朝のワイドショーで生中継されるのは間違いない。

ＳＡＲＳであったときは、検疫所のワゴン車に乗せて八戸市民病院に搬送するまで、追いかけてでも一部始終を収録し、「ＳＡＲＳ上陸！」と中継するだろう。今日一日は朝から夜まで、テレビは八戸がＳＡＲＳとセットで大きく報じる。地元紙は号外も出すだろう。「八戸＝ＳＡＲＳ」の全国報道が数日間、続く可能性もある。惠美子の視界には、漁船が目に入っていた。

（八戸港で水揚げされる海産物が、どれほどダメージを受けるだろうか。そうなった場合、『自分は検疫所長の職務として当然のことをしました』と言っても、『仙台検疫所の所長のせいでひどい目にあった』と八戸の人々に恨まれることは覚悟しなければならない。ＳＡＲＳでないことを祈るのみだ）

そう思い巡らす中、惠美子は、

「貨物船が停泊している海域の波の高さは三メートル近くあり、うねりが強いそうです」

と職員から報告を受けた。

午前五時過ぎ、惠美子ら五人の検疫官は巡視船に乗り込む。このとき、惠美子はＴシャツにジーンズ、スニーカー姿だった。四人は仙台検疫所の作業着姿だった。惠美子は、『そんな恰好で乗り込むのか！』と取材陣が非難の目を向けているのをはっきり感じ取った。

あえて惠美子は取材陣に説明しなかった。仮に取材陣と今、言葉を交わせば、質疑が長引き、臨船検疫に支障が出ることは明白だった。

　貨物船が停泊している沖合の波がうねる状況では、巡視船から貨物船に乗り込むのには、数メートルしかない縄梯子(なわばしご)にとびつくしかなかった。

　臨船検疫の場合、普通は船のタラップ（梯子）を近づくボートの高さまで降ろしてもらい、タラップを昇って甲板にたどり着く。だが、波が高く、ボートが上下に大きく揺れ、さらにタラップがボートに激突し、乗り移る人間が危険と判断される場合には縄梯子を使用せざるを得ない。

　ゴーグル、マスク、手袋、白衣代わりのビニールエプロン、長靴といった完全武装で、波に注意しながら縄梯子を昇降するのはそれこそ自殺行為に等しい。甲板に到着してから着替えるので十二分に対処できる、まずは縄梯子を昇って甲板にたどり着くのが仕事、と恵美子は第一に考えた。

　巡視船から貨物船に乗り込む今回は最悪の条件が重なったが……無事に事故もなく、午前七時、甲板で恵美子は再び着替え、七時半過ぎに八戸港に戻った。

　色めき立つマスコミ陣が恵美子を十重二十重(とえはたえ)に取り囲む。

「約一時間半の臨船検疫で、ＳＡＲＳの可能性はない、と判断しました。ＳＡＲＳ疑いの二十六歳の乗組員の体温は三十七・三度、ウイルスによって扁桃腺(へんとうせん)と首のリンパ節が腫(は)れる伝染性単核症と診断しました。風邪の一種です。ＳＡＲＳの心配はありません」

　耳鼻科の専門医として豊富な臨床経験を持つ恵美子だけに、診断が容易についたのは幸いだった。乗組員とは英語で直接やりとりできたのも幸いだった。

　マスコミ陣には以下の説明もした。

「SARS疑いの二十六歳の乗組員は、上海近郊の港に上陸しましたが、病院など感染の可能性のある場所に近づいてはいませんでした。彼には抗生物質を投与しました。他の乗組員の体温測定や問診も行いましたが、健康状態に問題はありません」

　恵美子は、八戸市民に不安を与えぬため、八戸港では翌日に貨物を下ろし、このまま本国に戻るよう貨物船側に要請し、承諾も得た。乗組員が八戸市に上陸することを控える旨も恵美子は承諾してもらった。

　世界各地の現場で鍛えられた積み重ねと日頃の危機管理体制の創造に対する意識が、恵美子に冷静な診断と毅然（きぜん）とした応対を取らせたのだった。

　恵美子は五月にはフィリピンのマニラで開催されたASEAN＋三カ国空港当局者SARS対策会議に、六月にはマレーシアのクアラルンプールで開催されたWHO主催のSARS対応会議に、いずれも日本代表として出席した。

　幸い、日本でのSARS患者はゼロ。隣国の韓国でもゼロだった。

〔患者ゼロは日本人、韓国人の生活習慣と無縁ではないからだろう。日本でも韓国でも食事の前には手を洗う。外食時にはおしぼりが出る。これが手洗いの役割を果たしている〕

　恵美子はこう分析し、シンガポールの医師の友人にもその旨を話してみた。その友人は興味深いことを恵美子に伝えた。

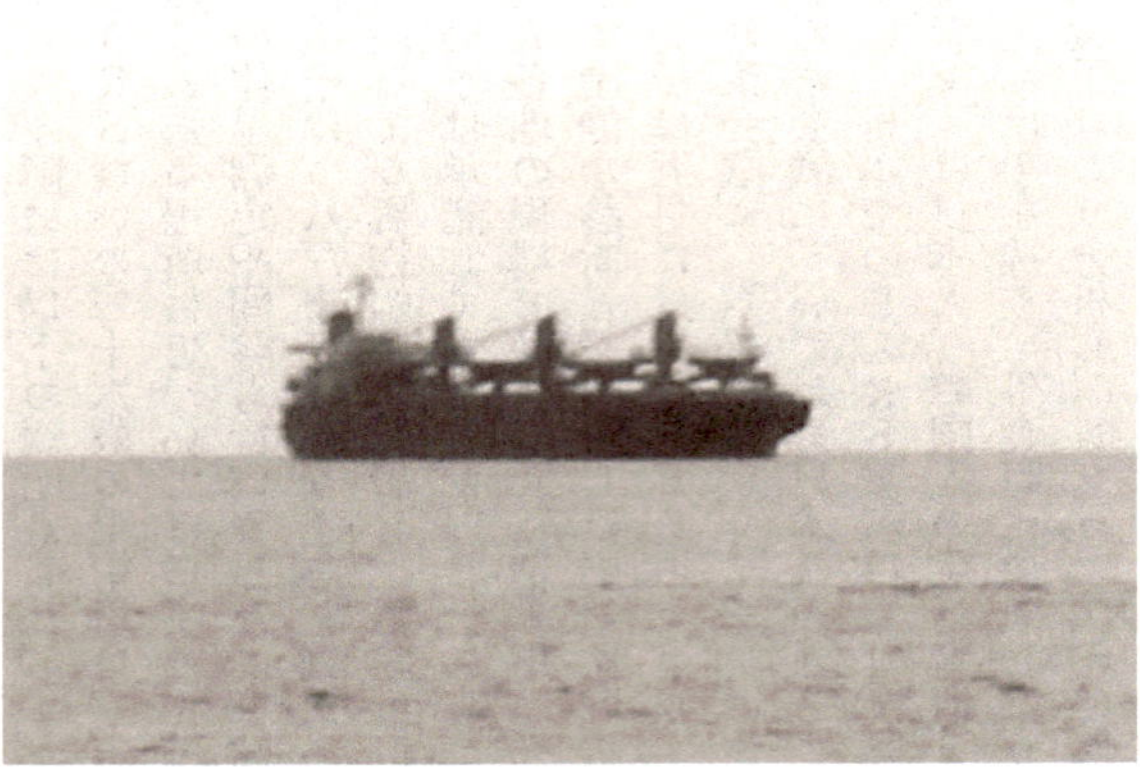

石巻港の岸壁から検疫錨地に停泊する『SOUTHERN BELLE』を望む

「中国でSARSが広まったのはマージャンよ。トイレに行き、便に出たウイルスを手につけたままマージャンをしたから広がったのよ」

　シンガポールにも多くの華僑（かきょう）が住む。華僑を見て、生活習慣の違いを指摘した。因果関係を確かめるのは難しいが、恵美子は、その意見に同調した。マージャンのみならず、握手による挨拶（あいさつ）も気を付けなければならないか、と恵美子は感じた。

　感染症は人の移動によって運ばれる。SARS（新型肺炎）の世界的流行は、二月の中国の旧正月の後、発生した。旧正月を祝うため、中国国内では故郷に帰る人々が大移動し、海外から中国に帰省、現住国に戻る人々の大移動がある。帰省先で、家族や友人らとマージャンに興ずるのは、ごく当たり前の時間の過ごし方

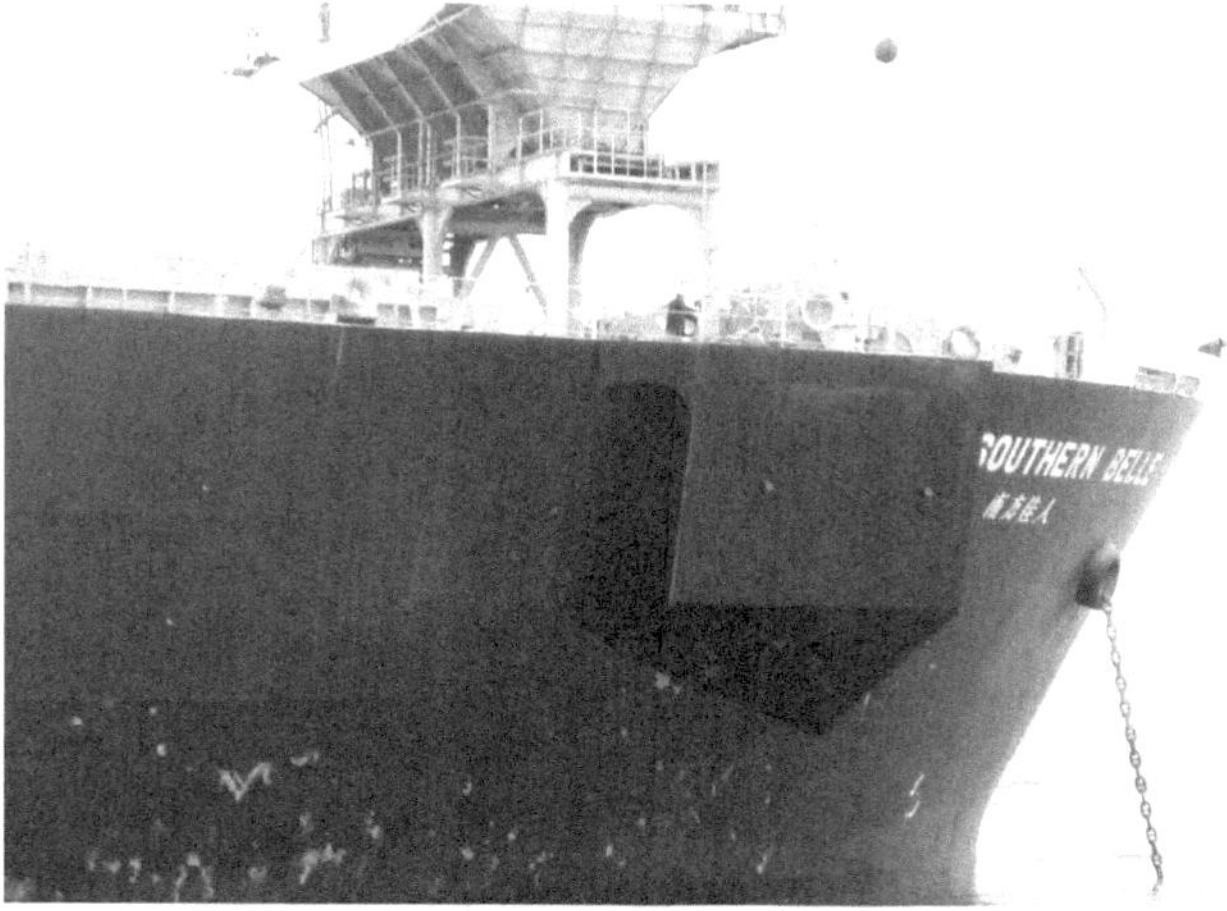

タラップで登る直前。船上に乗組員が見え、船の大きさがよくわかる

だ。

感染症の流行を考える上では、その国、その土地に住む人間の生活習慣を考察する重要性を改めて確認させられた気がした。

二度目の臨船検疫は、それから二年半後の二〇〇五年十一月であった。

無線検疫を行っている代理店から仙台検疫所に連絡が入った。

二十七日の午後一時、製紙材料であるチップをオーストラリアより運び、石巻港に入港予定の香港国籍の『ＳＯＵＴＨＥＲＮ　ＢＥＬＬＥ（サザンベル＝南洋美人の意）』（三万四七二九トン　乗組員二十四人）の乗組員の一人が発熱、発疹（はっしん）等の症状が見られ、水疱（水ぼうそう）が疑われる旨の記載があった。

恵美子はこの報告を受けるや、臨船検

疫の実施を即断した。

　たかが水痘で、という意識は恵美子にはなかった。本当に水痘なのか、を確認に赴く必要があるのだ。別の感染症の可能性も考えられるのだ。他の乗組員が買い物や娯楽などで町に出たとき、市中感染が起こり、パニックとなる可能性も懸念した。

　チャーター船に乗り込み、『SOUTHERN　BELLE』に向かう。幸いにして、この日の波は穏やかだった。恵美子ら検疫官は、降ろされたタラップを昇って乗り込んだ。縄梯子の昇降は避けられた。

　恵美子の診断結果も水痘だった。投薬をし、安静を指示した。患者の乗組員はフィリピン人で、タスマニアに寄港したときに罹患したということだった。

　しかし、話はこれで終わらない。

　この船が石巻港を出港してから、一週間後に入港した別の船からも水痘に罹患した船員が確認されたのである。恵美子が所長に就任してから、入港船から同じような時期に水痘患者が二名確認された経験はない。

　恵美子はこの報告を重大視した。なぜならば、その頃、検疫関係者の間では「同じ時期に複数の大人の水痘が発生したら、天然痘（痘そう）を疑え。生物テロの可能性もゼロとは言えないぞ」と敏感になっていたからだ。

　SARS疑いの患者の診断、水痘患者の診断と恵美子は二例の臨船検疫から、

〔SARSがあっという間に中国から世界各地に広まったのは、飛行機による大量スピー

ド輸送なくしては確かに成立しなかった。でも、感染症は海からやって来る可能性も高い」

という見解を否応なく導いた。

二度の臨船検疫の間に、恵美子、仙台検疫所はインフルエンザ対策に新たな視点で取り組まざるを得ない状況も体験していたからでもある。

二〇〇五年一月五日。国立感染症研究所（東京都新宿区）の感染症情報センターが毎週発表する全国四十七都道府県のインフルエンザ流行レベルマップの発表で、宮城県が全国で唯一「警報レベル内（医療機関を訪れるインフルエンザの患者が平均で十〜三十人の場合）」と認定された。「警報レベル」より下の段階となる「注意報レベル内（同平均で一〜十人の場合）」がどこの県にもない状況での認定だった。

十二月二十日から二十六日の調査報告から感染症情報センターが判断したもので、宮城県の石巻市で突然、日本国内で流行している型とは異なるインフルエンザが流行したのである。

「なぜ突然、石巻で？」

恵美子は国際港である石巻港に、十一月十六日から十二月三十一日まで出入港した外国籍の船を調べた。ロシア、韓国、中国、オーストラリア等などの船の出入港が確認された。中でもロシア船が多かった。

〈船が何日か停泊している間に、石巻市内で船員が買い物や食事などをすることでインフルエンザがもたらされたのか？」

と推測できたが、具体的に因果関係の確認はできなかった。

恵美子は、石巻の事例も踏まえて「新たな挑戦が始まった」と意識した。

〔懸念される新型インフルエンザは、海から、国際港から日本に侵入して来る可能性も十分に考えられる。新型インフルエンザのウイルスに対して、人類はまだ免疫がない。ゆえに、感染すれば高い確率で発症し、しかも重症化するだろう〕

患者の鼻汁やクシャミなどで空中に飛散した肉眼では見えない飛沫粒子のウイルスを口や鼻から取り込み、インフルエンザに感染する。場所は家庭、学校、職場、公共施設を問わない。ウイルスのついたドアノブや家具、吊り革、エレベーターボタンなどに触れ、手を洗わずに鼻や口などに手を触れて感染経路にしてしまう場合もある。航空機、船舶、列車、バスなど公共交通機関という閉鎖空間でも、感染する可能性はある。

くしくも、この二〇〇五年十二月、厚生労働省は『新型インフルエンザ対策行動計画』を策定し、発表した。日本において初めて、新型インフルエンザの対策をまとめた同計画では、「日本で新型インフルエンザの患者が一人でも発生した場合、人口一億三千万人のうち、わずか二カ月で二十五％にあたる三千二百万人が感染し、最大で二％にあたる六十四万人が死亡する」と推測を記していた。

仮に東京で発生した場合は、山手線をはじめとする鉄道や地下鉄が運行できなくなり、密室になる航空機も航行停止、病院はいつになるかわからない診察を待つ患者たちで大混乱し、都市としての機能は完全に麻痺（まひ）すると予想された。交通や流通に携わる人々にも多くの欠勤が考えられ、食料品や医薬品の確保も困難となり、社会基盤を崩壊させる恐れも懸念された。
　この対策書は、各地の検疫所や県、市町村で地域の規模、事情に合わせて独自に対策も考えなさいよ、も意味していた。

　恵美子が所長に就任した直後から、仙台検疫所のホームページでは、一般向けに黄熱を筆頭とした海外渡航における予防接種や渡航先の感染症の情報と共に、世界各国における特筆すべき感染症の発生状況も掲載するようになった。
　特筆すべき感染症の中でも、恵美子が特別視していたのは鳥インフルエンザだった。
〔ワクチンの接種によって、日本における通常のインフルエンザの感染率は低くなったとは言われてはいるけれど、それでも人口約一億三千万人の日本では毎年約一千万人前後が感染して、体力が弱い乳幼児や老人を中心に一千人前後が死亡している。循環器病や呼吸器疾患、糖尿病、腎臓（じんぞう）病など持病がある人の合併症を含めれば、死者は一万人にも上るという見解もある。通常のインフルエンザですら脅威なのに……〕
　日本や韓国のように明瞭（めいりょう）に四季のある国では、インフルエンザは空気が乾燥し、気温が低い冬季に流行が集中するパターンを示す。それゆえに季節性インフルエンザと言われることが多い。暖冬の影響で従来より一ヵ月遅れの二月近くになってから流行を示すパターンが増えてきたが、熱帯・亜熱帯の国々では年間を通じて恒常的に発生しており、近年の沖縄県では夏場の流行が多く見られるのは、この傾向を示し始めているのではないかと言う専門家もいる。

〔一九九七年に香港でH5N1の鳥インフルエンザの流行が鶏の間で起こり、人への感染、死亡が見られてから、世界各地で発見されている鳥インフルエンザのウイルスが人から人に感染するウイルスに変異して新型のインフルエンザウイルスとなったら、どういう事態に陥るのか。鶏での死亡率の高さを人間に当てはめ、新型インフルエンザが発生した場合には人でも高い死亡率を示すのでは、と専門家の中には過剰に反応する人も多かった。新型といっても、インフルエンザであり、過度に恐れる必要はないかもしれない。ただ、新型インフルエンザが発生した場合にはパンデミックは確実に近いとの警戒が必要ということだろう〕

パンデミックは時間の問題、歴史を顧みれば現在はパンデミック前夜、と惠美子は意識していた。

世界的規模で感染症が流行し、しかも、地球各地で時間をおかず連鎖的に流行することを「パンデミック（pandemic）」と呼ぶ。この対照語が、限定された地域での感染症の流行を意味するアウトブレイクだ。

インフルエンザ（flu）は、インフルエンザウイルスの感染によって発生する呼吸器疾患である。「影響」を意味するラテン語の「influentia」が語源とされ、短期間に広範囲で流行が発生するという特異的な性質で人類を苦しめてきた。

インフルエンザは、二十世紀に四回、大流行を起こした。それぞれスペイン風邪、アジア風邪、香港風邪、ソ連風邪という和名がつけられている。

各当時、パンデミックという言葉で語られていたかは不明でも、現代の視点から俯瞰すれば、紛れもなくパンデミックであったのを恵美子は疑わない。

スペイン風邪は、一九一八（大正七）年から一九一九年にかけて、世界的に大流行した。感染者は五億人以上、死者は四千万人。一年余りの短期間で四千万人の死亡者、という数字は、地球の歴史において戦災や他の疾病でも例はなく、最悪の記録とされる。

日本では当時の人口約五千五百万人のうち、約三十九万人が死亡した（死亡率七％）。当時、世界の人口は十二億人ほど。第一次世界大戦の最中であり、世界規模で人の移動が活発だったことが感染者を増大させたようだ。

スペイン風邪とよぶからいかにもスペインから発生したような印象を受けるが、実はこれは濡れ衣である。パンデミックが発生したという一報の情報源がスペインだったため、こういう名前になったのに過ぎない。本来の発生源はアメリカとされるが、第一次世界大戦中ゆえ、同国は情報統制の中にあった。そのため中立国だったスペインの情報が世界に発信されたのである。スペインにとって、スペイン風邪とは不名誉な勲章だ。

インフルエンザのウイルスが科学的に分離されるようになったのは一九三〇年からだ。ここからインフルエンザの研究は本格化するが、スペイン風邪のウイルスと異なる新型インフルエンザウイルスの発生がアジア風邪だった。

一九五七（昭和三十二）年二月、中国南部の貴州省（グイジョウ）で発生し、中国南部から香港、シンガポールを経由して、全世界に拡大したと考えられている。アジアという名称が付いたのは発生源ゆえだが、アジア風邪の死亡者は世界で約二百万人、日本では約七千七百人とされた。

一九六八（昭和四十三）年六月、香港で発生した新型ウイルスが、アジア風邪に代わって流行した。これが香港風邪だ。香港風邪の死亡者は世界で百万人、日本では約二千二百人とされる。

スペイン風邪では戦争が、アジア風邪、香港風邪では観光やビジネスで多くの人が出入りする国際都市の香港がポイントになったが、一九七七（昭和五十二）年には、ソ連や中国北部を中心にスペイン風邪の子孫とされるウイルスのインフルエンザが大流行した。これはソ連風邪と名付けられた。

新型インフルエンザ＝パンデミックとして警戒される理由は、「H5N1型鳥インフルエンザ」と称される鳥インフルエンザのウイルスのタイプが、鶏や野鳥の間では珍しくなくなったからだ。

H5N1型は一九九七年、香港で初めて出現した。五月二十一日、幼稚園に通う三歳の男の子が、インフルエンザによる肺炎で死亡した。死亡前日に、男の子の痰（たん）からインフルエンザウイルスが検出されたが、香港衛生局は従来と異なるウイルスの可能性を危惧（きぐ）し、ウイルスをアメリカのＣＤＣ（米国疾病対策センター）、イギリスのロンドン国立医学研究所、オランダの国立インフルエンザセンターといった研究機関に送り、精密検査を依頼した。結果、八月、エラスムス大学よりＨ５Ｎ１型という結果が届く。

　この報告は、世界の医療関係者を驚愕（きょうがく）させた。当時は成田の検疫所にいた恵美子も、驚いた一人であった。

　この年、香港では、十一月に鳥インフルエンザによる第二号患者が発生し、十二月二十八日までに十八人の患者を記録した。死亡者は六人であった。

　十二月二十九日、香港政庁は香港で飼育されている鶏百五十万羽をすべて殺処分することを決定し、養鶏業者への補償も決まらない中でも三日間で処分を完遂させた。

　その後も鳥インフルエンザは二〇〇三年以降、インドネシアをはじめとする東南アジアを中心に中近東、東ヨーロッパ、アフリカなど世界各地で発生し、感染した人での死亡率は五十％を上回っていた。

「Ｈ５Ｎ１」のＨやＮは、インフルエンザウイルスのヘマグルチニン（hemagglutinin）、ノイラミニダーゼ（neuraminidase）という表面にある二種類の蛋白（たんぱく）であり、これによって、ウイルスの型が決まる。Ｈは十六種、Ｎは九種の型があり、それらの組み合わせにより百四十四種類（十六×九＝一四四）のインフルエンザウイルスが存在する。

　ＨやＮはウイルスの識別に使われ、Ｈは細胞と結合するための触手、Ｎは細胞と分離するための触手の働きをしており、数の違いで持つ性質も異なってくる。

これらすべての型のウイルスを持っているのは、カモなどの水鳥だ。すべての人型インフルエンザウイルスは、水鳥のインフルエンザに起因するが、カモ自体は病気にはならない。糞の中にウイルスを排出し、撒き散らしながら渡って行く。その糞の中のウイルスが他の動物に感染し、それぞれの動物がインフルエンザに感染する。

スペイン風邪はH1N1型、アジア風邪はH2N2型、香港風邪はH3N2型といった各ウイルスが正体だった。現在、人の間で流行している通常のインフルエンザは、香港風邪のH3N2型、一九七七年にソ連や中国北部を中心にアウトブレイクしたソ連風邪の流れを汲むものである。ソ連風邪ウイルスはH1N1型で、スペイン風邪の子孫とされる。さらに詳しく表記すれば、A香港型、B香港型、Aソ連型となる。

H5型と比すれば、これらは弱毒型ウイルスとされる。弱毒型とは、最初から人間を殺すだけの威力はないが、インフルエンザウイルスの感染力の強さからパンデミックを引き起こしてきた。

H5N1型鳥インフルエンザは、人間を殺してしまう威力を備えていた。ウイルスは血を媒介して体内に広がり、全身に感染して、脳炎などの出血性炎症をひきおこし、急激に宿主を死に至らしめる。養鶏場の鶏が一日で全滅に至るのが、このタイプだ。

二〇〇三年十二月、山口県の養鶏場でH5型鳥インフルエンザが日本で初めて発生し、続いて二〇〇四年一月に奈良県の養鶏場でも発生した。以後、大分県、京都府、茨城県、埼玉県でも報告されたが、人への感染は血清学的にはあったものの、人から人への感染を

パンデミックフェーズ

パンデミックフェーズの開始 新型ウイルスが発生し動物から人に感染するが、人から人には感染しない	人への感染リスクは低い	1
	人への感染リスクが高い	2
パンデミックアラート 新型ウイルスが人から人にも感染する	人から人への感染は無いか極めて低い	3
	人から人への感染が増加している証拠がある	4
	かなりの数の人から人への感染がある	5
パンデミック	効率よく持続した人から人への感染が確立	6

明らかに示す症状はなかった。

鶏が短時間で大量死するという現象は、スペイン風邪、アジア風邪、香港風邪の過去三回のパンデミックでは見られなかった、と言われている。

東南アジアを中心とした鳥インフルエンザの人への感染の症状は、発熱、咳(せき)など人の一般的なインフルエンザと同様の症状に加えて、結膜炎、呼吸器不全、多臓器不全に至る様々な症状が見られ、死亡の主な原因は肺炎であった。当然のことながら、鳥インフルエンザは、鶏と濃厚な接触を持っている人にだけ感染がみられていた。

アジア地域を中心とした中国や東南アジアでは、鶏は重要な食材だ。日本で肉と言えば、一般的には牛肉が上位にあるが、中国では鶏肉がそれにあたる。

市場では生きたまま売られ、家庭での調理

が珍しくない。また、郊外の農村部では鶏を家屋で放し飼いにしており、素手で鳥を日常的に扱う、素手で糞を片付けるなど人と鶏との接触も濃厚だ。貧しい家庭では、病気で死んだ鶏も食用に供するのも珍しくなく、これも濃厚接触になる。

人から人への感染が疑われた例もあるのは、二〇〇六年五月のインドネシアの北スマトラでの七人の患者の発生だった。

人から人へ感染する新型インフルエンザウイルスに変異した場合、その症状がどのようになるかは予測困難だ。具体的な症例の定義をWHO（世界保健機関）や厚生労働省が提示する。

厚生労働省は、二〇〇五年十一月に「新型インフルエンザ対策行動計画」を策定した。行動計画の指針はWHOが定める「パンデミックインフルエンザ警報フェーズ」である。フェーズ（phase）とは変化の段階、時期の意味で、アラート（alert）は警戒警報、警報発令期の意味である。二〇〇五年十一月時点でのフェーズは3。パンデミック警戒警報の初段階、となっている。

フェーズ3の段階で厚生労働省は、インフルエンザの治療薬であり、新型インフルエンザの予防治療薬でもある抗インフルエンザウイルス薬（リン酸オセルタミビル　商品名タミフル）の確保すべき量を決定し、二千五百万人分の備蓄を開始した。

そして、新型インフルエンザ患者の診療、治療にあたる指定医療機関等の整備、必要な医療機材等の確保を検疫所、各自治体に進めるよう要請する。

〔新型インフルエンザに罹患しているか否か、は医師の診断で決定する。診断方法はＤＮＡ分析のＰＣＲ検査を行うことになるが、予防対策は通常のインフルエンザと同じになるだろう。インフルエンザは発症してから三日程度は感染力が強く、七日程度まではウイルスを排出する。外出後の手洗いやうがい、マスクの着用、十分な栄養と休養も大切。人混みや繁華街への外出をなるべく控えることも重要だが、さらにインフルエンザ、鳥インフルエンザが流行している地域への渡航を見合わせる配慮をマスメディアの力を借りて啓蒙しなければならない〕

パンデミックフェーズが3から上がるのか、下がるのか、それとも3のままなのか……

恵美子は、そんな状況の中、こう考えた。

〔新型インフルエンザが発生すれば、通常のインフルエンザは過去のものになる、取って代わる印象がある。しかし、それは違う。間違いなく同時に流行する。ワクチン接種も含めた予防策で、可能な限り通常のインフルエンザ対策を厳密に実施するようにすることも新型インフルエンザ対策の準備や予行演習になるはずだ〕

そのためにも、恵美子は新しい試みに着手する。

インフルエンザの流行状況は通常、国立感染症研究所（東京都新宿区）の感染症情報センターが発表する「インフルエンザ流行レベルマップ」で把握する。

流行状況によって「警報（医療機関を訪れるインフルエンザの患者が平均で十〜三十人の場合）」「注意報（同平均で一〜十人の場合）」と分かれる同レベルマップは、全国（各自治体医療機関）から集められたデータを感染症情報センターが分析し、日本地図の上に各地の状況を色分け（警報であれば赤色系、注意報ならば黄色系）して公表する。

だが、公表までには二週間の時間を必要としている。膨大なデータを解析するのに、IT時代の今日でも時間を要するのが現状だった。

公表され、マスメディアで報じられるデータはリアルタイムのものではなく、あくまで二週間前のもの。リアルタイムでは、より流行の度合いは増している可能性も高い。タイムラグ（時間差）があるゆえに、惠美子はインフルエンザの予防を考える上での盲点、とも思っていた。

医療機関で医師がインフルエンザと診断しない限り、インフルエンザという病名は正式にはつかない。医療機関に行かない患者もいる。

［リアルタイムでインフルエンザの流行を把握する方法はないか？］

二〇〇六年の秋、惠美子は二〇〇四年から二〇〇五年のシーズンにおける宮城県石巻市でのインフルエンザの流行を、検疫所の職員と共に分析してみた。

インフルエンザ流行レベルマップで、宮城県に警報が全国で一番早く出た、警報の発生源が石巻市だった。ロシア船の出入り、停泊とインフルエンザの相関関係は確認できなくとも、レベルマップでタイムラグがあるならば、リアルタイムで把握する方法は、流行期に週に二回、小学校の児童欠席率（全校生徒における児童の欠席の割合）を把握するのが一つの目安になるのでは、という結論に至った。

石巻市内の各小学校に当時の欠席率を提供してもらい、日時別にグラフ化した。地図上では人口の多い地域に感染者が拡がってゆく様子が把握できた。

欠席理由のすべてがインフルエンザではなく、腹痛や忌引の児童もいるはずでも、児童が大量に欠席するのはインフルエンザが主原因と考えてよい、と恵美子は判断した。何よりも、インフルエンザによる学級閉鎖、学年閉鎖、休校は小学校が主な舞台となるからでもある。

恵美子は、仙台市と仙台市教育委員会の協力のもと、仙台市内百二十三の小学校を対象に、二〇〇六年十一月十四日から二〇〇七年三月三十一日まで毎週データを取った。

調査日は十一月が毎週火曜日、十二月以降が毎週火曜日と金曜日。各学校の保健室の職

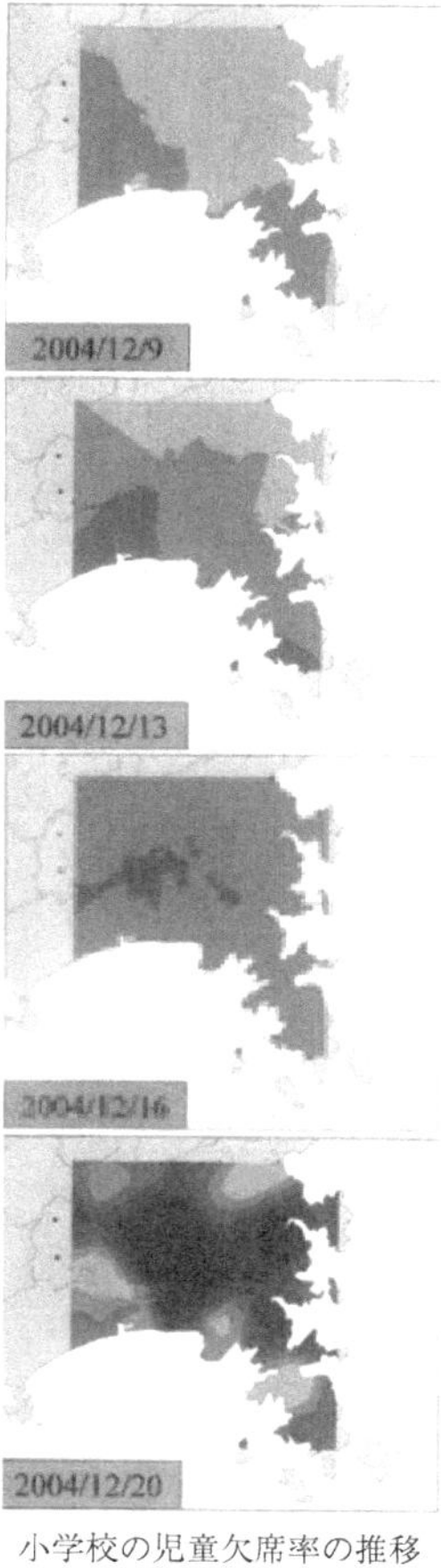

小学校の児童欠席率の推移

員が、調査日当日十二時までの欠席者を、十三時までに仙台検疫所の担当職員にＦＡＸか電子メールで報告した。

仙台検疫所の担当職員は、百二十三もの学校のデータを区域ごとにまとめ、さらに仙台市内全体での状況を当日中に把握する。

見事に、インフルエンザの流行をリアルタイムで把握する目安となった。

十二月、一月、二月と時間が推移する中、各学校の児童欠席率がグラフ化されることで、欠席率の増減も一目瞭然（りょうぜん）。隣接する地域の小学校の欠席率からインフルエンザの流行状況も把握でき、それらは各校にも情報公開した。

調査の結果、欠席率の最高は三十・五％。また、学校側から学級閉鎖にした、しようか検討している、といった情報も仙台検疫所にもたらされるようになり、学級閉鎖の措置を取った学校の欠席率は十％前後であることもわかった。

リアルタイムの状況を損なうものではないが、細かい点は課題として残った。欠席二十人といっても、全校生徒百人のところと八百人のところでは、欠席率の数字の持つ意味も異なった。

しかし、データを取ってみて、現場の様子も把握できたのは大きかった。共働きの家庭が多いため、保護者からは「学級閉鎖にされたら、昼食の世話をしなければならないから困る」の声が、学校側からは「金曜日の学級閉鎖はしやすいが、月曜日はしづらいものがある」という声が聞かれたのである。

感染症はウイルスの強弱で対策を考えるのではなく、そこに住む人々の生活習慣を考慮したものに、という感染症対策の本懐を惠美子は確認することになった。

　このデータの取得が、惠美子の人生を次の段階に移すことにもなる。

「国外と国内の狭間（はざま）に検疫所はあります。しかし、国外で感染症に罹患しても、外見上は健康体、つまり潜伏期の状態で帰国した人までを水際で見つけ出すことは極めて難しい。発症してからの診断、治療などは国内の医療機関が行うことになる。国内への感染症の侵入阻止を業務としている検疫所としては、水際でできなかったことを、病院や医院といった医療機関を支援することで、感染症対策のお手伝いするのが役割ではないか、と考え、活動しています」

　成田空港検疫所で企画調整官を務め、仙台検疫所に所長として着任した惠美子は、一般やマスメディアに対して、日頃は意識しづらい検疫所の役割について、こう話してきた。

　しかし、児童の欠席率におけるリアルタイムのインフルエンザ流行状況の準備をしているとき、惠美子は、

〔危機管理は国のマニュアルだけでは無理があるのではないだろうか？〕

　と考えざるを得なくなっていた。

　感染症が入らないよう、水際で防ぐのが検疫所の仕事である。

　しかし、水際をすり抜け、国内に感染症が入り込んでしまったら、それは自治体の仕事

になる。地域の医療、消防関係者と相談して、対策を講じなければならない。

〔感染症の危機管理において自治体、医療機関の方針となるものは、確かに厚生労働省のマニュアルだ。ただ、国の危機管理マニュアルは国民を意識したものだけれど、自治体の規模、環境は一律ではない。医療機関の充実度だって違う。マニュアルはあくまでも指標で、それぞれの地域の実情に合わせた、個々の対策を築く必要がある〕

インフルエンザをはじめとした感染症対策で市町村が発表するものは、厚生労働省が発表しているものを孫引きしている場合が少なくなかった。

危機管理室を庁舎の中に構える市役所も増えてはきたが、専門家を置いているか？　と言えば、人事異動で配属させているという心もとない例も多いのが現状だった。

日々の業務を遂行する中、惠美子は仙台市長と面会した。惠美子は市長に児童の欠席率の調査への協力への謝意を述べたが、その席上、市長は、

「仙台市の危機管理を岩崎さんに一任したく思っています」

と切り出した。

予想もしていなかった要請は、仙台市副市長への就任を惠美子に促すものだった。

来年度の二〇〇七年四月より助役、収入役の名称がなくなり、副市長と変更になるが、本来二人の副市長に惠美子を招聘して三人制にしたいという構想を伝えた。庁内から二人を登用し、惠美子を外部からという話だった。

〔仙台市の財政も厳しい状況にあり、三人も副市長に据えるのは果たして市議会や市民が

許すのか？」

　恵美子は就任するかしないかの返事を考える前に、それを思った。

　市長は恵美子の検疫所改革の活動を把握していた。東北唯一の政令指定都市の仙台市も市役所に危機管理室を置いてはいる。危機管理対策として札幌市までノンストップで航行できるヘリコプター、重篤な感染症患者を搬送する専門の救急車なども仙台市は所有している。かつて民間のタクシー会社に委託していた時代とは違っていた。

　形としては既に準備はできているが、いざという有事の際、指揮を執れる専門家が庁内にはやはりいない。それにこれらの道具を、有効にしかも最大限に使いこなせる人材の育成も課題になっていた。

「行政単位で、新型インフルエンザへの備えが待ったなしで求められてもいます」

　こう付け加えた市長は、東北最大の都市としての責任から、しかるべき人物を登用する必要に迫られ、恵美子を指名したのである。

　自分に専門の仕事をさせ、それを市長自らの手柄と喧伝（けんでん）してゆく人気取りの思惑も恵美子は当然、感じたが、突然の要請ではあっても、市民と双方向で危機管理体制を創出していくことへの期待には魅力を感じつつあった。

　副市長三人制は二月の市議会に諮る事項のため、その前に恵美子の返事が欲しい、ということだった。要請を受諾したら、恵美子は国家公務員の立場を辞さねばならない。

「熟慮させて下さい」

恵美子はそれ以上は言わなかった。

二〇〇七年の年明け早々、鳥インフルエンザが発生した。

一月、宮崎県清武町の養鶏場で鶏が大量死。十三日までに死んだ鶏は三千八百羽。十四日午後、Ｈ５型の鳥インフルエンザの感染による死亡と確定した。

宮崎県は、十四日から養鶏場の鶏の殺処分を開始し、半径十キロ以内の地域（十六農場・約三十三万羽）での鶏や卵、糞便の移動を禁止して、感染拡大の防御を実施する。移動制限は、制限を敷いてから二十一日間、鳥インフルエンザの再発生がなければ解除となる。

鳥インフルエンザ発生の有力説は、渡り鳥の飛来だが、同月十三日の午前、環境省と宮崎県が養鶏場周辺の溜め池や河川敷を調査したところ、十五種類の渡り鳥が確認されたが、鳥の死骸など何らかの異常は見当たらなかった。渡り鳥が原因とは考えられなかった。

一月二十三日には、清武町から約六十キロ離れた日向市で約五百七十羽の鶏が大量死し、同月二十六日に鳥インフルエンザと確定した。

このウイルスは鳥インフルエンザが流行した地域からの鶏の雛、飼料などの輸入が原因と考えられた。韓国では前年二〇〇六年の十一月、十二月、鳥インフルエンザが続けて四件発生し、仙台検疫所のホームページでも韓国への渡航には注意を払うようよびかけた。

（新型インフルエンザがＨ５Ｎ１型の鳥インフルエンザウイルスから起こるとは限らない。さらに毒性の強いＨ７型で発生する可能性もある。もしＨ５やＨ７だったら、そのパンデミックは社会基盤を崩壊させる意味合いも帯びてくる。過去のパンデミック時とは比較にならないほど、現在の交通機関は発達している。短時間で世界に患者が発生するのは、ＳＡＲＳで実証されてしまった。パンデミックは一人の患者を中心にして、同心円状に広がってゆく。患者が一人でも報告されたら、もはやパンデミックの状態にあると言っていい」

大規模な地震が発生して甚大な被害が出たとき、被害を受けた自治体、各省庁が連携して意思統一ができたか？　と問えば、答えは恐らくノーだ。意思統一どころか、むしろ混乱していた印象の方が強い。国や自治体など行政全体で意思の統一を図り対応しなければならないが、経験がないだけに果たしてどうなるか？

恵美子は、次のように思うしかなかった。

「危機管理は町内会単位で創出するのが望ましい。役所の中で考えるのではなく、町を歩いて人に会って考えなければ。直接、対話する機会は副市長の立場の方があるのかもしれない。パンデミックとなったら、患者が殺到して医療施設がパンクすることが予想される。じゃあ、どうするか？　行政が医師会と話し合って、混乱を回避する方向性を考えねばならない。市内ではどんな治療を行うべきなのか？　を含めた仙台市独自のものを創り上げる必要性がある——」

恵美子は四月、仙台市副市長に就任した。三人の副市長が誕生し、恵美子は一九九八年十一月から約八年半にわたった仙台検疫所での経験を生かして危機管理面を中心に携わるが、アメリカ、インド、タイ、パラグアイ、ウガンダでの医療経験もあることから国際関係、さらには産官学連携の分野も担当することになった。

副市長として行政の立場から危機管理を考える立場となった。正式な挨拶状に先駆け、「……、これまでの経験を生かし、各方面と『仙台市新型インフルエンザ対応プロジェクト』の構築に着手します……」といった挨拶メールをとりあえず送ったところ、知人の一人が恵美子の携帯電話に、

「岩崎さん、それは因縁というか、不思議な巡り合わせですね。偶然じゃなくて、必然かもしれませんよ」

と興奮気味に連絡してきたのである。どういうことか、と恵美子は聞き返す。

「谷風って知っているよね？　岩崎さん？」

「もちろん。でも、江戸時代の横綱というぐらいで、詳しいことは……。市役所前の勾当台公園に谷風の銅像があるから、見に行かないとね」

谷風は江戸時代の寛政年間に全盛期の活躍を見せた第四代の横綱である。知人は相撲好きで、故事来歴などに明るく、谷風について説明してくれた。

通算成績二百五十八勝十四敗、優勝二十一回の成績は現代の大相撲と同一視しての比較はできないが、実力は横綱史上トップクラス、と考えられている。

「仙台市で大相撲の巡業があれば、新横綱は必ず勾当台公園にある谷風の等身大の銅像の前で土俵入りするのが習わしになっているけれど、谷風の死因って岩崎さん、知って

る？」

　恵美子は知る由もないが、聞いて驚いた。

「谷風は現役中に亡くなったんだよ。それもインフルエンザで。詳しいことはメールするから、読んでみて」

　その知人からのメールは、恵美子の興味を引いた。

《谷風は一七九五（寛政七）年一月、当時、江戸で流行したインフルエンザにかかり、四十六歳（四十四歳の説もある）で現役死。江戸の人々は、この風邪をインフルエンザとは知る由もなかったから、『あの強い谷風が死んでしまうなんて、この風邪は谷風邪だ』と言って非常に恐れた、と言い伝えられている。

　一九一八（大正七）年、世界で四千万人が死亡したスペイン風邪における、日本での流行初期は相撲風邪と呼ばれた、という。この年の五月場所、インフルエンザにかかって休場する力士が多かったためである。》

　知人のメールは、こう結ばれていた。

《勾当台公園には仙台市出身で、北里柴三郎のもとで細菌学を学び、赤痢菌を発見して、ノーベル賞の候補にもなった志賀潔の銅像もあります。志賀潔とインフルエンザで死んだ谷風。感染症対策が今、強く求められる中、岩崎さんのような感染症の専門家が、仙台市の行政のトップに就任したのは対策を進めようという天の声のように私には思えますから、偶然ではなく必然では、と思われるのです。目下の課題はやって来るか来ないかはわから

ない新型インフルエンザでしょうが、御健闘をお祈りします。志賀潔と谷風の銅像が岩﨑さんを見守っています》

勤務後、恵美子は勾当台公園に行き、志賀潔と谷風のそれぞれの銅像の前に佇んだ。

「岩﨑副市長、どのように思われますか？」

市役所の記者クラブの記者、地元放送局のテレビカメラの前で、就任まもない連日、恵美子はタミフルの問題についてきかれ、専門家としての見解を求められた。

日本におけるインフルエンザの流行期はおおむね、十一月から翌年四月まで、だ。この期間であれば、「今冬のインフルエンザの流行は」となり、五月以降となれば、「昨冬のインフルエンザの流行は」という形容で語られる。

日本国内における昨冬のインフルエンザの流行は、暖冬の影響から例年よりも五週間遅い二月二日から始まっていた。

幸いにも新型インフルエンザの発生はなかった。四月までとはいえ、一般的には桜が咲く頃になると、インフルエンザの話題はなくなるものだが、恵美子が副市長に就任したこの二〇〇七年は様相が違った。

タミフルが社会的に注目を集め、社会問題化したからだった。

タミフルの服用後、家から路上に飛び出したり、階段から飛び降りたり、訳のわからないことを口走る異常行動（異常言動）がクローズアップされ、その安全性が問われた。

タミフルの正式名称はリン酸オセルタミビル。スイスの製薬会社ロシュが製造し、日本では二〇〇一年二月から厚生労働省の保険適用が行われ、中外製薬が輸入販売してきた。発熱、悪寒などインフルエンザの症状が出て、四十八時間以内に服用すれば、発熱期間の短縮、症状の軽減をもたらし回復を一日〜二日、早めることができる。

日本でタミフルは年間約一千万人分が使用され、世界における消費量の七〜八割を誇る。これはタミフルが注射ではなく口から飲む薬であること、保険が適用され、患者に安価で処方されることが理由になっている。

一方で、タミフルの発売以降、異常行動や突然死が報告され、副反応が問題となった。四月、厚生労働省は本年三月二十日までに副反応が疑われるとして、中外製薬から同省に報告された約千人の事例のうち、何らかの異常行動を起こした患者は百二十八人で死者は八人、という集計結果を公表した。百二十八人のうち、約八割の百人が未成年で、十歳未満は四十三人であった。

とはいえ、タミフルを服用せずとも、横浜市の男子中学生は自宅二階から飛び降り、京都市の小学六年生の男子がマンションから転落死したという例も三月末には報じられていた。医学事典でも、インフルエンザでは痙攣（けいれん）や意識障害が起こることもある、と記載されている。タミフル服用が異常行動を引き起こすものではないことが示唆された。

「今回の問題は、タミフルに頼り過ぎたことへの警鐘ではないか、とは思います。とはいえ、一医師として私は『タミフルは治療効果の高い薬であり、多くの人が救われている点はやはり評価するべき』と強調しておきたいと思います」

テレビのワイドショーで「タミフルは危険な薬。なぜ、国は即刻、使用禁止にしないのか」という感情的なコメントがあったことにも触れ、

「効果があるからこそ、医療の現場では使っているわけです。薬は副反応も伴います。要は使い方。患者の病状に配慮し、注意して使うことを再認識せよ、ということでしょう。医師の説明責任も問われた気がします。タミフルを使用する際には、インフォームド・コンセント（説明と同意）が必要なのだ、とも」

副反応はあるが、他の薬品が代替品とはなり得ない、という薬が医療の現場には数多い。抗生物質の代表であるペニシリン。抗生物質の進歩を支え、人類の健康に一大貢献してきたこの薬にも副反応がある。注射中、あるいは注射後、数分以内に頭痛、血圧降下、悪心などペニシリンショックというアレルギーを引き起こすことが極めて稀ながら、報告されているのだ。最悪の場合、死亡する。副反応はあれども、細菌の増殖を抑える効果は他の薬では求められないゆえ、ペニシリンは一世紀近くも使われてきた。

恵美子は、今回のタミフルの報道は「タミフル＝危険」という視点に片寄り過ぎていた、と実感したが、そのタミフルは、鳥インフルエンザウイルス、そして、新型インフルエンザウイルスに対して効果がある、のは事実である。

まだ新型インフルエンザが発生していないため、有効か否かの科学的根拠は確認されていないが、新型インフルエンザにもタミフルが有効とされるのは、従来のインフルエンザに対してタミフルは効果があり、鳥インフルエンザにも効果があるゆえ、新型インフルエ

ンザにも期待ができる、という考えがもとにある。

ただ、それも楽観はできない。インフルエンザウイルスがタミフルに対して耐性を高めてしまえば、治療効果も下がる可能性が高い。

いずれにせよタミフルは感染してからの対策にすぎず、インフルエンザの本質的な対策は、やはり予防に重点を置くべきだと恵美子は考えざるを得ない。

インフルエンザワクチンは健康保険の適用外で、二千五百円〜三千五百円と開業医、総合病院など各医療機関でバラつきがある。ただし、六十五歳以上は自治体の補助により千円。生活保護受給者は無料だ。

家族で接種するとかなりの出費だが、呼吸器の感染症であり、風邪とは違い、最悪の場合は死亡すら招きかねない点を鑑(かんが)みれば、ワクチンの接種はやはりしておいた方がよい。特に体力のない幼乳児や高齢者は要注意だ。

ワクチンは前年に流行したウイルスの型をベースに、今年流行する型をＷＨＯが中心となって予測して製造され、量産される。違う型や新型インフルエンザが発生した場合、接種したワクチンは意味がないと考えることもできるが、新しい型のウイルスだけでなく、季節性のインフルエンザも発生することから、やはりワクチンを受けるのが望ましい。

ただし、流行の季節にうがい、手洗いを励行することも大切。ワクチンは接種して約一週間で免疫ができ、約半年間は効力がある。一般的には一本の接種で済ませるが、医療関係者や受験生のようにインフルエンザに罹患(りかん)するわけにはいかない、という場合には、一本接種した後、一ヵ月ほどの時間を置いてもう一本、追加接種することを恵美子は勤務医時代から勧めてきた。毎年十月中旬に一本接種して、十一月中旬に追加接種することを継続してきた。

かつては小学校や中学校では、学校全体でインフルエンザのワクチンを接種したが、副反応の発生を懸念する専門家の意見を汲んで、一斉接種は行われなくなった。

〔インフルエンザのワクチンの接種は、家族全員、社内全員といった単位で行うのが、本来は望ましい。新型対策に備えて、通常のインフルエンザをできる限り抑え込んでおく必要性がある意味でも〕

新型インフルエンザの危機管理を進める上で、恵美子は「医師会と歩調を合わせてやっていけるのか？」という点が気になった。

厚生労働省が定めた行動計画では、国、自治体、医療関係者が三位一体となって、新型インフルエンザ対策に取り組むことになっている。個人、地域、家庭、会社など個人ができる対策についても記されており、国民の協力も前提となっていて、四位一体と言ってもいい状態を理想としている。

「計画」は理想像ではあるが、行動計画における医療関係者は、「各地の医師会」を実質的に意味している。

行政である自治体側は、地元の医師会が新型インフルエンザ対策で全面的な協力をするのは当然と考えても、医師会には医師会の考えが存在する。全面的な協力が望めるか、と言えば、地域の状況によってやはり大きく変わってくる。

なによりも、医師たちは、日常の診療に追われている。その立場からすれば、「新型インフルエンザ対策が重要なのは理解できる。しかし、自分たちの仕事は新型インフルエンザ対策だけではない。それに新型インフルエンザが危険な病気として扱われていることから、新型インフルエンザ患者の治療をした、と言っただけで患者に敬遠され、病院へ患者が来なくなるなどの被害を受けることにもなる」と言うだろう。

現実を考えれば、本当にやって来るかはわからない新型インフルエンザ対策に時間を割くより、今、現実にあるガン、脳血管疾患、心臓病の三大疾患、さらには人手不足が深刻視される産婦人科や小児科に対して、人も時間も予算も費やさなければならないのが現実だ。

勤務医の経験もある恵美子が今、行政の立場から新型インフルエンザ対策を考えれば、何よりも仙台市の医師会と緊密な信頼関係を築くことしかない。医師たちに理解を得られる説明責任が自らに求められた。

開業医、勤務医を問わず医師たちにすれば、新型インフルエンザが発生し、患者が発生し、外来に殺到した場合、「自らの健康が守られるのか？」という不安があるのも恵美子には理解できる。その点、恵美子は医師たちに確認し、自らの経験を話すつもりでいた。

勤務医時代、恵美子は毎シーズン、通常のインフルエンザが流行する中、自らの予防対策にも配慮して、日々の診療に臨んでいた。毎日、何人ものインフルエンザの患者に口を開けさせて喉の腫れ具合も見てきた。そのとき、咳やくしゃみの飛沫を浴びる場合もあった。それでも、自らインフルエンザにかかって休み、診療に穴を開け、病院に迷惑をかけたということはなかった。手洗いやうがいを徹底する、睡眠や栄養に配慮する、用事がなければ人混みに行かないなど対策をしてきたことが自分の身を守ってきた。

仙台市医師会に属する医師会もインフルエンザ流行時にも治療を行っているし、混乱はない。それを確認し、協力関係を促したいのである。

では、どんな協力を求めるのか？　恵美子には展望があった。

国の行動計画では、新型インフルエンザの発生時、各都道府県は指定医療機関に「発熱外来」を設置することを決めている。インフルエンザとおぼしき症状を患者が呈した場合、患者は保健所や病院に設置された発熱外来を訪れるのが原則となっていた。一般患者と接触させず、集中的に診察するための専門外来でもある。

発熱外来で患者分けをし、新型か通常かを医師の診断によって特定する。とはいえ、そもそもこの発熱外来の設置が恵美子には疑問なのだ。

「新型インフルエンザも従来のインフルエンザも区別のないまま、また、インフルエンザでない人も疑いがあれば、発熱外来を訪れることになる。それでは、その外来で感染も起こりうるし、多くの人が集中して発熱外来がパンクし、混乱するのは目に見えている」

まず、こんな疑問が浮かんだ。それに、現実を考えれば、次の疑問も見えてきた。

「各都道府県に発熱外来は設置されても、各都道府県の市町村で考えれば、地域によっては設置のないところも当然出てくる。人口の多い県庁所在地や主要な市に設置されても、「自分の住んでいる町や村に発熱外来がない」という場合、果たして、遠く離れた指定医療機関の発熱外来にしかるべき交通手段を使って訪れるものだろうか？」

近くに発熱外来がない場合、患者は保健所に問い合わせて、どこに発熱外来があるか？をたずねる寸法であり、また、保健所も発熱外来の設置場所をメディアの協力を得て、周知徹底させるという。だが、周知徹底がうまくいく保証などない。

恵美子は、ひとつの方向性を考えた。

〔パンデミックのとき、新型であれ、旧型であれ、インフルエンザとおぼしき症状を示している患者には、かかりつけの医療機関に行ってもらうのがよいのではなかろうか。新型と診断されても、症状の軽い患者は自宅療養してもらう。医療機関にすれば、季節性のインフルエンザと同様に診療し、感染拡大を防ぐ。症状の重い患者に対しては、仙台市での受け入れ態勢は仙台市立病院として一定数の治療用ベッドを確保し、治療を行う体制で臨む。市立病院では発熱外来は必要になるだろう。そこでしかるべきチェックをしてから入院という手続きをとるから。この二段階のありかたが医療機関の混乱も回避するはず〕

エボラ、ＳＡＲＳの最前線の現場を踏んだ恵美子は、仙台市民の生命・健康・暮らしを守るために「医療の確保」と「感染の予防・感染拡大の抑制」の二本柱から成り立つ『仙台市新型インフルエンザ対策』の構想に着手する。

〔仙台市としては、これ以上のことはできない〕

恵美子はそこまで覚悟した。それは以下のような構想となっていた。

① 医療の確保

地域の診療所が、通常の外来診療において軽症の新型インフルエンザの診療機能を担い、抗インフルエンザ薬の処方による自宅療養を基本とすると共に、重症患者については、入院治療施設で治療を行う体制を構築する。

【平常時からの取り組み】

プログラム１「メディカル・ネットワークの構築」

新型インフルエンザ発生時に円滑な医療の提供ができるよう、仙台市は平常時から、仙台市医師会、市内各医療機関、東北大学はじめ学識経験者、仙台市薬剤師会、宮城県看護協会らとメディカル・ネットワークを構築し、随時、定期的に情報交換、意見交換会の場を持つ。

プログラム２「軽症新型インフルエンザ診療機能を担う地域の診療所への支援」

市内の診療所が軽症患者に必要な医療を提供できる体制の確保に向け、仙台市は軽症新型インフルエンザ診療機能を担う診療所に対して医療スタッフ用の感染防護用品などを配布する。

プログラム３「重症者の入院治療施設の確保・要請」

重症患者の入院治療施設として、仙台市は仙台市立病院に一定数の入院治療用ベッドを確保すると共に、宮城県と連携して、市内の他の病院に対し、入院治療用ベッドの確保を要請する。

【発生時以降の取り組み】

プログラム４「流行初期段階（仙台市での患者数がゼロあるいは少数）の感染疑い患者の対応」

仙台市は各保健所の電話相談において、感染が疑われる市民については、速やかに仙台市立病院に搬送して診断・治療を行う。

プログラム５「診療所・病院の連携による医療の提供」

パンデミック時に、地域の診療所が、通常の外来診療において軽症新型インフルエンザ診療機能を担い、保険調剤薬局と連携し、抗インフルエンザ薬の処方による自宅療養を基本とする。重症患者については、病院で入院治療を行う。

プログラム６「メディカル・コールセンターの設置」

パンデミック時に、仙台市は医療機関専用の「メディカル・コールセンター」を設置し、最新の流行状況や市内の治療用ベッドの空き状況などを把握して、診療所・病院からの問い合わせに応じるなど、市内の医療機関を24時間態勢で支援する。

プログラム７「医療スタッフの確保・要請」

仙台市は仙台市医師会、仙台市薬剤師会、宮城県看護協会らと連携し、医療スタッフの確保に努める。

② 感染の予防・感染拡大の抑制

平常時からの感染予防の普及啓発と発生時における感染拡大の抑制の取り組みにより、市民が、正しい情報に基づいて冷静に行動することが求められる。正しい知識の普及により感染予防を促すと共に、発生時には学校休校、不要不急の外出の自粛要請により、可能な限り感染拡大の抑制に努める。

【平常時からの感染予防の啓発】

プログラム8 「正しい知識の普及啓発」

新型インフルエンザウイルスは通常のインフルエンザウイルスの粒子構造と同様とされ、感染経路も同様と考えられていることから、仙台市は手洗い、うがい、マスクの着用、清潔保持、健康管理など、感染予防の正しい知識の普及啓発に努める。

プログラム9 「予防接種の奨励」

新型インフルエンザ感染の適切な治療のためには、区別しにくい他の発熱性感染症(従来のインフルエンザなど)の予防接種を受けておくことが望ましい。仙台市は市民に対して必要な予防接種を受けるよう奨励する。

プログラム10「最新情報の収集・提供及びサーベイランスの実施」
　新型インフルエンザに関する最新情報を収集し、市がホームページにより情報を提供する。また、サーベイランスのひとつとして、毎年十一月から三月期に市立小学校の欠席率調査を実施・公表し、インフルエンザの流行状況と異変を早期に把握し、学校休校など必要な措置に役立てる。

【発生時以降の感染拡大の抑制】

プログラム11「学校休校・外出自粛の要請」
　新型インフルエンザの流行初期段階より、学校などの休校措置、不要不急の外出や集会の自粛を要請し、感染拡大の抑制と健康被害の最小化に努める。

プログラム12「報道機関と連携したリアルタイムな情報提供」
　仙台市は、新型インフルエンザの流行状況（市内、国内、海外）などの最新情報を収集し、報道機関と連携したリアルタイムな情報提供に努める。

プログラム13「健康相談コールセンターの設置」
　パンデミック時に、仙台市は「健康相談コールセンター」（24時間対応）を設置し、市民の発熱や健康不安に対する電話相談に努める。

「発熱外来に行くように」と、国に半ば義務付けられている軽症の新型インフルエンザ患者も、仙台市民であれば、地域の医療機関で診てもらうようにするというのは、国の行動計画の内容を把握しているものにとってはサプライズに等しかった。

恵美子は危機管理以外の公務にも忙殺されながらも、『仙台市新型インフルエンザ対策』の構想の実現化に向けて、各方面と積極的に折衝してゆく。

国内外で一人でも新型インフルエンザの患者が発生したら、仙台市はパンデミックが発生したととらえて、『仙台市新型インフルエンザ対策』を起動する。それでも「正しい知識の普及啓発」「予防接種の奨励」「最新の情報・提供及びサーベイランス」などできるところは早速、広報活動に乗せた。

恵美子は積極的に市主催の講演やセミナーに出向いて、市民に話した。鳥インフルエンザと新型インフルエンザが同じもの、と思っている市民が多いことを知った。鳥インフルエンザと新型インフルエンザはそれぞれ別のもの、とわかりやすく説く啓蒙（けいもう）活動を行わねばならない、と知ることができたのは大きな収穫だった。

二〇〇八年二月八日、恵美子が指揮を執り、「国内初の新型インフルエンザの患者が仙台市内で発生。患者を封じ込める」という想定での対応訓練を仙台市立病院（仙台市若林区）で実施するに至った。

宮城県の県紙で、東北地方の圏紙でもある『河北新報』は対応訓練の翌日、《警戒、新型インフル　仙台市が初の対応訓練》という見出しでこう報じた。

《新型インフルエンザの流行に備えるため、仙台市は八日、市内で国内初の感染者が発見された―と想定した初の対応訓練を、若林区の市立病院で実施した。

訓練には病院関係者のほか、関係する同市の政策調整、健康福祉、消防各局などの職員計約五十人が参加した。午前九時半、患者を搬送した救急車が病院に到着すると、医師らでつくる医療チームが患者の鼻汁を採取し、検査器具でインフルエンザの型をチェック。

同病院感染症病棟に患者を収容し、市民から隔離して治療する態勢を整えた。

一時間半の訓練終了後、市の危機管理を担当する岩崎恵美子副市長は「実際に患者が見つかった時の混乱を考えると、事前の対応訓練は重要。何が足りなかったかを検証し、パニックを起こさないようにしたい」と話した。》

この十日後の二月十九日、産経新聞の宮城県版のページに、《新型インフル　どう対処？》と題し、初の対応訓練から十日という時間の経過の中、各方面を取材した記事を掲載した。

《「東北の自治体の中では、一歩も二歩も進んでいる」（厚労省東北厚生局）行動計画や対応マニュアルを作ってきた仙台市。

今回の訓練も体制整備の一環として行われたもので、岩崎副市長は「比較的スムーズにできた。いい経験になった」と評価した。
しかし、一方では「実際には現状の行動計画やマニュアル通りに進むとは思えない」とも話す。「(封じ込めを念頭にした)国の指針を忠実に守り、上積みを重ねて作ったのが市の計画。しかし、市内で流行が始まれば封じ込めは難しく、自治体ができることは、現実には少ない」というのだ。(中略)
岩崎副市長は「自治体は学校の休校や集会の自粛要請などをしつつ、流行のピークをなだらかにする努力が必要」だという。
「新型インフルエンザといっても、インフルエンザには変わりなく過度に恐れる必要はない。外出の自粛など感染機会を減らすよう訴えながら、医療としてできることを淡々とやるべきだ」とした岩崎副市長は「大流行時に、市内でどんな治療を行うべきなのか、医師と話し合いを行っていきたい」と市の方向性を示した。》
二〇〇八年、新型インフルエンザはマスメディアで頻繁に取り上げられていった。
政府の『行動計画』における六十四万人の死亡の予想に対し、国立感染症研究所(東京都新宿区)は二〇〇八年六月に、「東京在住の日本人一人が、海外で新型インフルエンザに感染して帰国すれば、二週間で北海道から沖縄まで全国に感染が広がり、感染者数は約三十六万人に上る」と、コンピューターによるシミュレーション結果を発表した。
十月の日本ウイルス学会では、「タミフル」が効かないタミフル耐性ウイルス(耐性株)

の存在が報告された。

新型インフルエンザに関して、パンデミックを最小限に食い止めることを目的としたワクチンの製造が議論を呼ぶ。

そのワクチンの名は、「プレパンデミックワクチン」。プレ＝前。大流行前に接種するワクチンのことである。

Ｈ５Ｎ１型鳥インフルエンザに罹(かか)った患者の血清から製造されたこのワクチンは、二〇〇八年の秋の時点で日本では二千万人分が既にあり、副反応の確認も含めた医療関係者への接種がこの年の夏から始まった。政府は今後、一千万人分の増産を決めたが、パンデミックワクチンを増産し、全国民分を備蓄する計画は示してはいない。

プレパンデミックワクチンの一人分の製造には約六百円を要する。残り一億人分の確保は、単純計算で約六百億円。臨床試験も始まったばかりで方向性が示せない理由もあるが、「全国民分の備蓄を！」と求める声も当然起こっていた。積極的な予防対策としてはワクチン以外にないのが現状の中、そのワクチンもこんな状態にあった。

恵美子は、プレパンデミックワクチンの必要や意味は認識していなかった。市民に行き渡るのが想定されていない今、あれこれ論じることに意味はないと感じていた。『仙台市新型インフルエンザ対策』における「予防接種の奨励」もプレパンデミックワクチンを想定したものではない。

新型といっても、Ｈ５以外の型で現れる場合もある。国民分を備蓄しても、それが有効に使われるとは限らない。それならば、パンデミックが始まって直ぐに患者から採取した血液から製造したパンデミックワクチンに期待する方がリスクは低いだろう。

政府が示している『行動計画』は、パンデミック発生後の対策が中心である。「個人でできる対策」として、うがい・手洗い・マスクの励行、食料・水・日用品の確保、発熱時の対応相談、医療の確保への協力、不要不急の外出の差し控え、などが記載された。

『行動計画』によれば、新型インフルエンザのパンデミックでは大流行が終息するのには最長で八週間（約二ヵ月）かかる見通しで、この流行の波が一年近くにわたって繰り返される可能性もあるとし、一定期間は外出も控え、家に閉じ籠る必要性を訴えている。

そこで、最低二週間は買い物なしで生活できるように、と各家庭に備蓄を促すが、欧米と住宅事情も異なる日本では週に何回か買い物に行くことが習慣化しており、食糧の備蓄には抵抗感もある。

現在のところ、パンデミック対策は、日常生活での個々人による丁寧な手洗いやうがい、マスクによるウイルスからの防護、睡眠確保などの生活管理だが、通常のインフルエンザ対策の強化も求められる。

〔新型インフルエンザが発生すれば、通常のインフルエンザは過去のものになる印象もあるが、同時に流行する可能性は高い。ワクチン接種も含めた予防策で可能な限り、通常インフルエンザの発生を抑えこんでおくことも新型インフルエンザ対策の一環になり得る〕

恵美子は改めて、こう感じていた。

終章　新型インフルエンザ、日本上陸

――「仙台方式」の確立

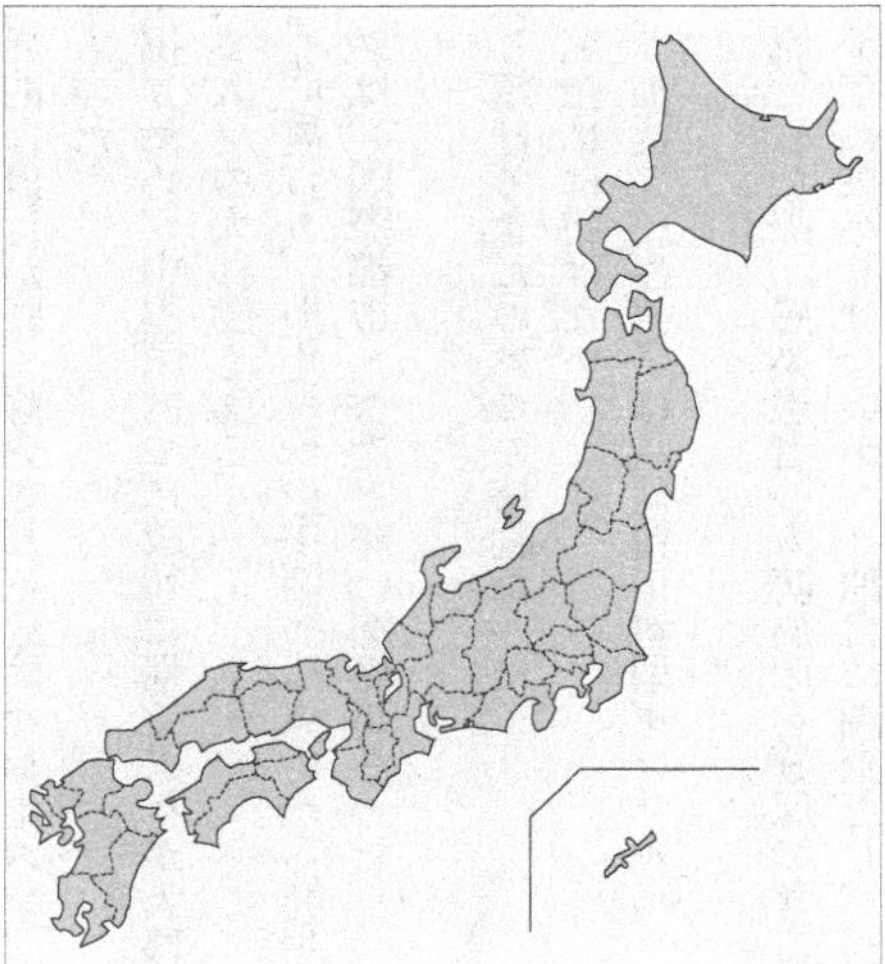

二〇〇九年の年が明ける。新年早々、鳥インフルエンザの報道が日本に伝えられた。中国では一月五日、北京市内に住む十九歳の女性が鳥インフルエンザで死亡。同月二十三日までに中国国内で四人が鳥インフルエンザで死亡した。

二月から三月こそがインフルエンザの世界的な流行が強く懸念される危険なシーズン、と恵美子を含めた専門家は反射的に考えるものだ。

二月、中国では旧正月がある。旧正月を祝うため、中国国内では故郷に帰る人々が大移動する。海外から中国に帰省、現住国に戻る人々の大移動もある。

二〇〇三年のＳＡＲＳ（新型肺炎）の世界的流行も、旧正月後の中国・広東省から発生した。アジア風邪、香港風邪のパンデミックは、国際都市・香港と深い関係があった。

「感染症は人にくっついて移動する」

感染症対策において、恵美子が常に意識し続けてきたのはこの持論だった。

「鎖国しない限り、新型インフルエンザは完全には防げない」

水際では防げず、流行は起きるのだという前提で、恵美子は『仙台市新型インフルエンザ対策』を磨いていった。

全国紙は、新型インフルエンザが国内で流行した際、感染患者の入院病床を確保できる見通しが立っているか、発熱外来の設置の予定に抜かりはないか、と独自に調査をし、図表化して大々的に発表もした。数字では半数以上の県が準備に遅れ、と表れた。

こうした報道を受けて、「仙台市の準備状況は？」という取材が入る。惠美子が応対し、『仙台市新型インフルエンザ対策』について説明する。

記者たちは、発熱外来を重視しない惠美子の意見と、それを反映した同対策に驚く。『行動計画』では発熱外来の設置が既定路線となっている中、仙台市独自の対策に「いくらなんでも大丈夫か？」「準備不足ではないか」という声も上がっていた。惠美子はそうした声に、

「実際に、パンデミックが起こったら、ここに書いてある対策以上のことなんてできませんよ。発熱外来を設けたら、人が殺到して機能しなくなるのは目に見えていますから」

と毅然として答えた。

かつては水際でウイルス対策を推進していた惠美子が、市中に入り込んで猛威を振るうであろうウイルス対策の最前線にいた。

『仙台市新型インフルエンザ対策』には、『仙台市新型インフルエンザ対策　メディカル・アクションプログラム』という名称がつけられた。

「仙台方式」――マスメディアは『仙台市新型インフルエンザ対策　メディカル・アクションプログラム』をそう呼んだ。いや、そう呼ぶようになった。全国的に注目される対策方法となったのである。

二〇〇九年四月中旬までに、メキシコのメキシコシティ、アメリカのテキサス州とカリフォルニア州の三カ所で豚インフルエンザに感染した患者が報告された。局地的な感染と当初は思われたが、メキシコでは死者も出る中、欧米でも感染者が確認され、WHO（世界保健機関）は四月二十四日、「メキシコを中心に感染が広がった豚インフルエンザは、もはや豚のインフルエンザではなく、人から人への感染が活発に認められる新型インフルエンザである」と発表した。

アメリカの患者は症状が軽かったが、メキシコでは死者が百人を超える持続的感染が継続していることから、WHOは四月二十七日、フェーズ3からフェーズ4へと警報レベルを引き上げ、二十九日には、隣国のアメリカへの感染拡大を理由にフェーズ5への引き上げを決定する。

ヨーロッパ各国、アジア各国にも感染は拡大していった。

多くの専門家にとって、新型インフルエンザは「H5N1型鳥インフルエンザウイルスから変異する。発生するならばアジアの可能性が高い」と考えられてきた。それが、豚インフルエンザでメキシコという中南米からだった。

豚インフルエンザはH1N1型の亜種によるものとわかった。H5やH7ではなかったとはいえ、世界で感染者が発生している状況から、感染力は強いと考えざるを得なかった。

鳥インフルエンザウイルスを想定して練ってきたWHOのパンデミックフェーズを適用して、各国に対策をゆだねるものになった。

ただし、パンデミックフェーズの5、6については従来の基準にフェーズ5では「一地域に属する二カ国以上で新型ウィルスの感染が継続」、フェーズ6では「フェーズ5の条件に加えて、別の地域の一カ国以上で新型ウィルスの感染が継続」という見解が加えられた。

日本政府は四月二十八日、「新型インフルエンザ対策本部」の初会合を開く。メキシコ、米国（サイパン、ハワイ、グアムを除く）、カナダから成田、中部、関西、福岡の国内四空港に到着した国際便については降機前に乗客に機内で機内検疫の実施を開始する。二十九日からは臨船検疫も開始され、横浜、神戸、関門の港についても、メキシコ、米国、カナダからの乗員乗客への検疫体制が強化される。国内各地では、保健所での発熱相談センター、医療機関での発熱外来が順次開設された。

五月九日、新型インフルエンザの感染者が、日本国内で初めて確認される。大阪府在住の男子高校生二人と四十代の男性教諭の三人で、短期留学先のカナダから米デトロイト経由で八日、成田空港に帰国したばかりだった。

三人のうち二人は到着後の機内検疫で感染の疑いが判明。残る生徒一人は機内検疫の際に症状がなく、いったん機外に出た後に体調不良を訴えた。国立感染症研究所の検査の結果、新型ウィルスに陽性反応を示したため、感染が確定した。検疫強化による「感染者を早期に発見して診断、治療する水際対策」が一定の成果を挙げたことにはなった。

しかし、外見上は健康体である潜伏期の患者の陽性反応までは確認できなかった事実。

恵美子が危惧していたことでもあった。

国内初の感染者の発生を受けて仙台市は十一日、『仙台市新型インフルエンザ対策　メディカル・アクションプログラム』を起動させた。

軽症の新型インフルエンザ患者を診断し、治療する協力医療機関は仙台市内において実に三百を超えた。二年間の時間をかけて、医療機関の全面協力を得ることができていたのである。

五月十六日、厚生労働省と神戸市は、神戸市内で交流のあった二つの県立高校の男子生徒二人と女子生徒六人の感染を確認する。八人とも渡航歴がなく、国内で人から人への感染となる二次感染を確認したのは初となった。

関西では集団感染に至り、同日、兵庫県は緊急事態宣言を発表した。発熱外来に患者が殺到し、現場が混乱状態を示した。関西の学校は関東や九州などへ修学旅行に出向くことは、訪問地を混乱させることを懸念して相次いで中止の措置を取った。

全国的にマスクやうがい薬、殺菌用の消毒液、空気清浄機などが爆発的に売れる。ドラッグストアや家電量販店は専用コーナーを設けて対応した。これらの商品は「インフルエンザ感染予防商品」とマスメディアは表現したが、「予防商品」で世間に通じるようにもなる。中でもマスクはドラッグストア、コンビニエンスストア、スーパーマーケットなど街中で品薄状態となり、それがさらに需要に拍車をかけた。官公庁、企業、学校など多くの人が出入りする施設では、入口に新型インフルエンザへの予防の意図から、消毒用アルコールが設置され、手にしっかりとなじませてから施設に入ることが当たり前となった。

街行く人々はマスク着用が目立つようにもなり、同時に電車内はじめ人が集まっている空間で咳払い、くしゃみをすると周囲が露骨な不快感を示しもした。多くの人が集まるイベントでは新型インフルエンザ対策が求められ、入場時には消毒用アルコールで手をなじませ、マスク着用を告知し実施させ、開催順延の措置を講じたケースも現れた。

関東、東北、九州と全国各地で患者が報告され、五月二十四日（日本時間）の午前一時の時点で、世界四十六カ国における感染者は一万二千四百六十二人。日本の感染者は三百三十八人と、世界においてアメリカの六千五百五十二人、メキシコの四千百七十四人、カナダの八百五人に次いでいた。

発熱外来に感染を心配した患者が殺到する中、「軽症であれば、かかりつけの医療機関に診てもらい、早く治療して自宅待機してもらった方が感染拡大防止になる」という『仙台市新型インフルエンザ対策　メディカル・アクションプログラム』が注目され、それはマスメディアによって「仙台方式」と報じられた。

全国的に発熱外来が混乱し、増え続ける感染者全員を入院させるのは困難な状態になっており、一般の医療機関で患者を診られる体制の必要性が求められていた。軽症者には自宅療養を勧める措置が医療体制の維持にもつながり、重症者の治療に専念する効果も期待できる方向性が重視された。

流行を体験してみてわかったことではあったが、その準備を既に整えていたのが仙台市である、とマスメディアは俄然注目したのだった。

日本のみならず、各国での流行は一向に衰えず、六月十二（日本時間）日、WHOはフェーズ6を宣言した。少なく見積もって世界で約四万人の感染者がいる、と考えられた。

その一週間後、厚生労働省は新型インフルエンザ対策について、新たな運用指針を発表する。医療、検疫、学校の休校など変更は多岐にわたったが、最大の特徴は、今後は特定の発熱外来だけではなく、一般の医療機関でも診察を行うことを明確にした点であった。秋、冬には流行の第二波、本格的なパンデミックが襲う可能性が高い、と予想され、夏場も警戒が怠れない中での対策でもあった。一般の医療機関での診察が可能となったことで、発熱外来が閉鎖される見通しとなった。

事実上、仙台方式を国が採用し、各自治体はそれに倣うことになったのである。

仙台方式の事実上の発案者である恵美子は、マスメディアに応対しながら、記者やテレビカメラの向こうにいる市民に向けてのメッセージを発信することを忘れなかった。

「新型インフルエンザの流行は防ぎ切れません。警戒することは必要ですが、きちんと治療をすれば治るのですから、過度に心配する必要はありません。かかったな、と思ったら、直ぐに最寄りのお医者さんで治療を受けて下さい。無理をせず、会社や学校を休んで治すこと。人にはうつさない、という公の自覚を持って下さるよう、どうかお願い致します」

そのたびに、恵美子は口にこそしないが、自らをこう戒めるのだった。

〔豚インフルエンザウイルスによる新型インフルエンザの発生で、鳥インフルエンザが忘れられた存在になっているのが気がかり。忘れられた存在と言えば、SARSもそう。再び現れる再興感染症の可能性は十二分にある。ダブルパンデミック、トリプルパンデミックが起こる可能性だって否定はできない。それに対しての備えをどう構築するか……」

感染症対策に終わりはない。

十年前の一九九九年の四月、日本では「感染症新法」が施行された。この法律が制定されたのは、一九九六年夏、大阪府堺市でO—一五七に感染する大規模な食中毒事件が起き、社会問題となったからだった。

戦後日本では、医療の普及、上下水道の普及、国民の衛生思想の普及などにより結核や赤痢、各種の寄生虫病の感染症は徐々に姿を消した。感染症は過去のもの、という意識も芽生えた中、O—一五七はアウトブレイクしたのである。

これを契機に感染症への対策が再考され、新法の制定に至り、重要度に応じて、各感染症を一類感染症から四類感染症の四段階に分類した。一類が最も危険性が高い。

施行当時は、SARSや鳥インフルエンザ、さらに天然痘の記載はなかったが、同法は今日まで随時、改正が加えられ、現在は一類感染症から五類感染症まで五段階に分類され、一類、二類、三類の感染症は以下のようになっていた。

●一類感染症＝以下の七疾患

エボラ出血熱、クリミア・コンゴ出血熱、痘瘡（とうそう）（天然痘）、南米出血熱、ペスト、マ

ールブルグ病、ラッサ熱

●二類感染症＝以下の五疾患

急性灰白髄炎（ポリオ）、結核、ジフテリア、重症急性呼吸器症候群（ＳＡＲＳ）、鳥インフルエンザ（Ｈ５Ｎ１）

●三類感染症＝以下の五疾患

コレラ、細菌性赤痢、腸管出血性大腸菌感染症（Ｏ―一五七等）、腸チフス、パラチフス

四類感染症、五類感染症にはそれぞれ四十一疾患が記載された。四類に鳥インフルエンザが記載されたが、これはＨ５Ｎ１型以外の鳥インフルエンザである。五類には新型、鳥を除いたインフルエンザが記載された。季節性といわれる通常型のインフルエンザだ。炭疽（たんそ）は法律の施行当初から四類感染症である。扱いが低いと思われようが、それだけ危険な感染症がたくさんある。ノロウイルスをはじめとした感染型食中毒は、五類感染症に「感染性胃腸炎」と一括して記載された。

天然痘は、ＷＨＯによって一九八〇年五月までに根絶され、地球上から消えたとされるが、二〇〇一年九月十一日の米国同時多発テロの発生後から、「何らかの形でテログループが天然痘の痘瘡ウイルスを用いる可能性もゼロとは言えない」という懸念の声が国内外で大きくなり、一類感染症に記載された。

一類感染症には「ただし、新型及び再興型インフルエンザが発生した場合には、共に一類感染症と同等の扱いとする」の注釈が付く。パンデミックを引き起こした豚インフルエンザは、一類感染症の仲間入りをしたのだ。

二類感染症に記載された鳥インフルエンザのウイルスが人から人に活発に感染する新型インフルエンザとなった場合は、一類感染症に分類される。

感染症新法の十年間の変遷を振り返りつつ、恵美子は次を見据えていた。

五十歳から二十五年間は社会のために使う、と誓って、ある日本当に中南米に旅立ったフィラデルフィアで出会った医師の言葉を恵美子は、毎日どこかの時間で思い出す。

〔たった一歳二カ月でこの世を去ったケネス坊やを思えば、休んでなんかいられない〕

現場での体験が、恵美子を今日も対策活動へと駆り立てる——。

あとがき

存在感のある人とは、大きく見えるものである。

岩崎恵美子氏に対する私の印象のひとつはそれだ。

百五十五センチ、という身の丈だが、岩崎氏に言われてみて私は「百五十五センチですか？」と思わず聞き返した。踵の高い靴を履いているから、ではもちろんない。岩崎氏は笑って言った。

「よく言われますよ。態度がデカいから、背もデカく見えるらしくて」

耳鼻科医から五十歳で本格的に途上国での医療を志し、インド、タイ、パラグアイでの活動、日本検疫史上初の女性所長としての責任、日本人の医師で初めてエボラ出血熱の現場で患者の診療に当たった経験、ワールドカップ宮城会場での積極的な生物・化学テロ除染対策など、使命感を伴った日々の積み重ねが、岩崎氏を大きく見せるのであろう。

現在の岩崎氏は、現代日本では代役がいないとも言うべき不可欠な人物になっている、と称しても言い過ぎにはなるまい。

学会はじめ斯界では「エミちゃん」「仙台のエミちゃん」と呼ばれている。

私と岩崎氏との出会いは、二〇〇一年の九月。東京都新宿区の国際医療センターで開催された「第四十二回　日本熱帯医学会」でである。岩崎氏が学会発表をしたのを、私は拝聴した。演題は「ウガンダ・グル地区でのエボラ出血熱のアウトブレイク」。

約十五分の発表で岩崎氏は、自ら撮影されたスライド（その中の一部が本書でも紹介させて頂いた写真）を使いながら話していく。エボラ病棟での活動、一歳二カ月で天涯孤独となり死んだケネス坊やの姿、死体処理などの写真は集まった医師、研究者の目の色を変えさせた。

発表の中では、岩崎氏の人となりはわからなかったが、質疑応答の時間で、何ともユーモアに溢（あふ）れた岩崎氏の人間らしさを感じたのである。

質疑には、マラリアの専門家では最高権威の研究者が真っ先に立った。

本文にも記したことだが、

「日本から派遣された医師団は三グループに分けられて、ウガンダに行ったようですが、その中に熱帯熱マラリアに罹（かか）り、死にかけた者がいる、と聞きましたが、それは本当なのですか」

とたずねた。岩崎氏は苦笑いして、

「実はそれは私でして……」

経緯を説明すると、場内は笑いに包まれた。私も笑ってしまった。先方は、

「専門家がそのようなことでは！」

と烈火の怒りを示していたが、岩崎氏は予防薬の内服、治療経緯を冷静に説明すると、

くだんの先生の怒りも収まっていた。

〔この人は大変な人だな。今日までどんな医療活動をしてきたのだろうか?〕

直感的に私は思い、岩崎氏の生い立ちが気になった。

エボラの現場で闘いながらマラリアに罹患して帰国した、というのは途上国における自然との相克の証左である。マラリアを研究しながらも、マラリア患者が常在している現場に行ったこともない研究者も少なくない。岩崎氏と比較した場合、どちらを信用できるか、という点で考えればわかりやすいだろう。

それゆえに仙台検疫所の所長として活動する岩崎氏は、輸入感染症で入院している患者の情報には、主治医と緊密な連絡を取り、一刻一刻の病状の変化に神経質なほど気を配る。常に最悪の場合を想定して対処を考えているのだ。

自ら死線を彷徨った経験、そして、インド、タイ、パラグアイでの現場での経験があるからこその所作に他ならない。

話は前後したが、岩崎氏が発表した夕刻、学会懇親会があった。その場で私は岩崎氏に挨拶させて頂き、改めてお話をうかがいたい、とお願いした。当時、私は岩崎氏の経歴は一切知らなかった。

それから一ヵ月後。世間では炭疽菌パニックが起きていたが、炭疽菌も含めて、感染症について私は岩崎氏から話をうかがうために仙台検疫所を初めて訪ねた。

岩崎氏といると勉強になる。そして、〝検疫官〟の仕事の重要性をかつてないほどに認識したのだった。

私自身も、熱帯での医療の現場を見た経験がある。

明治薬科大学に在学中の一九九一年の七月から八月にかけて、コブラを筆頭とする八種類の毒蛇被害に悩む、ベトナムと国境をなす、中国・広西壮族自治区で日本蛇族学術研究所（群馬県）と広西医科大学との日中共同の被害調査に加わった。五十日間で六千キロ車で動き、約千人のデータを集めた。当時は電気、ガス、水道などまったくない地域が多く、裸足で農作業をする人が多く被害に遭遇していた。死亡を免れても、手足が腐ったり、骨が変形している人々の姿も見た。

一九九三年の一月から二月にかけての一ヵ月は、南太平洋のガダルカナル島でマラリアの実態調査に加わった。国立感染症研究所、富山医科薬科大学、岡山大学、長崎大学の先生方に随行した恰好だったが、熱帯熱マラリアで死亡する、危篤状態になっている子供を目のあたりにした。泊まっていたホテルでは一日中、蚊取り線香を焚き、日本から持参した虫よけスプレーは手放せなかった。帰国してからは、いつマラリアが発症するかわからぬため、先生方から頂いた治療薬をどこにいくときでも持参していた。

熱帯はロマンチックなムードが溢れているが、それは表面上のもので、感染症を筆頭とした恐ろしい疾病があると痛感させられた。しかし、そこに住む人々が絶望に沈んでいるか、と思うとそんな暗さはない。町や村は活気、笑い、生きるエネルギーが満ちていた。

また、私の郷里の長野県は人類史上初の化学テロ、松本サリン事件を体験した。

それだけに岩﨑氏の話には大いに共感するし、私も言いたいことを言えた。感染症対策、生物・化学テロ対策への情熱のエネルギーがひしひしと伝わってくる。

岩﨑氏について書こう、と私が思うまでに時間はかからなかった。

〔今の日本に、こんな人がいたとは。岩﨑氏の生き方はなんとヒューマニズムに溢れていることか〕

それが執筆動機になった。

約一年間、図々しくも、毎月のように仙台検疫所を訪れ、話を聞いた。

無論、話だけではない。岩﨑氏が立ち会う毎週水曜日、午後二時からの国立仙台病院では予防接種も受けた。黄熱、破傷風のワクチンの接種を私は既に終えている。黄熱や破傷風などの恐ろしさはわかっていたつもりで、いつか接種しなければなあ、とのんびり構えていた私も、ワクチンの接種の必要性を急に思い立ったのは、岩﨑氏の真摯（しんし）な活動を見て、黄熱と破傷風の恐ろしさを再認識させられたからである。次は何の予防接種をするべきかは、岩﨑氏にお任せしている。

岩﨑氏には無理をお願いして東北大学の隔離病棟を見学させて頂いた。ワールドカップ宮城会場で仙台検疫所の撮影記録係の登録を頂いて、除染対策に取り組む検疫所チームの姿を宮城スタジアムで見る機会にも恵まれた。

仙台検疫所に岩﨑氏が赴任した頃、岩﨑氏と職員との意識には隔たりがあったのは本書でも記した通りである。

現在はどうか？　仙台検疫所のある職員の方は、岩崎氏についてこう教えてくれた。

「所長が仙台検疫所に就任してから、一度も私は〝疲れた〟という言葉を聞いたことがありません。〝疲れた〟を絶対に口にしない人ですよ。疲れていないわけはありません。とにかく、パワフルな人です。〝俺もしっかりしなきゃ〟って、所長の姿にいつも引っ張られています」

きっと岩崎氏は、

「恐ろしい感染症がいつ東北地方を、日本を席巻するかはわからないのだから、疲れたなんて微塵（みじん）も感じない。途上国の最前線はどうなっていると思う？」

と言うに違いない。

本書を通じて、岩崎氏の生き方が一人でも多くの方に伝われば、著者として至上の喜びである。

本書の刊行に至るまでには、岩崎氏はじめ仙台検疫所の方々には大変にお世話になった。厚く御礼を申し上げたい。

岩崎氏を書きたい、と申し出て、快く執筆の機会を与えてくださった角川書店の書籍事業部の伊達百合氏、山本浩貴氏には心より深謝を述べさせて頂く次第である。

最後になりましたが、本書をお読み頂いた方に、感謝致します。

二〇〇三年一月　　　　小林照幸

文庫版あとがき

『検疫官　ウイルスを水際で食い止める女医の物語』の刊行は二〇〇三年二月だった。岩崎氏の生き様、仕事が全国的に知られ、多くの反響にも接することができたのは著者として嬉しく、責任を果たせたような気がした。

刊行後も私は岩崎氏の取材を続けてきた。ＳＡＲＳ、ノロウイルス、そして、新型インフルエンザといった感染症が日本でも大きな社会的注目を集める中、岩崎氏は予防面も含め、最前線でしかるべき対策を講じてきた。

ウイルスを水際で防ぐ検疫所から、市中でのウイルスの感染拡大を最小限に抑えるため仙台市役所に入るなど、岩崎氏の経歴もその間に変遷した。その市役所で副市長として新型インフルエンザ対策を率先し、全国モデルとなる「仙台方式」を築いたのには、運命の導きを感じずにはいられない。文庫化では、その一連の軌跡を加筆して収載することができた。

取材に協力して下さった岩崎氏に、改めて謝意を述べさせて頂く次第である。

文庫化は、今後も私が岩崎氏に注目していく自らへの〝誓い〟かもしれない。岩崎氏は二〇〇九年七月で仙台市副市長の任から離れ、現在は仙台市を拠点に一医師の立場から新たな感染症対策の模索を始めた。これまでの経歴を生かして何を築くか。近い将来、それをまとめる機会が必ず訪れるはず――と私は確信している。

角川書店編集局の伊達百合氏、岸山征寛氏には、文庫化にあたり数々の御指導を頂いた。厚く御礼を申し上げる。この文庫をお読み頂いた方にも感謝の意を表したい。

二〇〇九年十月

小林照幸

参考文献

（年鑑、新聞記事、学術論文、医学雑誌、行政関連のパンフレット、ホームページでの閲覧は省略。一般でも購入可能なもの、閲覧可能なものを中心に記した）

『最新寄生虫病学　第七分冊』森下薫・佐々学・林滋生・北村精一・片峰大助（医学書院　一九五三年）

『アジアの疾病』佐々学編（新宿書房　一九七八年）

『臨床寄生虫学カラーアトラス』山口富雄・稲臣成一・加茂甫・大鶴正満・鈴木俊夫・吉田幸雄（南江堂　一九八〇年）

『熱帯病の予防』ロス熱帯衛生研究所編　石井明訳（新宿書房　一九七五年）

『日本史小百科　医学』服部敏良（近藤出版社　一九八五年）

『続　身のまわりの毒』Anthony T.Tu（東京化学同人　一九九三年）

『殺人病ファイル』21世紀感染症研究会（日経ＢＰ出版センター　一九九五年）

『感染症届出の手引　感染症診断の基準』（日本公衆衛生協会　一九九九年）

『旅行医学　海外渡航者の健康管理と診療』海老沢功（日本医事新報社　一九九七年）

『地球の歩き方　旅マニュアル　旅のドクター』「地球の歩き方」編集室（ダイヤモンド・ビッグ

社　一九九八年）
『感染症の診断・治療ガイドライン』　日本医師会（医学書院　一九九九年）
『エマージングディジーズ』　竹田美文・五十嵐章・小島荘明編（近代出版　一九九九年）
『化学兵器の禁止及び特定物質の規則等に関する法律』　通商産業省基礎産業局　化学兵器・麻薬原料等規制対策室（化学工業日報社　一九九七年）
『希少疾病用医薬品ハンドブック　オーファンドラッグ指定制度等の概要　第三版』　薬事審査研究会（薬業時報社　一九九九年）
『中毒学概論　毒の科学』　Anthony T.Tu（薬業時報社　一九九九年）
『バイオハザード』　ケン・アリベック、山本光伸訳（二見書房　一九九九年）
『東京都　感染症マニュアル』　東京都衛生局医療福祉部結核感染症課（東京都衛生局　二〇〇〇年）
『感染症の調査と危機管理のためのマニュアル』　東京都衛生局医療福祉部結核感染症課（東京都衛生局　二〇〇〇年）
『感染症の調査と危機管理のためのマニュアルⅡ』　東京都衛生局医療福祉部結核感染症課（東京都衛生局　二〇〇〇年）
『アウトブレイクの危機管理　感染症・食中毒集団発生事例に学ぶ』　感染症・食中毒集団発生対策研究会（医学書院　二〇〇〇年）
『感染症患者の搬送ガイドライン』　厚生省保健医療局結核感染症課監修（へるす出版　二〇〇〇年）
『改訂４版　院内感染対策テキスト』　日本感染症学会編（へるす出版　二〇〇〇年）

『ヒトの狂犬病　忘れられた死の病』　高山直秀（時空出版　二〇〇〇年）
『細菌戦争の世紀』　トム・マンゴールド、ジェフ・ゴールドバーグ、上野元美訳（原書房　二〇〇〇年）
『化学・生物兵器概論　基礎知識、生体作用、治療と政策』　Anthony T.Tu、井上尚英（じほう　二〇〇一年）
『謎の感染症が人類を襲う』　藤田紘一郎（PHP新書　二〇〇一年）
『厚生統計要覧　平成13年版』　厚生労働省大臣官房統計情報部（厚生統計協会　二〇〇二年）
『CHEMICAL TERRORISM』　Anthony T.Tu（Alaken　2002）
『生物兵器、テロとその対処法』　Anthony T.Tu（じほう　二〇〇二年）
『世界生物兵器地図』　ウェンディ・バーナビー、楡井浩一訳（日本放送出版協会　二〇〇二年）
『旅と病の三千年史』　濱田篤郎（文春新書　二〇〇二年）
『新型インフルエンザＨ５Ｎ１』　岡田晴恵・田代眞人（岩波科学ライブラリー　二〇〇七年）
『世界一「病気に狙われている」日本人』　濱田篤郎（講談社＋α新書　二〇〇八年）
『パンデミック　感染爆発から生き残るために』　小林照幸（新潮新書　二〇〇九年）

本書は、二〇〇三年二月刊『検疫官　ウイルスを水際で食い止める女医の物語』（角川書店）を加筆修正し、文庫化したものです。

検疫官

ウイルスを水際で食い止める女医の物語

小林照幸

平成21年 11月25日　初版発行
令和7年 1月20日　6版発行

発行者●山下直久

発行●株式会社KADOKAWA
〒102-8177　東京都千代田区富士見2-13-3
電話　0570-002-301(ナビダイヤル)

角川文庫 15986

印刷所●株式会社KADOKAWA
製本所●株式会社KADOKAWA

表紙画●和田三造

●お問い合わせ
https://www.kadokawa.co.jp/（「お問い合わせ」へお進みください）
※内容によっては、お答えできない場合があります。
※サポートは日本国内のみとさせていただきます。
※Japanese text only

ISBN978-4-04-394323-4　C0195

角川文庫発刊に際して

角川源義

第二次世界大戦の敗北は、軍事力の敗北であった以上に、私たちの若い文化力の敗退であった。私たちの文化が戦争に対して如何に無力であり、単なるあだ花に過ぎなかったかを、私たちは身を以て体験し痛感した。西洋近代文化の摂取にとって、明治以後八十年の歳月は決して短かすぎたとは言えない。にもかかわらず、近代文化の伝統を確立し、自由な批判と柔軟な良識に富む文化層として自らを形成することに私たちは失敗して来た。そしてこれは、各層への文化の普及滲透を任務とする出版人の責任でもあった。

一九四五年以来、私たちは再び振出しに戻り、第一歩から踏み出すことを余儀なくされた。これは大きな不幸ではあるが、反面、これまでの混沌・未熟・歪曲の中にあった我が国の文化に秩序と確たる基礎を齎らすためには絶好の機会でもある。角川書店は、このような祖国の文化的危機にあたり、微力をも顧みず再建の礎石たるべき抱負と決意とをもって出発したが、ここに創立以来の念願を果すべく角川文庫を発刊する。これまで刊行されたあらゆる全集叢書文庫類の長所と短所とを検討し、古今東西の不朽の典籍を、良心的編集のもとに、廉価に、そして書架にふさわしい美本として、多くのひとびとに提供しようとする。しかし私たちは徒らに百科全書的な知識のジレッタントを作ることを目的とせず、あくまで祖国の文化に秩序と再建への道を示し、この文庫を角川書店の栄ある事業として、今後永久に継続発展せしめ、学芸と教養との殿堂として大成せんことを期したい。多くの読書子の愛情ある忠言と支持とによって、この希望と抱負とを完遂せしめられんことを願う。

一九四九年五月三日

角川文庫ベストセラー

政治家やめます。
ある国会議員の十年間
小林照幸

ひめゆり
沖縄からのメッセージ
小林照幸

たった独りの引き揚げ隊
10歳の少年、満州1000キロを征く
石村博子

世界屠畜紀行
THE WORLD'S SLAUGHTERHOUSE TOUR
内澤旬子

飼い喰い
三匹の豚とわたし
内澤旬子

「向いてないのでやめます」。国政史上、前代未聞の理由で政界を去った元自民党代議士・久野統一郎。竹下派、小渕派を経たエリート二世議員の苦悩の日々、戦後政治の〝失われた10年〟を大宅賞作家が描く!!

人間が人間でなくなっていく〝戦場〟での体験を語り続ける宮城喜久子。記録映像を通じて沖縄戦の実相を伝えていく中村文子。二人のひめゆりの半生から沖縄戦、そして〝戦後日本と沖縄〟の実態に迫る一級作品!!

一九四五年、満州。少年はたった独り、死と隣り合わせの曠野へ踏み出した! 四十一連戦すべて一本勝ち。格闘技の生ける伝説・ビクトル古賀。コサックの血を引く男が命がけで運んだ、満州の失われた物語。

「食べるために動物を殺すことを可哀相と思ったり、屠畜に従事する人を残酷と感じるのは、日本だけなの?」アメリカ、インド、エジプト、チェコ、モンゴル、バリ、韓国、東京、沖縄。世界の屠畜現場を徹底取材!!

世界各地の屠畜現場を取材してきて抱いた、「肉になる前」が知りたいという欲望。廃屋を借りて豚小屋建設、受精から立ち会った三匹を育て、食べるまで。豚飼いを通じて大規模養豚、畜産の本質にまで迫る!